Persönlichkeit und Psychose

Klinische Psychologie und Psychopathologie

Herausgeber: Prof. Dr. med. Dr. phil. Helmut Remschmidt

Band 50

Persönlichkeit und Psychose

Herausgegeben von Werner Janzarik

Unter Mitarbeit von
Jules Angst, Wolfgang Blankenburg, Luc Ciompi,
Christian Eggers, Gerd Huber, Joachim Klosterkötter,
Alfred Kraus, Hans-Ludwig Kröber, Reinhart Lempp,
Stavros Mentzos, Christoph Mundt, Uwe Henrik Peters,
Henning Saß, Michael Schmidt-Degenhard, Rainer Tölle,
Detlev von Zerssen

Ferdinand Enke Verlag Stuttgart 1988

Werner Janzarik
o. Professor an der Universität Heidelberg

CIP-Kurztitelaufnahme der Deutschen Bibliothek

Persönlichkeit und Psychose / hrsg. von Werner Janzarik.
Unter Mitarb. von Jules Angst ... – Stuttgart : Enke, 1988
(Klinische Psychologie und Psychopathologie ; Bd. 50)
ISBN 3-432-97301-2
NE: Janzarik, Werner [Hrsg.]; Angst, Jules [Mitverf.]; GT

Satz und Druck: Calwer Druckzentrum GmbH
Schrift: 9/10 Times, System Compugraphic 8600

Geleitwort

In diesem Band sind die Vorträge des 4. Heidelberger Psychopathologie-Symposiums zusammengefaßt. Die mittlerweile schon traditionsreiche Veranstaltung war diesmal dem Gedenken KURT SCHNEIDERS gewidmet, dessen 100. Geburtstag am 7. 1. 1987 begangen wurde.

Das Thema „Persönlichkeit und Psychose" gehört zu jenen Problemen, mit denen sich Psychiatrie und Psychopathologie seit Jahrzehnten, ja seit Jahrhunderten beschäftigen: Gibt es charakteristische Persönlichkeitszüge, die zu einer psychotischen Erkrankung disponieren? Gehen bestimmte Persönlichkeitsstörungen oder Persönlichkeitsentwicklungsstörungen (z. B. autistische Syndrome) in psychotische Erkrankungen über? Verändert die psychotische Erkrankung die Persönlichkeit, ist also die Persönlichkeitsveränderung eine sekundäre Erscheinung?

Diese und zahlreiche andere Fragen, z. B. nach dem Zusammenhang zwischen Anlage- und Umweltfaktoren bei der Persönlichkeitsentwicklung gehören in den Rahmen der gewählten Thematik und wurden auf dem Symposium von Psychiatern und Kinderpsychiatern diskutiert.

Wie zu erwarten, sind die Ergebnisse dieser Diskussion uneinheitlich. Denn, wie verschiedene Beiträge, nicht zuletzt auch die kinderpsychiatrischen, betonen, kann eine psychiatrische Entwicklung nicht unabhängig von der Persönlichkeitsentwicklung gesehen werden. Bei der Vielschichtigkeit und Differenziertheit von Persönlichkeitsmerkmalen und -eigenschaften sowie ihren Wandlungen muß die Herstellung eines Zusammenhanges zwischen Persönlichkeit und Psychose ein äußerst schwieriges Unterfangen bleiben. In diesem Kontext stellt sich natürlich auch die Frage, welches methodische Vorgehen geeignet ist, diesen komplexen Zusammenhang zu objektivieren: empirisch-statistische und andere „begrenzte" Zugangsweisen stehen dabei psychoanalytischen und strukturdynamischen gegenüber, die den Ganzheitsaspekt und die anthropologische Dimension stärker betonen. In diesem Band sind beide Zugangswege vertreten. Sie erzeugen aber keine Polarisierung, sondern ergänzen einander und vermitteln dem Leser die notwendige Orientierung und Vielfalt, die weder Ratlosigkeit hinterläßt noch durch starke Vereinfachungen falsche Sicherheit vermittelt. Von daher wird jeder Psychiater und klinische Psychologe den Band mit Gewinn lesen.

Zurückkommend auf eine Bemerkung in der Einführung von WERNER JANZARIK möchte ich wünschen, daß die Heidelberger psychopathologische Tradition auch nach seiner Emeritierung weiter gepflegt wird und daß somit das 4. Heidelberger Psychopathologie-Symposium nicht das letzte seiner Art war.

Marburg, im Frühjahr 1988 *H. Remschmidt*

Inhalt

Mitarbeiter

ANGST, JULES, Prof. Dr., Psychiatrische Universitätsklinik, Forschungsdirektion, Lenggstraße 31, CH-8029 Zürich

BLANKENBURG, WOLFGANG, Prof. Dr., Klinik für Psychiatrie der Philipps-Universität, Rudolf-Bultmann-Straße 8, D-3550 Marburg

CIOMPI, LUC, Prof. Dr., Sozialpsychiatrische Universitätsklinik, Murtenstraße 21, CH-3010 Bern

EGGERS, CHRISTIAN, Prof. Dr., Rheinisches Landes- und Hochschulklinikum, Klinik für Kinder- und Jugendpsychiatrie, Hufelandstraße 55, D-4300 Essen 1

HUBER, GERD, Prof. Dr., Psychiatrische Universitätsklinik und Poliklinik, Sigmund-Freud-Straße 25, D-5300 Bonn 1

JANZARIK, WERNER, Prof. Dr., Psychiatrische Universitätsklinik, Voßstraße 4, D-6900 Heidelberg

KLOSTERKÖTTER, JOACHIM, Priv. Doz. Dr., Psychiatrische Universitätsklinik und Poliklinik, Sigmund-Freud-Straße 25, D-5300 Bonn 1

KRAUS, ALFRED, Prof. Dr., Psychiatrische Universitätsklinik, Voßstraße 4, D-6900 Heidelberg

KRÖBER, HANS LUDWIG, Dr., Psychiatrische Universitätsklinik, Voßstraße 4, D-6900 Heidelberg

LEMPP, REINHART, Prof. Dr., Eberhard-Karls-Universität, Abt. Kinder- und Jugendpsychiatrie, Osianderstraße 14, D-7400 Tübingen

MENTZOS, STAVROS, Prof. Dr., Klinikum der Universität, Abt. Psychotherapie und Psychosomatik, Heinrich-Hoffmann-Straße 10, D-6000 Frankfurt a.M. 71

MUNDT, CHRISTOPH, Prof. Dr., Bezirkskrankenhaus Haar, Vockestraße 72, D-8013 Haar

PETERS, UWE HENRIK, Prof. Dr., Nervenklinik der Universität zu Köln, Joseph-Stelzmann-Straße 9, D-5000 Köln 41

SASS, HENNING, Prof. Dr., Psychiatrische Klinik und Poliklinik der Universität, Nußbaumstraße 7, D-8000 München 2

SCHMIDT-DEGENHARD, MICHAEL, Dr., Psychiatrische Universitätsklinik, Voßstraße 4, D-6900 Heidelberg

TÖLLE, RAINER, Prof. Dr., Klinik für Psychiatrie der Universität, Albert-Schweitzer-Straße 11, D-4400 Münster (Westf.)

ZERSSEN, DETLEV, v. Prof. Dr., Max-Planck-Institut für Psychiatrie, Kraepelinstraße 10, D-8000 München 40

Einführung

Werner Janzarik

Nach allgemeinen Themen in früheren Jahren: Dem historischen Rückblick gelegentlich des 100jährigen Bestehens der Heidelberger Klinik, den psychopathologischen Konzepten der Gegenwart und den Konsequenzen für die Praxis, behandelt das IV. Heidelberger Psychopathologie-Symposium vom Oktober 1987 mit Persönlichkeit und Psychose spezielle Gegenstände. Auf die vor der Mitte des 18. und des 19. Jahrhunderts eingeführten Begriffe wird es dabei weniger ankommen als auf das Verhältnis zwischen den durch Persönlichkeit und Psychose ausgedrückten Grundgegebenheiten psychiatrischer Erfahrung: Persönlichkeit als die vergleichsweise dauerhafte, wenngleich durch Entwicklung und Formung wandelbare Matrix, Psychose als eine autonom gewordene, Befindlichkeit, Erleben und Verhalten in neue Qualitäten überführende Wandlung; dazwischen ungeklärte und allenfalls zu vermutende Beziehungen als der zentrale Gegenstand des Symposiums.

Die 1. Themengruppe hat ihren Schwerpunkt in der individuellen Matrix. Wenn neben Anlagebedingungen und neben den in der Schizophrenieforschung neuerdings häufig diskutierten frühen cerebralen Schädigungen, vorzugsweise solchen limbischer und paralimbischer Strukturen, die in dem ausgearbeiteten Diskussionsbeitrag von Eggers zur Sprache kommen, auch die frühe lebensgeschichtliche Formung bedeutsam sein sollte, sind Aussagen dazu mit den Referaten von Mentzos und Lempp vor allem von psychoanalytischer und kinderpsychiatrischer Seite zu erwarten. Zu den Varianten mit Beziehungen zu idiopathischen Psychosen gehören auch bestimmte Persönlichkeitsstörungen. Das einleitende Referat von Sass über Persönlichkeit und Persönlichkeitsstörung gibt Gelegenheit, allgemeine Grundsätze einer Persönlichkeitstypologie zu behandeln, die dann auch auf die präpsychotische Persönlichkeit als den Sonderfall anwendbar sein müßten.

Vorgegebene Gefährdungen werden vorzugsweise unter den Begriffen Disposition und Vulnerabilität behandelt. Wie der psychiatriehistorische Beitrag von Schmidt-Degenhard als Einleitung zur 2. Themengruppe zeigen wird, sind es unbeschadet ihrer erneuten Aktualität sehr alte Begriffe, die in die deutschsprachige Psychiatrie der 1. Hälfte des 19. Jahrhunderts zurückreichen. Die Referate von Blankenburg, Angst und Tölle variieren aus der Sicht des Psychopathologen, der empirischen und der klinischen Forschung das danach in die speziellen Anwendungen hineinzuverfolgende Grundthema: die prämorbide Persönlichkeit mit ihren Beziehungen zur psychischen Erkrankung. Unter dem Stichwort „prämorbide Persönlichkeit" hat sich Blankenburg dazu bereits im „Lexikon der Psychiatrie" grundsätzlich geäußert. Wenn gegenwärtig, wie schon um die Jahrhundertwende von Tiling und danach von Kretschmer, der individuellen Matrix besonderes Gewicht für die psychotische Entgleisung zugemessen wird, bleibt doch unklar, wie der Zusammenhang im einzelnen zu denken ist. Bei schizophrenen Ersterkrankungen, die gleich den affektiven Ersterkrankungen etwas anderes sind als die dann folgenden Rezidive, sind in der Verschränkung mit der Situation deviante Strukturierungsprozesse zu vermuten, aus denen nach längerer Vorbereitung die psychotische Entgleisung hervorgeht. Die eigentlich psychotischen Stadien sind oft nur von kurzer Dauer. Was danach bleibt, ist von der Verformung der Struktur und wesentlich auch von der Ausgangsmatrix bestimmt. Mit den methodischen Schwierigkeiten bei der Objektivierung der prämorbiden Verfassung wird sich ANGST befassen als einer der wenigen, die sich auf eigene prospektive Untersuchungen berufen können. TÖLLE hat sich 1987, abweichend von den Auffassungen TELLENBACHS und V. ZERSSENS, bereits eingehend zur Wesensart unipolar depressiv Erkrankender geäußert. Sein Referat überträgt allgemeine Gesichtspunkte auf die idiopathischen Syndrome insgesamt.

Die Anwendung auf schizophrene und affektive Syndrome muß sich auf ausgewählte Beispiele beschränken. Wenn MUNDT zu Recht eine Konvergenz neuerer Schizophrenie-Hypothesen vermutet, sollte die Übereinstimmung auch in den pathogenetischen Hypothesen sichtbar werden, die zwischen der Ausgangsmatrix und den psychotischen Manifestationen vermitteln. Als eines unter anderen möglichen Beispielen für neuere Sichtweisen, die sich von einer vorherrschend kognitivistischen Orientierung zu distanzieren beginnen, wird bei der Interpretation des schizophrenen Persönlichkeitswandels die affektlogische Konzeption CIOMPIS zu Wort kommen. Die von KLOSTERKÖTTER gestellte Frage nach Übergängen oder Grenzen zwischen Persönlichkeitsvarianten und Schizophrenien und der erweiterte Diskussionsbeitrag HUBERS, der den zwangsläufigen Pluralismus der Ansätze hervorhebt, belegen, daß man sich auch in Bonn nicht auf Basisstadien und Basissymptome beschränkt.

In einer 3. Themengruppe werden mit den Beiträgen von KRAUS, V. ZERSSEN, KRÖBER Probleme der affektiven Syndrome behandelt. Der erweiterte Diskussionsbeitrag von U. H. PETERS fragt abschließend nach dem Sinn psychiatrischer Typologien. Nachdem ein präschizophrener, insbesondere als schizoid verstandener einheitlicher Typus fraglich geworden ist, geht die Diskussion in neuerer Zeit, zumal nach den psychopathometrischen Belegen, die V. ZERSSEN beigebracht hat, vor allem um den Typus melancholicus und den Typus manicus. Würde man im Wesensgrundzug der Ordentlichkeit, von dem TELLENBACH 1961 bei den unipolar depressiv Erkrankenden ausgegangen ist, eine Komponente der strukturellen Gebundenheit sehen, wäre diese Gebundenheit der übergeordnete Rahmen, der auch bipolar Erkrankende einschließt. Sie mögen weniger „ordentlich" sein, überraschen aber durch starke mitmenschliche Bindungen und Abhängigkeiten. Wenn die klinische Erfahrung den Typus melancholicus bestätigt und auf der anderen Seite, wie jüngst durch TÖLLE, Persönlichkeitsstörungen mit dem Schwerpunkt in asthenischen und sensitiven Zügen hervorgehoben werden, könnte sich die Frage stellen, inwieweit der Typus melancholicus im Laufe des Lebens ausgebildet wird. Es wäre die These von der bevorzugt erst im mittleren Lebensalter mit einer Affinität zur weiblichen Geschlechtsrolle entstehenden Melancholiefähigkeit.

Im Jahre 1987 und vom thematischen Bezug her sollte das Symposium an K. SCHNEIDER erinnern, der am 7. Januar 1887 geboren wurde. Das letzte Bonner Symposium unter der Leitung von GERD HUBER hat das Jahr der Erinnerung in unmittelbarer Nähe zum 100. Geburtstag eingeleitet. Das IV. Heidelberger Psychopathologie-Symposium konnte auch an den Tod K. SCHNEIDERS im Oktober 1967 und an WALTER RITTER VON BAEYER, seinen Nachfolger, erinnern, der im Juni 1987 gestorben ist. Es wird möglicherweise, da die Neubesetzung des Lehrstuhls bevorsteht, das letzte der in der Heidelberger psychopathologischen Tradition veranstalteten Symposien gewesen sein.

Persönlichkeit und Persönlichkeitsstörung

HENNING SASS

Vorbemerkung

Begriffe wie „Person“, „Persönlichkeit“ und „Persönlichkeitsstörung“ sind nicht nur im alltäglichen, sondern auch im wissenschaftlichen Gebrauch zu einer derart abgegriffenen Münze geworden, daß ihr Wert kaum noch erkennbar ist (BINDER 1964). Angesichts der zahlreichen Facetten dieses Themas ist Beschränkung erforderlich, die hier auf eine vorwiegend psychopathologische Betrachtungsweise erfolgen soll und mithin auf den Versuch, wichtige Fragestellungen und Anschauungen vor dem Hintergrund der ärztlichen Erfahrung mit zwar nicht eindeutig kranken, aber in Befindlichkeit, Erleben und Verhalten erheblich beeinträchtigten Menschen unter Akzentuierung von Grundzügen zu ordnen. Für eine Erweiterung der Übersicht sei hinsichtlich der Persönlichkeitspsychologie auf ALLPORT (1949) und HERRMANN (1984) verwiesen, die psychoanalytische Persönlichkeitskonzeption und Charakterologie wurde zuletzt von HOFFMANN (1986) behandelt, die psychiatrische Sehweise abnormer Persönlichkeiten und Persönlichkeitsstörungen findet sich bei TÖLLE (1986), über die Zusammenhänge des Psychopathieproblems mit sozialer Devianz und Delinquenz informieren RAUCHFLEISCH (1981) und SASS (1986 a). Die Erfahrungsgrundlage, von der aus das Thema hier angegangen wird, umfaßt die klinisch-psychiatrische Tätigkeit mit Schwerpunkten im Gebiet der Persönlichkeitsveränderungen bei jugendlichen Schizophrenen und menschenkundlichen Beobachtungen an Persönlichkeiten in vielfältigen forensischen Fragestellungen.

Begriffsbestimmungen

Eingangs sollen einige Begriffsklärungen eine Verständigungsbasis schaffen. Der umfassendste Terminus dieses Feldes ist sicherlich „Persönlichkeit“, einer der komplexesten Begriffe unserer Sprache überhaupt. Zum einen meint er ebenso wie Charakter oder Temperament einen Wertbegriff in ethisch-pädagogischer Hinsicht, etwa wenn es heißt, jemand habe Persönlichkeit oder sei ein Mensch von Charakter. Ähnlich differenziert BINDER (1964) unter Wertaspekten, zwar sei jeder Mensch eine Person, aber lange nicht jeder eine Persönlichkeit, die gekennzeichnet werde durch bewußten, angestrengten Denk- und Willenseinsatz.

Im psychologischen und psychiatrischen Verständnis bedeutet Persönlichkeit nach PETERS (1984) die Summe aller psychischen Eigenschaften und Verhaltensbereitschaften, die dem einzelnen seine eigentümliche, unverwechselbare Individualität verleihen. KURT SCHNEIDER (1950), der die Gesamtheit des individuellen seelischen Seins in die Eigenschaftskomplexe der Intelligenz, des Gefühls- und Trieblebens und der Persönlichkeit unterschied, faßte unter Persönlichkeit das Ganze des nichtleiblichen Fühlens, Strebens und Wollens.

Als weitere Begriffe im Umfeld von Persönlichkeit begegnen die Ausdrücke Temperament und Charakter. Einer langen Tradition folgend meint *Temperament* mehr die Antriebsseite, die vitale Aktivität, ein konstitutionell fundiertes dynamisches Prinzip, das sich in der Sphäre des Gefühls-, Willens- und Trieblebens äußert. Übereinstimmend wird beim Temperament der Einfluß genetischer Faktoren und neurobiologischer Prozesse hoch eingeschätzt (Buss, Plomin 1975, Rutter et al. 1987, Kagan et al. 1987). Unter den mehr somatologisch akzentuierten Auffassungen des Temperamentes nehmen Graham und Stevenson (1986) eine Extremposition ein, wenn sie Temperamentseigenschaften lediglich als subklinische Manifestation von psychiatrischen Störungen ansehen. Der Begriff *Charakter* wird demgegenüber traditionsgemäß für übergeordnete Aspekte der Persönlichkeit herangezogen, also für moralisch-ethische Einstellungen, Selbstkonzept, Bindung an Normen und Gewissensinstanzen, Werthaltungen sowie daraus resultierende Verhaltensdispositionen.

Nimmt man diese Bausteine zusammen, so gelangt man zu Eysenck und Eysencks (1985) umfassender Definition von Persönlichkeit als einer mehr oder weniger stabilen und überdauernden Organisation einer Person hinsichtlich Charakter, Temperament, Intellekt und Physis, die seine einzigartige Anpassung an die Umwelt bestimmt. Dabei bedeute der Charakter die mehr oder weniger stabile und überdauernde Systematisierung des strebenden Verhaltens (Wille), Temperament das mehr oder weniger stabile System affektiven Verhaltens (Emotionalität), Intellekt das mehr oder weniger stabile und überdauernde System kognitiven Verhaltens (Intelligenz), Physis das mehr oder weniger stabile System der körperlichen und neuroendokrinen Konstitution.

Allenfalls pragmatisch läßt sich das Problem lösen, wie man angesichts der in solcher Definition aufscheinenden Komplexität des Persönlichkeitsbegriffes eine Abgrenzung erreichen kann zwischen einem Normalbereich variierender Persönlichkeitseigenschaften und den psychiatrisch relevant werdenden Persönlichkeitsstörungen. Hier begegnen angesichts der Vielzahl vorkommender Besonderheiten der Persönlichkeit, der Kombination einzelner Persönlichkeitszüge und der fließenden Übergänge im Schweregrad methodologische Schwierigkeiten, die zumindest in den Übergangsbereichen eindeutige Entscheidungen prinzipiell unmöglich machen. Ein probates empirisch-statistisches Vorgehen der Psychologen besteht darin, bei der Messung von Eigenschaften mit Hilfe von Standarddeviationen oder Prozenträngen arbitrarisch festzusetzen, bei welcher Position eines Individuums hinsichtlich einer Normalverteilungskurve von Persönlichkeitsstörungen gesprochen werden soll (vgl. Cloninger 1987). Psychiatrisch geläufiger ist – in Anlehnung an das Vorgehen bei eindeutig krankhaften Prozessen – die Formulierung von symptomatologisch gedachten Merkmalen in den Bereichen von Befindlichkeit, Erleben und Verhalten, verbunden mit Kriterien wie subjektivem Leiden oder objektiven Leistungs- und Funktionseinbußen. Auf diese Weise kann der Terminus „Persönlichkeitsstörungen" als Sammelbegriff für die mehr oder weniger klar umrissenen psychiatrischen Termini wie abnorme oder akzentuierte Persönlichkeiten, Charakterneurosen, Psychopathien oder Charakteropathien dienen.

Die operationalen oder semantischen Definitionen der psychiatrischen Klassifikationssysteme für Persönlichkeitsstörungen folgen mit dem Prinzip eines zweitschrittigen Vorgehens dem Ansatz Kurt Schneiders (1950). Er hob zunächst als *abnorme Persönlichkeiten* die Variationen oder Abweichungen von einer uns vorschwebenden, aber nicht näher bestimmbaren Durchschnittsbreite heraus und bezeichnete sodann aus der großen Gruppe abnormer Menschen diejenigen als *psychopathische Persönlichkeiten*, die an ihrer Abnormität leiden oder unter deren Abnormität die Gesellschaft leidet. Tölle (1986) spricht von Persönlichkeitsstörung, wenn eine Persönlichkeitsstruktur durch starke Ausprägung bestimmter Merkmale so akzentuiert ist, daß sich hieraus ernste Leidenszustände oder/und Konflikte ergeben, eine Formulierung, die auf eine stärkere Einbeziehung psychodynamischer und therapeutischer Aspekte zielt.

Der eigene, an DSM III angelehnte Vorschlag macht zur Grundlage von Persönlichkeitsstörung, daß durch den Ausprägungsgrad und/oder die besondere Konstellation von psychopathologisch relevanten Persönlichkeitszügen erhebliche subjektive Beschwerden und/oder nachhaltige Beeinträchtigungen der sozialen Anpassung entstehen (SASS 1986). Mit der Beschränkung auf „psychopathologisch relevante" Persönlichkeitszüge soll die Bedeutung der psychopathologischen im Unterschied zur soziologischen Ebene hervorgehoben werden. Für eine psychiatrische Konzeptualisierung von Persönlichkeitsstörung kann es nicht lediglich um sozial abweichendes Verhalten gehen, sondern m. E. muß eine Beziehung zu den geläufigen psychischen Krankheiten einschließlich neurotischer und charakterneurotischer Syndrome vorliegen.

Erst solche Unterscheidungen der Merkmalsebenen erlauben die notwendige Differentialtypologie zwischen Psychopathie, Soziopathie und Dissozialität, die für viele medizinische, soziale und administrative Fragestellungen im Umgang mit Persönlichkeitsstörungen Relevanz besitzt.

Aus diesen Überlegungen ergibt sich unter den Aspekten von Psychopathie und Dissozialität folgende Gliederung des Feldes neurotisch-psychopathischer Persönlichkeitsstörungen (SASS 1986): *Psychopathische Persönlichkeitsstörungen* liegen bei Menschen vor, die aufgrund psychopathologischer Phänomene leiden oder in ihrer sozialen Kompetenz beeinträchtigt sind, ohne aktiv sozial deviant zu sein. Durch das Gesamt ihrer psychischen Symptome stehen diese Störungen in Nähe zu den psychiatrischen Krankheiten im engeren Sinne. *Soziopathische Persönlichkeitsstörungen* liegen dann vor, wenn sich die psychopathischen Persönlichkeitszüge mit dauerhaft konfliktträchtigen sozialen Verhaltensweisen von Devianz und Delinquenz kombinieren, die erkennbar in Beziehung zu den psychopathologischen Besonderheiten stehen. Hier liegt also ein enger Zusammenhang zwischen sozialer Devianz und psychopathischen Auffälligkeiten vor. Der heterogene Bereich der *Dissozialität* enthält u. a. Angehörige subkultureller Gruppen oder auch chronische Rückfalltäter und Berufskriminelle, die abgesehen von der sozialen Devianz keine psychopathologischen Auffälligkeiten aufweisen. Von einer *antisozialen Persönlichkeitsstörung* ist erst dann zu sprechen, wenn psychopathologische oder charakterologische Auffälligkeiten wie eine dissoziale Charakterstruktur eine im gesamten Lebenslauf erkennbare Disposition zu devianten und delinquenten Verhaltensweisen verursacht.

Künftig werden auch die neuen Begriffsbestimmungen der ICD-10 von der Weltgesundheitsorganisation, die mit DSM-III-R konkurriert, an Bedeutung gewinnen. Dort wird unterschieden zwischen Persönlichkeitsstörungen, akzentuierten Persönlichkeitszügen und Persönlichkeitsveränderungen. Alle drei Formen umfassen tief eingewurzelte und anhaltende Verhaltensmuster, die sich als unflexible Reaktionen auf ein breites Spektrum von persönlich bedeutsamen und sozialen Situationen manifestieren. Als Maßstab soll die Art dienen, in der ein Durchschnittsmensch in einer gegebenen Kultur wahrnimmt, denkt, fühlt und insbesondere seine Beziehungen zu anderen gestaltet. Ähnlich wie bei KURT SCHNEIDER heißt es, die Verhaltensmuster und psychologischen Funktionen führten zu subjektivem Leiden oder gestörter sozialer Funktionsfähigkeit unterschiedlichen Ausmaßes.

Als Besonderheiten werden auch solche Persönlichkeitsveränderungen aufgeführt, für die ursächliche Faktoren bekannt sind, etwa Wesensänderungen nach traumatischen Ereignissen, Katastrophenerfahrung, anhaltende Belastung oder Anspannung in psychischen Krankheiten (ausgenommen Residualzustände der Schizophrenie), ferner Traumen und Hirnkrankheiten. Im Grunde ist dieses Vorgehen konsequenter als die Ausgliederung der körperlich begründbaren psychischen Störungen aus dem Persönlichkeitskapitel in DSM III oder als die Abgrenzung der Pseudopsychopathie in unserer Tradition. Sinnvoll erscheint das durchgängige Prinzip einer nosologisch neutralen Syndromatologie auf der ersten diagnostischen Achse, während etwaig bekannte ätiologische Faktoren auf einer gesonderten, von der psychopathologischen Deskription unabhängigen Achse registriert werden.

Systematische und unsystematische Typologien

Die vorgestellten Definitionen und diagnostischen Algorithmen zur Klassifikation von Persönlichkeitsstörungen mögen durch die Vorgabe pragmatischer Handlungsanweisung den Eindruck einer recht gesicherten Diagnostik erwecken. Hinter den Kriterienkatalogen stecken jedoch ähnliche theoretische und konzeptionelle Probleme wie bisher. Eines betrifft die Tragfähigkeit des in der Psychiatrie bevorzugten typologischen Ansatzes. Die konturierende Heraushebung bestimmter Persönlichkeitsformen als Typen ist seit der Antike geläufig, etwa wenn in der alten Säftelehre die vier Temperamente der Sanguiniker, Choleriker, Phlegmatiker und Melancholiker beschrieben wurden. In der Deskription differenzierter, vielleicht weil ohne Bezug auf eine psychosomatische Theorie, waren die charakterologischen Typen des Theophrastus von Eresos. Die heute gültigen Typologien devianter Persönlichkeiten haben Vorläufer in der französischen Psychiatrie etwa bei Pinel, Esquirol und Magnan oder in der angloamerikanischen Literatur mit Rush, Pritchard, Maudsley und Henderson (vgl. Sass 1986 a). Entscheidend für die deutschsprachigen Konzeptionen, die weit in die anderen Sprachräume ausstrahlten, wurde die Monographie von Koch (1891 – 1893), dessen Begriff der „psychopathischen Minderwertigkeiten" allerdings bereits eine zwiespältige Wertung enthielt. Sie ist den Konzeptionen abnormer Persönlichkeiten in jedwedem nomenklatorischen Kleide bis heute eigentümlich geblieben, offenbar nicht nur wegen pejorativer Bedürfnisse, sondern wegen einer in der Sache gelegenen Durchmischung krankheitsartiger Züge mit Fehlhaltungen und störenden Dispositionen. Auch Kraepelin, der den Begriff der psychopathischen Zustände zum heutigen Verständnis abnormer Persönlichkeiten entwickelte, hat dem Aspekt der Dissozialität, bei ihm Gesellschaftsfeindlichkeit genannt, viel Beachtung geschenkt. Grundlegend wurde die Typologie Kurt Schneiders, der sich ursprünglich mit Studien über „Persönlichkeit und Schicksal eingeschriebener Prostituierter" (1921) und somit ebenfalls über dissoziale Ausprägungen dem Psychopathieproblem genähert hat.

K. Schneider hielt seine Typologie (1950), deren pathocharakterologische Intention später in den feinsinnigen Charakterstudien von Petrilowitsch (1969) eine Vertiefung fand, bewußt unsystematisch. Dies im Unterschied zu den verschiedensten systematischen Typologien, bei denen die einzelnen Erscheinungsformen auffälliger Persönlichkeiten aus bestimmten Modellvorstellungen entwickelt wurden, die nicht selten einer Tendenz abstrakter Schemata zu einer gewissen Konstruktionsästhetik erliegen. Wichtige systematische Typologien waren die konstitutionstypologischen Entwürfe von Kretschmer (1921) sowie Sheldon und Stevens (1942), ferner die systematischen Typenlehren von Gruhle (1956), der die Typen aus seelischen Grundeigenschaften entwickelte, von Kahn (1928), Schulz (1928) und Homburger (1929), die Schichttypologien entwarfen, schließlich von Kretschmer (1921) und Ewald (1924), die Reaktionstypologien konstruierten.

Die Gliederung der Persönlichkeitsstörungen in den großen Klassifikationssystemen von DSM-III und ICD-9 bzw. ICD-10 folgt in erster Linie der unsystematischen Typologie KURT SCHNEIDERS, die um einige Formen KRETSCHMERS ergänzt wurde. Außerdem sind unter dem Einfluß der biopsychosozialen Lerntheorie von MILLON (1981) Elemente einer systematischen Persönlichkeitstheorie in DSM-III eingegangen und haben dort zur Einführung manch umstrittener Persönlichkeitsstörungen geführt, etwa der passiv-aggressiven, der dependenten oder der vermeidenden bzw. hypersensitiven Form. In Tab. 1 sind die vorgesehenen Einteilungen von ICD-10 und DSM-III-R einander gegenübergestellt. Dabei ist von Interesse, daß asthenische Züge, die bei K. SCHNEIDER zum Typus des asthenischen Psychopathen führen, ihre Eigenständigkeit verloren haben. Sie finden sich in mehreren anderen Formen, z. B. den dependenten, vermeidenden und anankastischen Typen. Die subaffektiven Störungen werden wegen klinischer und genetischer Beziehungen nicht mehr zu den Persönlichkeitsstörungen gerechnet, eine Entscheidung, die angesichts der Häufigkeit und Prägnanz persönlichkeitsgebundener Varianten von Gestimmtheit und Vitalität nicht befriedigt. Bei der schizotypischen Persönlichkeitsstörung des DSM-III war immer wieder auf die engen Verbindungen zur Schizophrenie hingewiesen worden, was dazu geführt haben mag, daß in ICD-10 schizotype Zustandsbilder als latente Schizophrenie und als Schizophrenia simplex bei der Schizophrenie geführt werden.

Resümierend ist festzustellen, daß alle Gliederungen von Persönlichkeitsstypen lediglich den Charakter von Konventionen tragen, die durch eine gute Deskription der Lebenswirklichkeit Plausibilität und Evidenz erreichen können. Eine Diagnostik von Persönlichkeitsstörungen im nosologischen Sinne ist nicht absehbar.

Dimensionale und kategoriale Ansätze

Als wichtiges Denkmodell für die Konstrukte Persönlichkeit und Persönlichkeitsstörung begegnet die Alternative dimensionaler versus kategorialer Erfassung, wobei letztere enge Beziehungen zum typologischen Ansatz aufweist. Die dimensionalen Sehweisen psychischer Eigenschaften werden vorwiegend in der Psychologie vertreten, doch stammen Vorläufer von Psychiatern, etwa wenn C. G. JUNG (1921) die Faktoren der Introversion und Extraversion beschrieb oder KRETSCHMER (1921) die Dimensionen der Schizothymie und Zyklothymie. Auch die schwedischen Psychiater

Tabelle 1 Klassifikation der Persönlichkeitsstörungen

DSM III R	ICD 100
paranoide	paranoide
schizoide	schizoide
schizotypische	
antisoziale	dissoziale
borderline	impulsive
histrionische	histrionische
zwanghafte	zwanghafte
vermeidende (avoidant)	ängstliche (vermeidende)
abhängige	abhängige
narzistische passiv-aggressive andere	nicht näher bezeichnete und andere

SJÖBRING (1973) sowie ESSEN-MÖLLER (1956) haben dimensionale Persönlichkeitsmodelle entwickelt. Die größte Resonanz hat in der Psychologie das dimensionale Persönlichkeitsmodell von EYSENCK erzielt, das die Vielzahl möglicher Persönlichkeitseigenschaften faktorenanalytisch auf die Dimensionen der Extraversion, des Neurotizismus und des Psychotizismus produziert (EYSENCK, EYSENCK 1985). Ähnlich hat CATTELL (1973) mit statistischen Methoden von 16 Persönlichkeitsfaktoren oder Beschreibungsdimensionen herausgearbeitet.

In den letzten Jahren läßt sich eine gewisse Konvergenz bei den faktorenanalytisch gewonnenen dimensionalen Modellen für Persönlichkeit bzw. Persönlichkeitsstörungen beobachten. Mit Unterschieden zwar in Terminologie und Konzeption der einzelnen Dimensionen hat sich eine deutliche Tendenz herausgebildet, die Fülle auftauchender Persönlichkeitszüge auf drei wesentliche Dimensionen zurückzuführen, aus denen sich alle Einzelformen ableiten lassen (vgl. Tab. 2). Dabei erscheint besonders interessant, daß die Faktorenstruktur von Verhaltensweisen und Verhaltensauffälligkeiten in der Allgemeinbevölkerung prinzipiell mit der in klinischen Gruppen persönlichkeitsgestörter Patienten übereinzustimmen scheint (CLONINGER 1987, RUTTER 1987, WIDIGER et al. 1987). Die Unterschiede liegen vor allem in der Intensität und der speziellen Kombination der einzelnen dimensionalen Merkmale, nicht in einer quantitativen Andersartigkeit der Persönlichkeitseigenschaften. Nur für einige Persönlichkeitsstörungen wird eine Sonderstellung gesehen, die in grundsätzlichen Verschiedenheiten und neuartigen Phänomenen jenseits der Normalität begründet ist. Dies betrifft die schizotypische und die paranoide Persönlichkeitsstörung, die aus dem Kanon der normalpsychologisch ableitbaren Varianten herausfallen (CLONINGER 1987).

Eigenschaftstheorien

Großen Raum nimmt in der psychologischen Diskussion das Konsistenzproblem bei Persönlichkeitseigenschaften ein. Die psychiatrische Auffassung geht bei abnormen Persönlichkeiten, Psychopathien oder Persönlichkeitsstörungen von einem mehr oder weniger konstanten Vorkommen der akzentuierten Persönlichkeitszüge aus. Dies entspricht den klassischen Eigenschaftsmodellen der Jahrhundertwende, wie sie etwa von ALLPORT (1949) und den deutschen Persönlichkeits-Psychologen STERN (1935), LERSCH (1970), ROTHACKER (1969) und BINDER (1964) vertreten wurden. Aufsehen erregte die von MISCHEL (1968) begonnene Debatte um die geringe Zuverlässigkeit und Vorhersageleistung globaler Eigenschaftstests, die wenig über das Verhalten bestimmter

Tabelle 2 3-Faktoren-Modelle dimensionaler Persönlichkeitsbeschreibungen

EYSENCK (1982)	neuroticism	extraversion	psychotizism
TELLEGEN (1985)	negative emotionality	positive emotionality	constraint
GRAY (1983)	behavioural inhibition	impulsivity	fight/flight
CLONINGER (1987)	harm avoidance	novelty seeking	reward dependence
WIDIGER et al. (1987)	anxious rumination/ behavioral acting out	assertion/dominance	social involvement
DSM III (1980)	anxiety	dramatic effect	eccentricity
MILLON (1981)	pleasure/pain	self/other orientation	activity/passivity
BUSS & PLOMIN (1986)	emotionality	sociality	activity
SKINNER (1981)	neurotic (emotional)	sociopathic (interpersonal)	psychotic (cognitive)

Personen in bestimmten Situationen aussagen könnten. Im Gegensatz zum dispositionalen trait-Modell schätzt der situationistische Ansatz die Bedingungen der jeweils herrschenden Situation als viel stärker determinierend für das Verhalten ein. Vermittelnde Positionen nehmen interaktionistische Modelle ein, die das menschliche Verhalten als Ergebnis einer Interaktion dispositionaler und situationaler Bedingungen auffassen (ENDLER, MAGNUSSON 1976). Danach wird nicht nur das Verhalten des Individuums durch signifikante Merkmale der Situation beeinflußt, sondern auch die Situation von der Person in bestimmter Weise ausgewählt und gestaltet. Diese Sehweise entspricht der psychiatrischen Empirie, wonach Menschen stabile Verhaltensweisen in bestimmten Situationen und unterschiedlich wechselnde in anderen Situationen haben können, während die Alternative einer generellen Konsistenz und Stabilität der Persönlichkeit versus einer situationalen Spezifität einseitig zugespitzt erscheint.

Eine neue, anregende Facette hat die Diskussion trait versus situation in dem von BUSS und CRAIK (1984) entwickelten „act frequency approach to personality" erhalten. Danach werden Dispositionen oder Eigenschaften bestimmt durch die Häufigkeit von kontextbezogenen Verhaltensweisen (acts). Die Eigenschaften gelten nicht als erklärende, Verhalten kausal determinierende Größen, sondern als soziokulturelle Beobachtungen, die natürliche kognitive Kategorien bilden. Ihre empirische Bestimmung geschieht durch Messen der Häufigkeit des Auftretens bestimmter definierter Verhaltensakte in einem gewissen Zeitraum. Die Frequenz der Akte dient als Maß für die Stärke einer Disposition, verstanden als Tendenz zu bestimmtem Verhalten.

Im Grunde handelt es sich dabei nicht um ein gänzlich anderes Konzept, sondern um die entschieden behavioristische Wendung von Positionen älterer eigenschaftstheoretischer Modelle. Es bestehen deutliche Ähnlichkeiten zu Formulierungen etwa von PFÄNDER (1924), die Dispositionen erwiesen sich in aktuellem seelischem Leben, oder zur Auffassung von LERSCH (1970), daß die Dispositionen als habituelle, durch Eigenschaftsbegriffe benannte Bereitschaften sich nicht unmittelbar feststellen, sondern nur aus immer wiederkehrenden Reaktionen erschließen lassen. Neu ist vor allem die reduktionistische Konzentration auf äußerlich meßbare Verhaltensakte, während die von PFÄNDER, LERSCH, THOMAE oder ALLPORT hoch bewerteten Aspekte der Befindlichkeit und des inneren Erlebens gegenwärtig vernachlässigt werden.

Neue Aspekte der Diagnostikforschung

Eine interessante Entwicklung ist durch den kriteriellen Ansatz der seit etwa 1972 entstandenen Klassifikationssysteme in Gang gesetzt worden. Gemeint ist die semantische Definition der einzelnen Formen durch klare Ein- und Ausschlußkriterien, die nicht unbedingt Symptomcharakter tragen müssen. Die dadurch angestoßene Diagnostikforschung auf dem Gebiet der Persönlichkeitsstörungen nimmt im Grunde eine Vorreiterrolle ein, da die in der Persönlichkeitsdiagnostik auftretenden methodologischen Probleme bei der Klassifikation von psychiatrischen Krankheiten im engeren Sinne in ganz ähnlicher Weise bestehen, nur daß sie dort wegen einer überwiegenden Orientierung am medizinischen Krankheitskonzept mit seinem naturwissenschaftlichen Validierungsparadigma weniger beachtet werden (SASS 1987).

Die Hinwendung der Diagnostikforschung zu Fragen der Reliabilität, Validität, Spezifität und Sensibilität ist hinreichend bekannt. Neue Fragestellungen sind verbunden mit Begriffen wie prototypischer versus klassischer Typologien oder monothetischer versus polythetischer Klassifikationen. Die herkömmlichen medizinischen Kategorisierungen werden oft in der Form von logischen Klassen oder monothetischen

Kategorien gedacht. Für jede Entität ist jedes der aufgeführten Kriterien zwingend erforderlich zum Erfüllen der Definition, andererseits ist der vollständige Satz der Kriterien ausreichend für die Definition (Livesley 1986). Eine solche monothetische Klassifizierung erscheint aber gerade bei den Persönlichkeitsstörungen am wenigsten geeignet, da die einzelnen Kriterien wegen der zahlreichen Überlappungen in unterschiedlichen Kombinationen und Häufungen vorkommen (vgl. Sass 1986 b).

Im Persönlichkeitsbereich bietet sich daher eine polythetische Kategorisierung an, bei der die einzelnen Exemplare einer Klasse nicht unbedingt alle definierenden Merkmale aufweisen müssen. In polythetischen Klassifikationen sind die Mitglieder hinsichtlich vieler Züge ähnlich, müssen aber nicht notwendigerweise sämtliche Eigenschaften teilen (Livesley 1986). Die Nachteile der monothetischen Kategorisierung zeigen sich z. B. an der schizoiden Persönlichkeitsstörung des DSM III, bei der alle unter A – F genannten Kriterien vorliegen müssen, so daß die fehlende Übereinstimmung der Untersucher über ein einziges Merkmal zu einem unterschiedlichen Ergebnis hinsichtlich der Diagnose führt. Damit kann die Reliabilität der gesamten Diagnose von einem einzigen, möglicherweise nicht sehr reliabel einschätzbaren Untermerkmal abhängen (Widiger und Frances 1985). Bei polythetischer Klassifizierung dagegen wird die Reliabilität der Gesamtdiagnose nicht so stark durch die unterschiedliche Beurteilung von Einzelkriterien beeinflußt, etwa wenn bei der Borderline-Persönlichkeitsstörung in Kriterium A fünf von acht Merkmalen vorliegen müssen, die unterschiedlich kombiniert sein können.

Die weiteren Analysen des Gewichtes einzelner Kriterien zielen auf eine Präzisierung des typologischen Ansatzes. Die klinische Erfahrung, daß manche Beispiele besonders typisch für eine diagnostische Gruppierung sind, entspricht der geläufigen Formulierung eines „klassischen Falles von". In der methodologischen Diskussion der Diagnostikforschung werden solche exemplarischen, den Kern einer Kategorie repräsentierenden Fälle als „Prototypen" bezeichnet (Frances 1982). Vorläufer solcher Überlegungen finden sich übrigens bei Jaspers (1959), dessen Forderung nach klarer Unterscheidung zwischen Gattung und Typus in etwa der heutigen Differenzierung zwischen einer klassischen monothetischen Kategorie und einer mehr durch Prototypizität gekennzeichneten polythetischen Kategorie entspricht.

Die Tatsache, daß die einzelnen Mitglieder der polythetischen Kategorie sich in Grade ihrer Prototypizität unterscheiden, ist zum Gegenstand eingehender statistischer Analysen geworden. Sie erstrecken sich vor allem auf die Bestimmung der praediktiven Kraft, die einzelne Merkmale je nach diagnostischen Algorithmus und Häufigkeit ihres Vorkommens in einer Patientenpopulation für das Zustandekommen der Diagnose haben. Untersuchungen zur Prototypizität sind vor allem bei Formen durchgeführt worden, die durch Überlappungen auf der Ebene der Symptome und der Kategorien gekennzeichnet sind, z. B. bei der Borderline-Persönlichkeitsstörung, doch lassen sie sich auf die übrigen Typen erweitern. Auch können die hier entwickelten Analysemethoden von Nutzen für die Klassifikation aller jener Krankheitsbilder sein, bei denen heterogene, in Zahl und Zusammensetzung wechselnde Kriterien zur Definition einer diagnostischen Kategorie dienen.

Kritischer ist dagegen eine andere Tendenz der gegenwärtigen Persönlichkeitsdiagnostik zu beurteilen, die sich auch in DSM III und ICD 10 abzeichnet. Bevorzugt werden diagnostische Kriterien, die ein möglichst geringes Maß an Ableitung, Schlußfolgerung und Interpretation bei der Untersuchung erfordern (Livesley 1985). Ähnliche von Reliabilitätsaspekten und neopositivistischem Wissenschaftsverständnis geleitete Überlegungen haben beispielsweise im AMDP-System zur Eliminierung an sich zentraler, aber konzeptionell komplexer Begriffe wie z. B. Autismus geführt. Bei der

Aufstellung von Kriterienkatalogen und Beurteilungsskalen besteht eine deutliche Tendenz zur Beschränkung auf relativ einfach zu registrierende Daten des äußeren Verhaltens, wie es bereits am „act frequency approach" deutlich wurde.

In der Persönlichkeitsdiagnostik ist diese Forderung am deutlichsten bei der antisozialen Persönlichkeitsstörung realisiert, dessen Kriterien nahezu ausschließlich auf die Frequenz devianter Verhaltensakte zielen (ROBINS 1966). Dadurch werden zwar bei vergleichenden Untersuchungen stets die höchsten Reliabilitätswerte aller Persönlichkeitsstörungen erzielt (MELLSOP et al. 1982), andererseits aber geht die Verknüpfung der beobachteten Phänomene mit einem grundlegenden Konzept verloren. Aus psychiatrischer Sicht können äußerlich vergleichbare Vorgänge je nach biographischem, situativem, emotionalem und kognitivem Kontext, in den sie eingebettet sind, unterschiedliche Bedeutung tragen. Die reduktionistische Beschränkung auf äußere Handlungsaspekte bringt die Gefahr, daß ähnliche, aber hinsichtlich der Beziehung zur Konzeption einer diagnostischen Gruppe unterschiedliche Verhaltensweisen nicht genügend differenziert werden. So bleibt fraglich, ob man bei der antisozialen Persönlichkeitsstörung auf zusätzliche Konstrukte wie z. B. Empathie oder Schuldgefühl, die seit den Tagen der „moral insanity" zum theoretischen Hintergrund dieser Form gehörten, verzichten kann (WIDIGER und FRANCES 1985, SASS 1986 a).

Lerntheoretische Persönlichkeitskonzepte

Nach dem Verzicht der neueren Persönlichkeitspsychologie auf umfassende Persönlichkeitslehren gibt es nur wenig Versuche, die vorhandenen empirischen Daten zu einer integrierenden Konzeption zusammenzufassen. Neuerdings hat CLONINGER (1987) einen lerntheoretischen Entwurf vorgelegt, der wesentlich auf Vorarbeitung von EYSENCK, GRAY und FOWLES aufbaut und klinische, genetische, neurophysiologische sowie neurobiologische Aspekte berücksichtigt. CLONINGERS „allgemeine biosoziale Theorie der Persönlichkeit" geht aus von drei grundlegenden Persönlichkeitsbereichen, die nach dem Muster von stimulus-response-Charakteristiken aufgebaut sind. Dabei handelt es sich um novelty seeking, harm avoidance und reward dependence. Aufgrund neurobiologischer Daten werden die Äquivalente dieser drei Dimensionen von CLONINGER in bestimmten Hirnarealen lokalisiert. Dabei soll die Dimension der Neuigkeitssuche ihre biologische Basis in dopaminergen Hirnarealen des Mittelhirns und seiner Projektionen zum Vorderhirn haben, das Vermeidungsverhalten wird in einem Hemmungssystem septohippokampaler Strukturen, serotonerger Bahnen des Hirnstamms sowie cholinerger Projektionen zum frontalen Neokortex mit Verbindungen zu limbischen und nigrostriären Strukturen lokalisiert, während die Persönlichkeitsdimension der Abhängigkeit von Belohnung in einem noradrenerg regulierten Hirnsystem fundiert sein soll, das von aufsteigenden Fasern der Pons über den Hypothalamus und limbische Strukturen zum gesamten Neokortex reicht.

CLONINGER nimmt an, daß die genetische Prädisposition zu bestimmten stimulus-response-Charakteristiken dieser drei Systeme voneinander unabhängig sei, auch wenn es funktionelle Verbindungen gibt. Als moderierende Variable für die biologisch determinierten Verhaltensweisen gelten soziale Lernvorgänge und Umgebungseinflüsse. Auf diese Weise soll es zu integrierten Mustern differentieller Antworten auf Bestrafung, Belohnung und neue Ereignisse kommen. Beispielsweise lassen sich Personen mit überdurchschnittlichen Werten der Dimension „Suche nach neuen Reizen" charakterisieren als impulsiv, unternehmungslustig, temperamentvoll, extravagant und unruhig, während erniedrigte Werte auf dieser Dimension zu geringem Interesse an neuen Erfahrungen, Entscheidungsschwäche, Sparsamkeit, Ordentlichkeit und Beständigkeit führen sollen. Entsprechende Verhaltensmuster ergeben sich aus den unterschiedlichen Werten auf der Vermeidensdimension und der Abhängigkeit von Belohnung.

CLONINGERS Persönlichkeitstheorie imponiert durch ihren integrativen Impetus, der allerdings bei der Vereinigung neurobiologischer mit psychosozialen Konzepten sein Schwergewicht eindeutig im Bereich biologischer und lerntheoretischer Aspekte hat.

Strukturpsychologische und strukturdynamische Aspekte

Aus der Sicht einer verstehenden, vor allem auch die Lebensentwicklung und die Psychobiographik (THOMAE 1968) einbeziehenden Menschenbetrachtung kommen bei einem Ansatz wie dem vorgestellten jene Aspekte zu kurz, die über eine empiristische Sammlung von Details herausgehen, selbst wenn die Erfassung der biologischen Parameter und die Entwicklung der diagnostischen Instrumente mit sehr ausgeklügelter Methodik geschieht (SASS 1987). In einer Gegenbewegung tritt das Bedürfnis nach einer auf Ganzheiten und Gestalten gerichteten Betrachtungsweise wieder stärker zutage. So betonte etwa LERSCH (1970), daß Persönlichkeits- und Charakterkunde mehr bedeutet als ein mosaikartiges, beziehungsloses Nebeneinander zahlreicher Einzeltatsachen. BINDER (1964) sprach von den gegenseitigen Wechselbeziehungen von Eigenschaften, die in einem bestimmten Ordnungsverhältnis zueinander stehen und die Struktur oder das Gefüge einer Persönlichkeit ausmachen. KRAUSS (1978) hat bei der Auseinandersetzung mit dem Hysterieproblem die Kurzschlüssigkeit einer lediglich auf die Bestimmung von Merkmalen ausgerichteten Persönlichkeitsforschung kritisiert, bei der versucht wird, psychische Eigenschaften auf objektivierbare Sachverhalte zu verkürzen, ohne die Abhängigkeit des psychischen Seins etwa von der Haltung zu Zielen und Werten ins Auge zu fassen.

Die für eine mehr personalistische Konzeption wichtigen Konstrukte wie etwa Verantwortung, Entscheidung, Wahl, Haltung, Ziel oder Motiv erfordern ein über die Beschreibung neurophysiologischer Verhaltenstendenzen hinausgehendes Persönlichkeitsmodell. In der Tradition der psychiatrischen Persönlichkeitslehren hat sich dafür die eingangs erwähnte Gliederung des psychischen Gesamtes in umfassendere Grundaspekte herausgebildet, meist in Form einer Zweiteilung in eine mehr vitale, wohl stärker konstitutionell bestimmte Gemütsseite der Persönlichkeit einerseits und in einen mehr strukturellen, wohl stärker der lebensgeschichtlichen Formung unterworfenen Aspekt andererseits.

In solcher Denkrichtung sprach etwa WUNDT (1903) vom Temperament als einer Affektanlage und vom Charakter als einer Willensanlage. STRANSKY (1914) gliederte die Persönlichkeit in Thymopsyche und Noopsyche, KRETSCHMER (1921) unterschied die Begriffe von Temperament und Charakter unter konstitutionsbiologischem Aspekt, EWALD (1924) hob die Charakterseite von einer energetisch-vitalistisch gedachten Temperamentsseite ab. Ähnliche Aufgliederungen finden sich bei der Gegenüberstellung von Emotion und Ratio, affektiven und kognitiven Funktionen, Gefühl und Intellekt. Die unter solchen Vorzeichen entwickelten frühen psychologisch-charakterologischen Strukturanalysen hat PETRILOWITSCH (1966) unter Berücksichtigung der Lehre von KRÜGER und WELLEK zu einer differenzierten strukturpsychologischen Charakterologie weitergeführt. Bei JANZARIK wurde diese Konzeption ausgestaltet durch die Einführung eines gleichwertigen Prinzipes der Dynamik (Janzarik 1959, 1968, 1987).

Die Differenzierung eines als personales Gesamt gedachten Persönlichkeitsgefüges in die Aspekte von Struktur und Dynamik erscheint geeignet, um wesentliche Grundmuster der Befindlichkeit, des Erlebens und Verhaltens bei gesunden wie bei normvarianten und schließlich bei in krankhafter Weise veränderten Persönlichkeiten zu erfassen. Die Bearbeitung des breiten Feldes von Persönlichkeiten und Persönlichkeitsstörungen ist unter strukturellen und dynamischen Aspekten noch nicht im Detail erfolgt. Vorarbeiten zu dieser Aufgabe werden soeben von Janzarik (1987) mit den „Grundlagen einer strukturdynamischen Psychiatrie" vorgelegt. Der gesonderte Bereich soziopathischer Persönlichkeitsstörungen mit vielfältigen Spielarten von Devianz und Delinquenz wurde ebenfalls in Vorstufen behandelt (Sass 1986a). Hier kann nur auf einige Grundzüge hingewiesen werden.

Dabei soll die herkömmliche Aufgliederung in mehr neurotische, mehr psychopathische oder mehr charakterneurotische Formen, die nur akzentuierend und nicht kategorial erfolgen kann, ebenso übergangen werden wie die Auseinandersetzung über das Anlage-Umwelt-Problem, zumal sich in jeder der Gruppierungen strukturelle und dynamische Besonderheiten finden, die gleichermaßen aus angelegten Vorformen wie aus lebensgeschichtlich gewachsenen Komponenten resultieren. Deshalb kann auch die Anregung von Janzarik (1987), psychopathische Störungen mehr im Bereich von Emotionalität und Antrieb, neurotische Störungen dagegen mehr in den Eigenheiten der seelischen Struktur zu sehen, allenfalls tendenziell überzeugen. Einige der herkömmlich am ehesten mit dem Psychopathiebegriff assoziierten Persönlichkeitsstörungen weisen neben Besonderheiten der Affektivität deutliche charakterliche und strukturelle Mängel auf, ebenso wie bei vielen gemeinhin als neurotisch bezeichneten Verfassungen eine nicht selten bereits angelegte dynamische Minderausstattung vorzuliegen scheint, etwa bei Belastung mit depressiven und asthenischen Zügen.

Die jenseits von den Begriffen Psychopathie, Neurose oder Charakterneurose gehaltene Gliederung des Feldes unter dem Aspekt von dynamischen und strukturellen Bedingungen hat drei Grundbereiche hervortreten lassen, die im Zusammenwirken mit Einflüssen aus Biographie und Situation von entscheidender Bedeutung für die Ausformung des Persönlichkeitsgefüges und für Befindlichkeit, Erleben und Verhalten sind (Sass 1986a):

1. Die konstitutionelle Temperamentsausstattung mit Emotionalität, Antrieb und Wille als dynamische Persönlichkeitseigenschaften.
2. Das im Charakter verankerte Wertgefüge mit Vorstellungen, Intentionen, Haltungen und Einstellungen zu Normen als struktureller Persönlichkeitsbereich.
3. Vermögen zu Empathie, Bindung und Beziehung als eine komplexe, spezifisch menschliche und für die Einordnung in die Gesellschaft wesentliche Fähigkeit, die gleichermaßen aus strukturellen wie aus dynamischen Elementen bestimmt wird.

Mit diesen Einteilungsprinzipien lassen sich die Persönlichkeitsstörungen danach unterscheiden, ob das Schwergewicht der Auffälligkeiten mehr im dynamischen oder im strukturellen Bereich liegt. Nach Auffassung von Janzarik (1987) handelt es sich bei den paranoiden, schizotypischen, zwanghaften und antisozialen Persönlichkeitsstörungen vor allem um Fehlentwicklungen und Fehlhaltungen auf der Grundlage struktureller Eigenschaften. Dagegen sind die Störungen der Impulskontrolle, die zyklothymen und dysthymen Störungen, die in DSM III allerdings nicht bei den Persönlichkeitsstörungen aufgeführt sind, schließlich die asthenischen, in DSM III ebenfalls nicht mehr enthaltenen Persönlichkeiten vorwiegend durch dynamische Schwächen gekennzeichnete Varianten. Die antisozialen Persönlichkeitsstörungen haben ihre sowohl strukturellen wie dynamischen Besonderheiten in dem erwähnten dritten Bereich mit Mängeln etwa der Empathie, der Beziehungsfähigkeit und eines dynamisch ausreichend besetzten Normengefüges. Bei ihnen durchmischen sich also thymopathische und charakteropathische Züge. Fehlen sie, so handelt es sich um die reine Dissozialität des kriminellen Menschen (SASS 1986 a).

Besonderes Interesse verdient der seit Beginn der Psychopathielehren zentrale Gesichtspunkt asthenischer Wesenszüge. Bereits bei KOCH (1891–1893) wurde die „psychische Zartheit" vieler psychopathischer Personen hervorgehoben, die sich in Empfindlichkeit, Verletzlichkeit und Mangel an Tatkraft äußert. K. SCHNEIDERS Kennzeichnung der Astheniker als „aus charakterlichen Gründen leicht versagende und bestimmte sich seelisch unzulänglich fühlende" Personen legt den Akzent sicherlich zu einseitig auf den hier als strukturell bezeichneten Aspekt. PETRILOWITSCH (1966) formuliert differenzierter, die Versagenszustände der Astheniker seien tief in der vitalen Schwäche und Brüchigkeit verwurzelt. Dabei benennt der Ausdruck der vitalen Schwäche einen energetisch-dynamischen Gesichtspunkt, während der Begriff der Brüchigkeit Raum ließe für strukturelle Eigenheiten, die z. T. als Reaktion auf vitale Mängel entstanden sein mögen. JANZARIK (1987) weist auf die Ubiquität asthenischer Komponenten hin, die sich sowohl bei selbstunsicheren und zwanghaften Persönlichkeiten KURT SCHNEIDERS wie bei Schizoidie und Schizophrenie, aber auch bei depressiven, sensitiven und schließlich bei haltschwachen Persönlichkeiten finden. Als typische dynamische Verfassung psychasthenischer Wesensart imponiert eine emotionale Instabilität mit Labilität und Störbarkeit von Emotionalität und Antrieb. Im strukturellen Bereich liegen nach JANZARIK zwar auch Schwächen und Verwerfungen vor, doch handelt es sich eher um Fehlstrukturierungen als um einen ausgesprochenen Mangel an Strukturiertheit, wie etwa die Verfestigungen asthenischer Wesenszüge in Zwangssyndromen zeigten.

Diese sporadischen Anwendungen struktureller und dynamischer Aspekte wären um andere Prinzipien der strukturdynamischen Konzeption zu ergänzen, von denen vor allem die Desaktualisierungsfähigkeit von psychopathologischer und forensischer Bedeutung ist (JANZARIK 1987).

Eine Besonderheit der strukturdynamischen Überlegungen liegt darin, daß sie einerseits im Blick auf psychotische Störungen formuliert worden sind, andererseits aber auch allgemeinen menschenkundlichen Beobachtungen viel Raum geben. Deshalb finden sich zahlreiche Gesichtspunkte, mit denen auch die Übergangsfelder zwischen Persönlichkeit, gestörter Persönlichkeit und Psychosen erläutert werden können. Das Verständnis für Akzentuierungen, Auslenkungen, Verschiebungen und Verformungen des Persönlichkeitsgefüges kann mit der Differenzierung in strukturelle und dynamische Gesichtspunkte im Rahmen der gleichen Begrifflichkeit gehalten werden, die für andere psychische Verfassungen und Störungen bis hin zu den idiopathischen und körperlich begründbaren Psychosen Verwendung findet, so daß die Grenzen der durch nosologische Vorurteile und Zielsetzungen geprägten psychiatrischen Systematik an Bedeutung verlieren.

Zusammenfassung

Die Konzepte von Persönlichkeit und Persönlichkeitsstörungen sind weiterhin unscharf und vieldeutig. Überzeugende Lösungen für eine allgemein gültige Gliederung der Persönlichkeitsstörungen oder gar für eine Persönlichkeitsdiagnostik im nosologischen Sinne sind angesichts der Vielzahl der beteiligten Einflußfaktoren auf die Entwicklung des Persönlichkeitsgefüges und seiner situativen Verschränkungen nicht zu erwarten. Neuere Ansätze vorwiegend der psychiatrischen Persönlichkeitsforschung werden dargestellt, etwa die Fortentwicklung des typologischen Ansatzes zum Konzept von Prototypizität, der Stand dimensionaler Beschreibungsmodelle für Persönlichkeit, der Diskussionsstand zum Eigenschaftskonzept sowie der Versuch zur Integration neurobiologischer und psychosozialer Aspekte im lerntheoretischen Persönlichkeitsmodell von CLONINGER. Den meisten gegenwärtigen Konzeptionen von Persönlichkeit und Persönlichkeitsstörung ist der Verzicht auf eine ganzheitliche Sehweise und eine anthropologische Dimension gemeinsam. Abschließend wird daher die auf allgemein menschenkundlichen Erfahrungen fußende strukturdynamische Betrachtungsweise von JANZARIK erörtert, die eine von nosologischen und biologischen Vorgaben freie Beschreibung von Persönlichkeit und Persönlichkeitsstörung in einem ähnlichen Bezugsrahmen erlaubt, wie er für andere psychische Störungen einschließlich idiopathischer und körperlich begründbarer Psychosen Verwendung findet.

Literatur

ALLPORT, G. W. (1949): Persönlichkeit. Struktur, Entwicklung und Erfassung der menschlichen Eigenart. Hain, Meisenheim/Glahn

BINDER, H. (1964): Die menschliche Person, 2. Aufl. Huber, Bern – Stuttgart – Wien

BUSS, D., K. CRAIK (1984): Acts, dispositions, and personality. Prog. Exp. Pers. Res. 13: 241 – 301

BUSS, A. H., R. PLOMIN (1975): A temperament theory of personality disorder. Wiley, New York

CATTELL, R. B. (1973): Die emprirische Erforschung der Persönlichkeit. Beltz, Weinheim – Basel, 1. Aufl.: The scientific analysis of personality. Penguin (1965) Harmondsworth

CLONINGER, C. R. (1987): A systematic method for clinical description and classification of personality variants. Arch. Gen. Psychiatry 44: 573 – 588

ENDLER, N. S., D. MAGNUSSON (1976): Toward an interactional psychology of personality. Psychological Bulletin 83 (5): 956 – 974

ESSEN-MÖLLER (1956): Individual traits and morbidity in a Swedish rural population. Acta Psychiatr. Scand., Second. Suppl. 100

EWALD, D. (1924): Temperament und Charakter. Springer, Berlin

EYSENCK, H. J., M. W. EYSENCK (1985): Personality and individual differences. Plenum Press, New York – London

FRANCES, A. (1982): Categorical and dimensional systems of personality diagnosis: A comparison. Compr. Psychiatry 23: 516 – 527

GRUHLE, H. W. (1956): Psychopathie. In: W. WEYGANDT (Hrsg.), Lehrbuch der Nerven- und Geisteskrankheiten, 2. Aufl. Marhold, Halle, 664 – 686

HERRMANN, T. (1984): Lehrbuch der empirischen Persönlichkeitsforschung. Hogrefe, Göttingen – Toronto – Zürich

HOFFMANN, S. O. (1986): Psychoneurosen und Charakterneurosen. In: K. P. KISKER, H. LAUTER, J. E. MEYER, C. MÜLLER, E. STRÖMGREN (Hrsg.), Psychiatrie der Gegenwart, Bd. 1, 3. Aufl. Springer, Berlin – Heidelberg – New York – Tokyo, 29 – 62

HOMBURGER, A. (1929): Versuch einer Typologie der psychopathischen Konstitution. Nervenarzt 2: 134 – 136

JANZARIK, W. (1959): Dynamische Grundkonstellationen in endogenen Psychosen. Springer, Berlin – Göttingen – Heidelberg

– (1968): Schizophrene Verläufe. Springer, Berlin – Heidelberg – New York

– (1987): Strukturdynamische Grundlagen der Psychiatrie. Enke, Stuttgart

Jaspers, K. (1959): Allgemeine Psychopathologie, 7. Aufl. Springer, Berlin – Heidelberg – New York (1. Aufl. Springer, Berlin 1913)
Jung, C. G. (1921): Psychologische Typen. Rascher, Zürich
Kagan, J., J. S. Reznick, N. Snidman (1987): The physiology and psychology of behavioral inhibition in children. Child Development, 58
Kahn, E. (1928): Die psychopathischen Persönlichkeiten. In: O. Bumke, (Hrsg.), Handbuch der Geisteskrankheiten, spezieller Teil I, Bd. V. Springer, Berlin, 227 – 487
Koch, J. L. A. (1891 – 1893): Die psychopathischen Minderwertigkeiten. Maier, Ravensburg
Kraus, A. (1978): Existential-analytische Aspekte der Persönlichkeit Melancholischer. In: A. Kraus (Hrsg.), Leib, Geist, Geschichte, 160 – 171
Kretschmer, E. (1921): Körperbau und Charakter. Springer, Berlin
Lersch, Ph. (1970): Aufbau der Person, 11. Aufl. Barth, München
Livesley, W. J. (1985): The classification of personality disorder. II. The problem of diagnostic criteria. Can. J. Psychiatr. 30: 359 – 362
– (1986): Trait and behavioral prototypes of personality disorder. Am. J. Psychiatry 143: 728 – 732
Mellsop, G. W., F. Varghese, S. Joshua, A. Hicks (1982): The reliability of axis II of DSM – III. Am. J. Psychiatry 139: 1360 – 1361
Millon, T. (1981): Disorders of personality: DSM-III, Axis II. Wiley, New York
Mischel, W. (1968): Personality and assessment. Wiley, New York
Peters, U. H. (1984): Wörterbuch der Psychiatrie und medizinischen Psychologie, 3. Aufl. Urban & Schwarzenberg, München – Wien – Baltimore
Petrilowitsch, N. (1966): Abnorme Persönlichkeiten, 3. erw. Auf. Karger, Basel – New York
– (1969): Charakterstudien. Karger, Basel – New York
Pfänder, A. (1924): Grundprobleme der Charakterologie. In: E. Utitz (Hrsg.), Jahrbuch der Charakterologie, Bd. 1, Pan Verlag R. Heise, Berlin, 291 – 335
Rauchfleisch, M. (1981): Dissozial. Vandenhoeck & Rupprecht, Göttingen
Robins, L. N. (1966): Deviant children grown up: A sociological and psychiatric study of sociopathic personality. Williams & Wilkins, Baltimore
Rothacker, E. (1969): Die Schichten der Persönlichkeit, 8. Aufl. Bouvier, Bonn
Rutter, M. (1987): Temperament, personality and personality disorder. Brit. J. Psychiatry 150: 443 – 458
Sass, H. (1986 a): Psychopathie – Soziopathie – Dissozialität. Zur Differentialtypologie der Persönlichkeitsstörungen. Springer, Berlin – Heidelberg – New York – London – Paris – Tokyo
– (1986 b): Zur Klassifikation der Persönlichkeitsstörungen. Nervenarzt 57: 193 – 203.
– (1987): Die Krise der psychiatrischen Diagnostik. Fortschr. Neurol. Psychiatr. 55: 355 – 360
Schneider, K. (1921): Studien über Persönlichkeit und Schicksal eingeschriebener Prostituierter. Springer, Berlin
– (1950): Die psychopathischen Persönlichkeiten, 9. Aufl. Deuticke, Wien (1. Aufl. 1923, Thieme, Leipzig)
Schultz, J. H. (1928): Die konstitutionelle Nervosität. In: O. Bumke (Hrsg.), Handbuch der Geisteskrankheit, BdV. Springer, Berlin, 28 – 111
Sheldon, W. H., S. S. Stevens (1942): The varieties of temperament: A psychology of constitutional differences. Harper & Row, New York – London
Sjöbring, H. (1973): Personality structure and development. Acta Psychiatr. Scand. (Suppl.) 244: 113 – 157
Skinner, H. (1981): Towards an integration of classification theory and methods. J. Abnorm. Psychol. 90: 68 – 87
Stern, W. (1935): Allgemeine Psychologie auf personalistischer Grundlage. Martinius Nijhnoff, Haag
Stransky, E. (1914): Lehrbuch der allgemeinen und speziellen Psychiatrie, I. Allg. Teil. F. C. Vogel, Leipzig

THOMAE, H. (1968): Das Individuum und seine Welt. Eine Persönlichkeitstheorie. Hogrefe, Göttingen
TÖLLE, R. (1986): Persönlichkeitsstörungen. In: K. P. KISKER, H. LAUTER, J. E. MEYER, C. MÜLLER, E. STRÖMGREN (Hrsg.), Psychiatrie der Gegenwart, Bd. 1, 3. Aufl. Springer, Berlin – Heidelberg – New York – Tokyo, 151 – 188
WIDIGER, TH. A., A. FRANCES (1985): The DSM-III personality disorders. Perspectives from psychology. Arch. Gen. Psychiatry 42: 615 – 623
WIDIGER, TH. A., T. J. TRULL, S. W. HURT, J. CLARKIN, A. FRANCES (1987): A multidimensional scaling of the DSM – III personality disorders.
WUNDT, W. (1903): Physiologische Psychologie, Bd. III., 5. Aufl. Engelmann, Leipzig

Die Präpsychotische Struktur unter psychoanalytischen Gesichtspunkten

Stavros Mentzos

Um vieles mehr als in der Denkweise auch der heutigen klinischen Psychiatrie ist innerhalb der Psychoanalyse von Anfang an die manifeste Psychose als ein mit der Persönlichkeitsentwicklung eng zusammenhängender und nicht von ihr unabhängiger Prozeß begriffen worden. Manifeste Psychose und die vor ihrem Ausbruch präexistierenden intrapsychischen Strukturen stehen für die Psychoanalyse in engem Zusammenhang. Darüber hinaus gilt die Auffassung, daß das psychodynamische Verständnis der manifesten Psychose ganz im Vordergrund zu stehen habe und zwar unabhängig von der Frage nach deren Somato- oder Psychogenese. Denn auch für den Fall, daß man der Somatogenese ein großes Gewicht für die Entstehung der sogenannten endogenen Psychosen beimißt, kann man nach Meinung der Psychoanalyse bei fast allen psychotischen Phänomenen eine gleichsam „sinnvolle" psychodynamische Funktion aufdecken. So beispielsweise, wenn eine 25jährige hebephrene Patientin, welche sich längere Zeit in relativ gutem Zustand im Ausland aufgehalten hat und nun berichtet, daß ihr bei Kurzbesuchen zuhause nach einigen Stunden eigenartig zumute werde, sie sich nicht zurecht finden und nicht kommunizieren könne, nicht zu wissen beginne, wer sie selbst und wer die anderen seien und was sie eigentlich allesamt voneinander wollten, so daß sie deswegen auch Angst bekomme, von zuhause weglaufe und in schlimmen Fällen sogar ein paar Tage in der Klinik aufgenommen werden müsse. Hier versteht der Psychoanalytiker den geschilderten Vorgang als Folge einer Gefährdung der Selbstgrenzen und der Identität, die sich aus der Nähe von wichtigen Bezugspersonen für die Patientin ergibt. Wenn er nun noch von der gleichen Patientin erfährt, daß diese anläßlich der letzten Heimkehr mit Neuentwicklung des gleichen Zustands nachts aufstand, um in der Küche sich ein Glas Milch zu holen und plötzlich, das Glas Milch in der Hand, erkannte, daß die Milch vergiftet sei, dann denkt er, wie wohl jeder psychodynamisch orientierte Psychiater, daß es der Patientin diesmal sozusagen „gelungen" ist, mit Hilfe einer Wahnbildung die vorab diffuse Gefährdung ihres Selbst zu konkretisieren und insbesondere zu externalisieren, d. h. ihr subjektives Erleben als von außen verursacht zu empfinden. Die Patientin fand nun zunächst einmal Ruhe und relative Angstfreiheit. Sie konnte sich eindeutiger abgrenzen und hatte an innerer Kohärenz gewonnen – beides allerdings auf Kosten der Realitätsprüfung.

Diesem psychoanalytischen Verstehen der manifesten Psychose entspricht nun auch ein Modell der Persönlichkeit, in welcher solche psychotischen Vorgänge möglich sind. Ihm zufolge gibt es bestimmte strukturelle (1) Voraussetzungen, die das Auftreten einer offenen Psychose maßgebend mitbestimmen. Die Summe dieser Voraussetzungen beschrieb man über lange Zeit unter dem Begriff der „Ich-Schwäche". Gleichzeitig wurde vielerorts versucht, diesen etwas schwammigen Begriff testpsychologisch zu erhärten (z. B. durch Bellak und Mitarb. 1973). Die Bezeichnung wurde aber als unklar nicht nur von den Psychiatern kritisiert, sondern auch von Psychoanalytikern selbst zunehmend vermieden. Kaum war die „Ich-Schwäche" (7) in Mißkredit geraten, tauchte ein neuer Terminus auf, die Vulnerabilität (Zubin 1977), und trat im Bereich der klinischen Psychiatrie und experimentalpsychologischen Forschung seine steile Karriere an. Der Erfolg der neuen Bezeichnung – über die wir sicher in diesem Symposion noch vieles mehr hören werden – war so groß, daß sie nunmehr auch von vielen Psychoanalytikern übernommen wurde. In dem kürzlich zur Erinnerung an den verstorbenen Direktor von Chestnut Lodge Bing – Nie-Pao erschienener Sammelband mit Beiträgen von psychoanalytisch orientierten Autoren nimmt der Begriff des vulnerablen Selbst z. B. eine zentrale Rolle ein. Ich kann nicht beurteilen, ob es sich bei der Übernahme dieses Terminus um cleveren Opportunismus der Psychoanalytiker – im Hinblick auf den derzeitigen antipsychoanalytischen Wind in den USA – handelt, oder rein zufällig um Koinzidenz. Tatsache ist es jedoch, daß die Art der Bezeichnung von geringer Bedeutung ist und daß dagegen dem Inhalt, der Definition und der empirischen Erhärtung des Begriffes eine größere Bedeutung zukommt.

Die psychoanalytischen Termini „Präpsychotische Struktur“ und „Vulnerables Selbst“ decken sich bei weitem nicht mit dem Begriff der Vulnerabilität, wie er in der psychiatrischen Literatur gebraucht wird. Insbesondere gilt dies für die Ätiologie, die Genese dieser Vulnerabilität. Ebenso gilt es für die jeweils aktuelle Psychodynamik, was nicht das gleiche ist. Im folgenden beschäftige ich mich vorwiegend mit der Psychodynamik. Zuvor dennoch einige Sätze zur Ätiologie.

Für sie bieten sich m. E. vier Modelle an:

1. Ein rein psychogenetisches, mit dem Inhalt, Psychosen seien rein psychogene Erkrankungen;

2. ein rein somatopsychisches, mit dem Inhalt, Psychosen seien maßgeblich körperlich begründet;

3. ein psychosomatisches, mit dem Inhalt, daß chronifizierte Konflikte zu Ängsten, Spannungen und Überforderungen führen und dadurch schließlich auch zu somatischen Veränderungen, welche ihrerseits wiederum psychische Störungen hervorrufen;

4. ein somatopsychosomatisches Modell, mit dem Inhalt, daß ein vorgegebener körperlich-biologischer Faktor innerhalb einer bestimmten Umgebung zur Entwicklung bestimmter spezifischer internalisierter Bezugssysteme führt (Ciompi 1982), welche ihrerseits somatische Rückwirkungen bedingen.

Das zuletzt genannte, also das somatopsychosomatische Modell betrachte ich als das nützlichere. Es wird seit längerer Zeit schon in der Psychosomatik bei der Erfassung von Psychosomatosen wie Ulkus, Colitis usw. erfolgreich angewendet.

Nach dieser kurzen Skizzierung der ätiologischen Modelle konzentriere ich mich nun aber auf die Psychodynamik, weil ich davon überzeugt bin, daß es sowohl möglich wie nützlich ist, unabhängig von irgendwelchen ätiologischen Vorannahmen nicht nur die Phänomenologie sondern auch die Psychodynamik differenzierter zu erfassen.

Defekt oder Abwehr?

Ich kann in diesem Rahmen nicht das Gesamtspektrum der historisch aufeinanderfolgenden und heute noch teilweise nebeneinander existierenden Strömungen innerhalb der Psychoanalyse wiedergeben. Wer einen relativ differenzierten Überblick sucht, der findet ihn in der Monografie von John Frosch (Psychotic Process 1983). Ich beschränke mich hier auf eine Kurzdarstellung.

1. Freud (1924, 1924 a) hat das Spezifikum des psychotischen Prozesses darin gesehen, daß hier im Rahmen eines massiven regressiven Prozesses die Libido von den

Objekten (gemeint sind in erster Linie die intrapsychischen Objektrepräsentanzen) total abgezogen wird und daß dadurch die Subjekte und damit die Welt emotional für den Patienten nicht mehr existent sei. In einem zweiten Schritt des psychotischen Prozesses und innerhalb eines nunmehr restitutiven Rekonstruktionsversuches lasse der Psychotiker mittels Halluzinationen und Wahnbildungen sozusagen eine neue Welt entstehen. Obwohl FREUD davon ausgeht, daß auch bei den Psychosen – ebenso wie bei den Neurosen – ein Konflikt Ursache für diese, hier allerdings wesentlich massivere Regression ist, gelingt es ihm m. E. nicht, diesen Konflikt eindeutig zu erfassen. Die berühmte Formel: die Neurose sei der Erfolg eines Konflikts zwischen Ich und Es, die Psychose aber der analoge Ausgang eines Konfliktes zwischen Ich und Außenwelt, befriedigt nicht. Sie befriedigt schon deswegen nicht, weil es den Konflikt zwischen Ich und Außenwelt/Realität auch bei den Neurosen gibt. Das Über-Ich vertritt ja einen Teil dieser Realität (2).

ARLOW und BRENNER (1964), welche das wesentliche Merkmal der Psychose im Einsetzen von besonderen, primitiven Abwehrmechanismen sehen und alle psychotischen Erscheinungen als das Resultat solcher defensiver Vorgänge beschreiben, geben keinen für die Psychose spezifischen intrapsychischen Konflikt an. Sie gehen aber davon aus, daß sie auf jeden Fall eine (regressive) Abwehr eines Konflikts darstellt.

2. Im Gegensatz nun zu dieser Abwehrtheorie steht die Auffassung von der Ich-Defizienz bei der Psychose. An erster Stelle ist PAUL FEDERN zu nennen (deutsch 1978) und weiter viele andere Vertreter aus der Ich-psychologischen Richtung, welche von einer konstitutionellen oder auch im Laufe der Entwicklung erworbenen Ich-Defizienz des Schizophrenen ausgehen. Zu einem Bruch mit der Realität komme es, *weil* die entsprechenden Ich-Funktionen defizitär seien. Die älteren Autoren in dieser Gruppe der Ich-Defizienz-Anhänger, wie z. B. FEDERN, welche mehr noch den triebdynamischen bzw. ökonomischen Gesichtspunkt berücksichtigen, sprechen dann von einer „Ich-Schwäche“, einem Schwund der Besetzung der Ich-Grenzen, einer pathologischen Durchlässigkeit und schließlich einer Vermischung von Ich mit Nicht-Ich. Die späteren, Ich-psychologisch orientierten Autoren beschäftigen sich mit den diskreten einzelnen Ich-Funktionsstörungen, welche die Realitätsprüfung beeinträchtigen.

3. In den 50er Jahren und später geben Vertreter der Objektbeziehungstheorie (MARGARET MAHLER, EDITH JACOBSON u. a.) zusammen mit den „Meta- und Para-Kleinianern“ (BION, WINNICOTT, ROSENFELD u. a.) mittels einer differenzierten Entwicklungspsychologie betreffend die Entstehung der Selbst- und Objektrepräsentanzen ein besseres und kliniknäheres Bild von dieser spezifischen Ich-Schwäche. Danach gehe es nicht allgemein um Ich-Funktionsstörungen schlechthin, sondern um eine Beeinträchtigung spezieller Aspekte in der Beziehung des Menschen zu sich selbst und zu seinem Objekt. Diese Differenzierung macht es verständlich, warum Psychotiker trotz ihrer Krankheit auf manchen Gebieten Höchstleistungen aufweisen können (warum beispielsweise eine 30jährige schizophrene Patientin imstande ist, differenzierte Diskussionen über Strafrecht und Politik zu führen aber innerhalb von Sekunden in ein katatones Bild abgleitet, wenn man sie danach fragt, wie sie sich zuhause fühle und wie sie mit ihrer Mutter auskomme).

Gestörte Beziehungen zu Primärobjekten und deren intrapsychische Niederschläge seien es, die zu solchen defizitären Selbst- und Objektrepräsentanzen geführt hätten. Diese Auffassung hat insbesondere durch KERNBERG und KOHUT einen Grad der Theoriedifferenzierung erreicht, welche bei weitem den der ursprünglichen Triebtheorie übersteigt.

Trotz solcher Fortschritte und Differenzierungen ist man auch innerhalb der Psychoanalyse weit entfernt davon, sich auf ein gemeinsames Modell einigen zu können. Die Kontroverse Defekt versus Abwehr ist mindestens zum Teil noch unentschieden.

An anderer Stelle (MENTZOS 1982) habe ich zu zeigen versucht, daß es bei der Betrachtung aller psychischer Störungen sinnvoll und nützlich ist, die Psychodynamik durch Beantwortung von drei Fragen zu erfassen: Welcher Konflikt wird mit Hilfe welche Modi der Verarbeitung und unter welchen strukturellen Ich-Bedingungen pathologisch gelöst? Speziell in bezug auf die Psychosen schlägt JOHN FROSCH (1983) ein ähnliches Verfahren vor. Darin schlägt er vor zu fragen nach

1. der Art der Angst und des Konflikts,
2. der Art der Abwehrmechanismen,
3. der Art der Ich-Funktionsstörungen (bei mir: der Art der Strukturmängel).

Im bezug auf seine Antworten zu den beiden letzten Fragen kann man sich schnell mit ihm einigen: Die primitiven und unreifen Abwehrmechanismen des Psychotikers (Spaltung und Externalisierung, Verleugnung, projektive Identifikation usw.) sind bekannt, gut belegt und kaum umstritten. Ebenso ist der strukturelle Mangel wie die Unfähigkeit, das Selbst vom Nicht-Selbst zu unterscheiden sowie die geringe Kohäsion bzw. die Neigung zur Desintegration bekannt und anerkannt. Kritisch zu bemerken habe ich aber dies, daß die von JOHN FROSCH programmatisch angekündigte Frage nach der Art des Konfliktes eigentlich von ihm nicht beantwortet wird. Sie wird, wie ich meine, auch sonst selten richtig beantwortet (RACAMIER und PASCHE sind hier Ausnahmen, darauf komme ich zurück). Statt die eindeutige Definition, um welchen *intra*-psychischen Konflikt es sich handelt, zu versuchen, wird entweder in die Richtung FREUDS ausgewichen (nach dem es sich um einen Konflikt zwischen Ich und Realität handeln soll) oder die Suche nach dem Konflikt „vergessen" und statt dessen die Vulnerabilität des Psychotikers, seine Ich-Schwäche, usw. beschrieben. Wenn diese Erscheinungen aber gerade Abwehrvorgänge sein sollen (das ist ja die Meinung mindestens der Konflikt-Theorie-Anhänger!), dann fragt man sich doch, was denn hier nun eigentlich abgewehrt wird, was für ein Konflikt denn hier pathologisch pseudogelöst und/oder welcher pathologische Kompromiß denn hier geschlossen wird!

Nach meiner Meinung gibt es auf diese Frage eine eigentlich recht einfache Antwort, die uns auch eine viel bessere Einordnung von anderen, noch unklaren Aspekten des psychoanalytischen Modells ermöglichen kann.

Zunächst postuliere ich, daß der hier relevante Grundkonflikt sich auf eine jener universalen Aufgaben bezieht, welche in der Entwicklung eines jeden Menschen gerade in der Form eines Konfliktes gestellt und gelöst werden müssen. Nach meiner Sicht stellen diese in fast gesetzmäßiger Sequenz auftauchenden Aufgaben bzw. Grundkonflikte die zentrale Achse einer jeden, normalen wie pathologischen Entwicklung dar. Der Unterschied zwischen dem Gesunden und dem Psychotiker besteht nicht darin, daß der eine hätte solche Konflikte bewältigen müssen, der andere aber nicht. Alle Menschen müssen durch diese Konflikte durchgehen. Die Frage ist nur, *wie* diese Konflikte bewältigt und gelöst worden sind (9). Dieses „Wie" der Konfliktlösung wird freilich maßgebend von ganz verschiedenen Begleitumständen beeinflußt. Da ist z. B. einmal die Begleitung, welche das Kleinkind von seinen primären Bezugspersonen erhält, zum anderen wesentlich aber auch die Auswirkung pathologischer Grundstrukturen dieser Bezugspersonen sowie der unter diesen Umständen entstehenden Beziehungen.

Nun ist die in der Entwicklung erste und wohl wichtigste Aufgabe, die es zu lösen gilt, diejenige der Selbst-Objekt-Differenzierung. Und genau diese kann sehr wohl auch als ein Konflikt definiert werden, indem starke Tendenzen in Richtung einer Individuation mit den gegensätzlichen Tendenzen in Richtung einer Fusion (Symbiose) miteinander konkurrieren. Unter günstigen Bedingungen wird dieser Konflikt konstruktiv gelöst und damit das Kind für die nächste Aufgabe, bzw. für die nächste Variation derselben Aufgabe, nämlich den Konflikt zwischen Autonomie und Abhängigkeit „freigestellt". Eine Umgebung nun, welche die konstruktive Lösung dieses ersten Grundkonfliktes nicht begünstigt, sondern diese erschwert (u. U. sogar verhindert!), trägt dazu bei, daß die allmählich entstehenden Selbst- und Objektrepräsentanzen unklar, unscharf, schwach ausgeprägt sind. Selbstverständlich beeinflussen diese so entstandenen strukturellen Mängel mit den aus ihnen resultierenden Gefahren und Ängsten dann in der Folge die Lösung weiterer Konflikte und Aufgaben auf allen Entwicklungsstufen. Doch bleiben wir zunächst bei diesem ersten Schritt. Resultiert aus ihm eine dann konstant weiter bestehende Gefährdung in Richtung einer Desintegration, so dürfen wir nicht statisch denkend, nur von einem, ein für alle Mal entstandenen Defekt denken. Vielmehr handelt es sich weiterhin um einen, auch später, bei dem Erwachsenen, virulent und ungelöst bleibenden *Konflikt*: ein solcher Mensch hat nicht nur Angst sein Selbst zu verlieren; er behält gleichzeitig auch seine Sehnsucht nach der Symbiose. Möglich, daß RACAMIER mit seiner eigenwilligen Sprache und mit Hilfe seiner bewußt eingesetzten Neologismen das Gemeinte noch präziser ausdrückt, wenn er in Anlehnung an PASCHE den Grundkonflikt des Schizophrenen als Konflikt zwischen „Narzißmus und Antinarzißmus" kennzeichnet. Antinarzißmus sei nach ihm „jene Kraft", die das Subjekt sehr früh aus sich herauszieht, ihm seine Substanz entzieht und es vom eigenen Fleisch wegreißt, indem es sie zum Objekt hinsaugt. Der „reine" Narzißmus hingegen würde ausschließlich die totale Einheit, die absolute Integrität und die absolute Autonomie anstreben (1982, S. 77). Man könnte statt Antinarzißmus auch Tendenz oder Sog in Richtung einer Verschmelzung mit dem Objekt oder mit der Welt sagen, die später zu dem eigentlichen symbiotischen Sog und noch später zur objektalen Liebe heranreift. Es ist also nicht nur so, daß die inadäquate Lösung des Grundkonfliktes einen strukturellen Mangel hinterläßt. Es bleibt nicht dabei. Dynamisch betrachtet bleibt der Konflikt aktuell und virulent. Der zukünftige Patient hat nicht nur Angst vor einem Selbstverlust, sondern auch Angst, mit seiner defensiven splendid isolation die Möglichkeit zur Verschmelzung und Fusion für immer aufzugeben. Er fürchtet nicht nur die (für ihn) zu große Nähe, sondern auch die (für ihn) zu große Distanz. Nicht umsonst hat der Gießener Psychoanalytiker ROLFS die Behandlung von Schizophrenen als den Versuch gekennzeichnet, mit dem Patienten auf dem schmalen Grad zwischen zu großer Nähe und zu großer Distanz zu gehen. Und nicht unverständlich war es, daß eine schizophrene Patientin bei der Visite, weil ich offensichtlich eine gewisse räumliche kritische Distanz überschritten hatte (indem ich mich auf ihre Bettkante setzte), urplötzlich aggressiv wurde und mir ins Gesicht spuckte (womit sie die für sie erforderliche Distanz wieder herstellte). Sehr verständlich ist es aber auch andererseits, wenn ähnliche Patienten in psychoanalytischer Behandlung sich durch Trennungen wie Ferien des Therapeuten erheblich verschlechtern. Dennoch auch unabhängig von solchen äußeren Trennungen steigert aber die selbstauferlegte Rückzugs- und Isolierungsstrategie den symbiotischen Drang und den „Objekthunger" übermäßig. Der „antinarzißtische" Sog (zum Anderen hin) kann u. U. und besonders in Anwesenheit der Bezugspersonen so groß werden, daß er Angst erzeugt. Wir haben dies z. B. bei der eingangs erwähnten Patientin gesehen, die jeweils beim Besuch zuhause eine Schwächung ihrer Abwehr erleben mußte. Sie konnte den Zustand des starken und eindeutigen Rückzugs nicht aufrecht erhalten und geriet in einen Zwischenzustand, welcher deskriptiv-phänomenologisch als Verwirrung, Abblassen der Ich-Grenzen, Diffusität und Konfusität von ihr erlebt wurde. Dieser Zustand von ihr kann aber nicht nur als ein erlittenes Minus (in bezug auf Selbstintegrität), nicht nur als funktioneller Ausfall verstanden werden, sondern muß gleichzeitig auch in gewisser Hinsicht als Kompromiß zwischen den beiden mächtigen Tendenzen gesehen werden (weder ganz mit sich selbst identisch zu sein, noch völlig fusioniert). Ein solcher Zustand erzeugt natürlich auf der anderen Seite immense Angst. Deshalb das Bemühen um einen besseren Kompromiß: dieser heißt dann Wahn und/oder Halluzination (4). Hier sind weitere Differenzierungen und Verfeinerungen unserer Theorie in bezug auf die Funktion und Kompromißart (sowohl Abwehr als auch kompromißhafte Befriedigung) innerhalb der psychotischen Syndrome nötig, um diese in ihrer Verschiedenartigkeit zu erfassen.

Uns geht es jedoch jetzt nicht um die manifeste Psychose und ihre Formen, sondern um deren Grundvoraussetzungen und um den zugrundeliegenden Konflikt.

Ich hoffe, daß es deutlich geworden ist, daß das dargestellte Konzept gleichzeitig auch den Versuch darstellt, die noch andauernde Kontroverse zwischen den Abwehr-Theorie- und den Konflikt-Theorie-Anhängern zu überwinden, aber auch die verschiedenen ätiologischen Konzepte miteinander zu verbinden. Auf der einen Seite ist es deutlich erkennbar, daß und wie die inadäquate Konfliktlösung zum Defekt bzw. strukturellen Mangel führt oder führen kann und die weitere Entwicklung mit beeinflußt. Auf der anderen Seite ist es denkbar, daß die inadäquate Lösung des ursprünglichen Konfliktes auch durch eine vorgegebene, evtl. auch organisch-biologisch vorgegebene Störung mit beeinflußt werden kann.

Viele Analytiker werden mich fragen, wo denn die Aggression in diesem Modell bleibe. Deswegen, bevor ich mich den affektiven Psychosen zuwende, darauf eine kurze Antwort.

Selbstverständlich spielt die Aggression sowohl innerhalb der präpsychotischen Struktur als auch innerhalb des psychotischen Geschehens eine große Rolle. Ich beurteile jedoch die Aggression nicht als eine primär und sinnlos vorgegebene Größe, sondern als Reaktionsmuster im Dienste der Befriedigung narzißtischer und libidinöser Wünsche. Da bei der inadäquaten Lösung des genannten Grundkonfliktes immense Frustrationen (8) entstehen, ist – ihnen adäquat – auch die intrapsychisch produzierte Aggression immens groß. Insbesondere angesichts der für das Selbst durch ein Objekt entstehende Gefahren ist dieses (das Objekt) für einen Psychotiker sein Feind (Racamier). Das Objekt „ist feindlich, weil es existiert: Für den Psychotiker besteht die Gefahr darin, vom Objekt angesogen in das Objekt hineingesogen und völlig von ihm verschlungen zu werden... weshalb ist es hassenswert und wird gehaßt? Weil es geliebt wird“ (S. 79) (5). Es versteht sich, daß diese Aggression im Dienste des Narzißmus und gegen den Anti-Narzißmus eine zentrale Rolle in der Dynamik einnimmt.

Die affektiven Psychosen

Bis jetzt habe ich mich ausschließlich mit den Schizophrenen beschäftigt. Dies könnte die unter Psychiatern gängige und teilweise auch berechtigte Meinung verstärken, daß die meisten Psychoanalytiker, wenn sie von Psychosen sprechen, wohl nur die Schizophrenie meinen. Ich gehöre jedoch auf gar keinen Fall zu diesen Psychoanalytikern! Die affektiven und die schizoaffektiven Psychosen haben mich hingegen zeitweise sogar „hauptamtlich“ beschäftigt.

Die Frage ist, ob sich nun ein ähnliches Modell, wie ich es für die Schizophrenie dargestellt habe, auch für die affektiven Psychosen vertreten läßt. Quint hat mir einmal berichtet, daß seine psychiatrischen Lehrer für seine psychotherapeutischen Bemühungen um die Schizophrenie durchweg Verständnis zeigten. Daß sie hingegen in bezug auf die endogenen Depressionen und die Manien einen psychodynamischen, geschweige denn psychotherapeutischen Zugang für indiskutabel hielten. Auch mir pflegte mein Oberarzt, als ich noch in Hamburg Assistenzarzt war, scherzhaft zu sagen, daß man jeden Psychoanalytiker, welcher von Psychodynamik der affektiven Psychosen spreche, einige Stunden in einem Zimmer mit einem manischen Patienten verbringen lassen müsse – ihm würde bestimmt die Lust für psychodynamisches Verständnis vergehen.

Inzwischen sind die interessanten Beiträge von Quint über seine psychotherapeutischen Bemühungen um psychotische Depressionen bekannt. Auch ich fing schon ziemlich früh an, anders als mein Oberarzt zu denken. Anlaß dazu ergab sich, als mir Pfleger berichteten, daß sie oft manische Patienten dabei ertappt hätten, wie sie in der Toilette – sich unbeobachtet wähnend – bitterlich weinten. Sicher sind die biochemischen Faktoren, die Biorhythmen, hormonelle und biologische Veränderungen usw. bei den affektiven Psychosen als Auslöserfaktor viel wahrscheinlicher, quasi „handgreiflicher" als bei den Schizophrenien. Trotzdem läßt sich zeigen, daß psychodynamisches Verständnis auch bei diesen Psychosen eine unvergleichlich differenziertere Erfassung und – was noch viel wichtiger ist – eine adäquate psychotherapeutische Begleitung ermöglicht.

Betrachten wir zunächst die manifesten psychotischen Episoden, so fällt auf, daß es hier, bei den affektiven Psychosen, nicht um die Ich-Grenze geht, nicht um Identität, nicht um Kohäsion oder Desintegration, sondern darum, ob man gut oder schlecht, ob stark oder schwach, ob man groß oder klein sei, so wie auch darum, ob man verlassen oder getragen, ob man akzeptiert oder abgelehnt werde (6).

Läßt sich diese positive oder negative Selbstwerteinschätzung mit den damit verbundenen Stimmungen analog zu der abgehandelten Situation bei den Schizophrenen als ein regressiver und/oder restitutiver Versuch und Reaktion auf einen Konflikt deuten? Und wenn ja – dann bei welchem Konflikt?

Unsere Selbstwerteinstellung, d. h. ob wir uns als gut, stark, groß, anerkannt oder als schlecht, schwach, klein, abgelehnt sehen und erleben, hängt zum großen Teil auch normalerweise davon ab, wie andere uns sehen. In einem viel größeren Ausmaß gilt dies für die Selbstwerteinstellung des kleinen Kindes. Es lebt – mit den Worten von Kohut – aus dem Glanz in den Augen der es bewundernden Mutter. Es erlebt sich bei positiver empathischer Zuwendung und Begleitung als stark und wertvoll. Bei Fehlen der positiven empathischen Zuwendung oder bei gar negativer, kritischer und entmutigender Umgebung fühlt sich das Kind unsicher, schwach, schlecht. In diesem letzteren Falle einer negativen, unempathischen Begleitung durch die Bezugspersonen oder bei einer an Bedingungen (wie Leistung, Gehorsam, Übernahme elterlicher Wertsysteme usw.) geknüpften Zuwendung bleiben einem Kind mit noch vorhandenem Lebenswillen nur zwei Möglichkeiten: Entweder es übernimmt die Bedingungen und Forderungen der Eltern und identifiziert sich mit dem Über-Ich der Eltern und sichert sich so ein Minimum an Akzeptanz und positiver Zuwendung oder aber, es lehnt die Bedingungen ab, verpflichtet sich dem Ungehorsam und verzichtet auf positive Bestätigung. Im ersteren Fall ist das Resultat ein zwar existentes, aber sehr labiles, gefährdetes und von Erfolg und äußeren Objekten abhängiges Selbstwertgefühl. Im anderen Falle ist das Resultat ein dem Anschein nach ausgezeichnetes und gehobenes Selbstwertgefühl. Hinter dem äußeren Schein aber lauert ein mühsam versteckter Schmerz und die Sehnsucht nach der für immer verlorenen Liebe und zwar nach der bedingungslosen Liebe der Mutter, auf die ja verzichtet werden mußte.

Der Konflikt hier läßt sich also so definieren: Identifikation mit dem Über-Ich der primären Bezugspersonen, um etwas Anerkennung und Liebe erhalten zu können versus Verzicht auf diese Liebe, um autonom und möglichst unabhängig zu bleiben. Beide Lösungen sind selbstverständlich schlecht, labilisierend, gefährdend und frustrierend. Menschen, die auf der ersten Lösung beharren, werden von TELLENBACH als Typus melancholicus eingeordnet und sind die Kandidaten für die evtl. spätere monopolare Depression. Menschen bzw. Kinder, die auf dem zweiten Modus beharren, werden von den Amerikanern hypomanic personalities genannt und werden von v. ZEHRSSEN noch differenzierter beschrieben. Sie sind die Kandidaten (die selteneren Kandidaten) für die evtl. späteren manischen Psychosen. Schließlich gibt es noch eine größere Anzahl von Menschen, die es wechselnd mal auf diesem und mal auf jenem Wege versuchen, aus ihrem Dilemma herauszukommen. Sie sind die Kandidaten für die evtl. späteren manisch-depressiven Erkrankungen.

Die jeweils manifeste Psychose stellt entweder eine Akzentuierung der Charakteristika der geschilderten Dynamik oder aber einen Umschlag ins Gegenteil dar. Dies ist weder unlogisch noch unerwartbar, denn der zugrundeliegende Konflikt ist ein gemeinsamer und die beiden zur Verfügung stehenden Lösungen sind diametral entgegengesetzt.

Die Möglichkeit, ein solches Modell zur einheitlichen Erfassung einer großen Fülle von primär charakterlichen Merkmalen psychotischer Patienten anzuwenden, liegt auf der Hand. Es liegt auch auf der Hand, mit ihm die im Laufe der Geschichte der Psychiatrie aufgestellten Theorien besser zu verstehen. Zu vermuten ist z. B., daß ein so erfahrener Kliniker wie KREAPELIN weniger über eine korrekte Statistik als eben durch seine klinische Intuition die Einheit des Manisch-Depressiven entdeckt hat, die ja durch den zugrundeliegenden, gemeinsamen Konflikt begründet ist.

Reicht nun bei einem Depressiven die Unterwerfung unter das internalisierte elterliche Über-Ich nicht dazu aus, um intrapsychische Gegentendenzen zu unterdrücken, so werden zunehmend weitere Mittel eingesetzt. Es wird dann ein regelrechter Wahn entwickelt. Der Betroffene fühlt sich nicht nur als schlecht, sondern als den schlimmsten Sünder aller Zeiten oder aber er greift zu grausamen Selbstdemütigungen und Bestrafungen, um das Über-Ich zu versöhnen für die sich regenden Gegentendenzen und um ihre Verleugnung aufrechterhalten zu können. Reicht hingegen bei der manischen „Lösung" des Konfliktes die reine manische Psychose nicht dazu aus, um intrapsychische Gegenkräfte des Konflikts in Schach zu halten, so macht der Patient sich notfalls zu Napoleon oder sogar zu Gott selbst. D. h.: er entwickelt einen megalomanen Wahn.

Entsteht nun die „Notwendigkeit" zu einer solchen depressiven oder manischen Pseudolösung bei Menschen, die schon zuvor in ihrem Leben nicht einmal das minimale Glück hatten, den ersten Grundkonflikt und die Aufgabe der Selbst-Objekt-Trennung adäquat zu lösen, so verkompliziert sich die Krankheitssymptomatik beträchtlich. Nun treten zu den geschilderten Abwehrbewegungen noch zusätzliche regressive und restitutive Reaktionen in bezug auf diesen ursprünglichen Selbst-Objekt-Trennungskonflikt hinzu. Das Resultat sind die schizoaffektiven Psychosen!

Anmerkungen

1 Der Terminus Struktur ist sehr vieldeutig (vgl. MENTZOS 1982, S. 39). Unter Struktur wird hier und im folgenden weder die bloße Gliederung eines Ganzen noch eine *bestimmte* solche Gliederung wie etwa diejenige in Es, Ich und Über-Ich begriffen. Ich bezeichne mit diesem Begriff

hier *alle* psychischen Organisationen, welche dauerhaft sind oder sich nur relativ verändern (D. RAPPAPORT 1957).

2 Es gibt eine Möglichkeit, die Freud'sche Annahme eines Konfliktes zwischen Ich und Realität zu akzeptieren: Wenn wir mit RACAMIER (1982, S. 43) davon ausgehen, daß der Konflikt bei der Psychose *entverinnerlicht* ist.

3 ARLOW und BRENNER gehen davon aus, daß sie in diesen ihren Konzeptionen im Gegensatz zu FREUD stehen. Ich meine hingegen, daß ein solch großer Unterschied in Wirklichkeit gar nicht besteht. Denn auch FREUD versteht diese massive Regression und den Rückzug selbstverständlich als Abwehrvorgang. Der Unterschied zwischen FREUD und den erstgenannten Autoren besteht lediglich darin, daß FREUD den ökonomischen und ARLOW und BRENNER den adaptiv ichpsychologischen Gesichtspunkt hervorheben.

4 Hier ergibt sich eine Analogie zu meinem Konzept über die Entstehung der Phobie: Die Signalangst angesichts einer inneren Gefahr regrediert durch Veränderung und Verlust ihres Inhalts zu einer diffusen Angst. Diese wiederum wird erträglicher durch eine nachträgliche „künstliche" Inhaltsbesetzung bei gleichzeitiger Verschiebung auf eine äußere Gefahrenquelle. Dies spielt sich selbstverständlich im Falle der Phobie auf einer viel höheren Ebene ab. Es steht ja für das Individuum nicht so viel auf dem Spiel wie im Falle der Psychose! Es geht bei der Phobie um die Lösung von Konflikten und Aufgaben eines höheren Niveaus. Eine direkte Bedrohung des Selbst oder eine Symbiose steht im Gegensatz zur Psychose nicht zur Frage.

5 Zur Aggressionstheorie überhaupt s. MENTZOS 1987.

6 Ich hoffe, daß wir an diesem Punkt nicht in den kontrovers um das Primat der Stimmung oder des Inhaltes geführten Streit geraten! Sieht sich der Depressive als klein, schwach, schlecht, verlassen usw., weil er primär von einer depressiven Stimmung beherrscht wird (analog: sieht sich der Maniacus als groß, stark, gut, anerkannt usw. aufgrund seiner manischen Verfassung); oder resultiert genau umgekehrt depressive Stimmung aus der negativen Selbsteinschätzung bzw. die manische Stimmung aus der überhöhten Selbsteinschätzung? Ich halte eine solche scharfe Polarisierung der Alternativen Ursache – Wirkung weder für fruchtbar noch für nötig.

7 Wie fragwürdig die Bezeichnung „Ich-Schwäche" sein kann, ergibt sich verschiedentlich. Offenbar spielt auch RACAMIER in einer seiner paradoxen Formulierungen darauf an: „Die Erfahrung zeigte mir jedoch, daß die Schizophrenen Kraft, Macht und Geschicklichkeit besitzen, die man gar nicht ahnt... Ähnlich und doch unähnlich den Zwangskranken sind die Schizophrenen krank, und zwar mit einem starken Ich" (Ich als psychische Instanz), (S. 33). Und: „BETTELHEIM sagt, ein überlebender Autist sei tüchtiger als irgend jemand, da er selbst das Schlimmste erlebt habe. Gerade daran gehen auch die Schizophrenen zugrunde: Nichts in ihrer Welt ist gleichgültig (HARTMANN hätte gesagt: neutral) und alle Steine, mit denen die Wege des Lebens gepflastert sind, wirken radioaktiv. Gewiß zeichnen sich die Schizophrenen durch Gleichgültigkeit aus, der Grund dafür ist aber ihr Mangel an Gleichgültigkeit" (S. 34).

8 Zur Frage der Rolle der Aggression bei der Schizophrenie: Das, was ich hier kurz über die selbstproduzierte Frustrationsaggression gesagt habe, meint selbstverständlich nur die erste und ganz oberflächliche Ebene. Gerade die Verhältnisse bei der Schizophrenie geben Anlaß dazu, die Funktion der Aggression als eine widersprüchliche, paradoxe und oft auch tragische Rettung des Selbst besser zu verstehen. Auf dem Hintergrund des Beitrages von HENSELER zum Suizid als Rettung des Selbst bekommt folgendes Zitat von RACAMIER besondere Bedeutung: „Später sah ich in jeder Schizophrenie einen heimtückischen und beharrlichen Versuch von psychischem Suizid (RACAMIER 1969); gewiß nicht jeder Suizid wird ausgeführt, dennoch erinnert jede Schizophrenie an ein Abtöten der Psyche" (S. 35). Dazu könnte ich reichlich bestätigendes Material von Schizophrenen mit und ohne realen Suizidversuch bringen.

Die Autodestruktion im paradoxen Dienst der Selbsterhaltung ist eine klinische Tatsache, die von verschiedenen Analytikern einmal mehr und einmal weniger deutlich, einmal allegorisch und einmal begrifflich gesehen wurde. Daraus ergibt sich kein Beweis für die Existenz eines unabhängigen, energetisch konzipierten Aggressionsstriebes, sondern umgekehrt der Hinweis darauf, daß auch die todbringende (auch den eigenen Tod bringende) Aggression im Dienste des Narzißmus stehen kann!

„Jede Schizophrenie hat eine dauerhafte psychische Struktur, sie stellt eine Abwehr gegen die Katastrophe dar (SEGAL 1972) und wenn man anders mit dieser Struktur lebt, so will das nicht heißen, daß man damit nicht lebt" (RACAMIER, S. 36).
In der Praxis, im Endresultat ist die Psychose freilich eine Katastrophe. „Das Erschreckende an bestimmten Stadien der malignen Schizophrenie ist das Schauspiel einer Art psychischer Verflüssigung, in der das Ich zersplittert und der psychische Apparat zu schmelzen beginnt, in der das Objekt, das vitale, höchst akut mörderisch wird und das Leben tödlich. Denken wir auch an diesen Prozeß des Versandens, der von uns Psychoanalytikern nur selten beschrieben wird. Er ist heute selten... Mit ihm führt die Perfektion von autistischer Abwehr, die stillschweigend vom Verlust der Zuneigung anderer ergänzt wird, zu einem progressiven und wüstengleichen Austrocknen des ganzen psychischen Lebens, mit ihm gleitet schließlich die Regression hinterlistig in die Depression ab (vgl. RACAMIER 1957/70, 1976)." (RACAMIER, S. 35).
Dennoch: Die Psychose sei nicht nur Katastrophe, sondern auch Aufbau (das Paranoide).

9 Wenn ich zur Thematik der Unterscheidung von Neurose und Psychose bei der letzteren von einem Überwiegen des strukturellen Mangels spreche und bei der Neurose von der zentralen Bedeutung des Konfliktes (MENTZOS 1982), so muß ich das Gesagte heute noch weiter differenzieren: Es geht nicht darum, daß bei der Psychose der Konflikt keine Rolle spiele – im Gegenteil, damit fängt sie ja an! Die psychotische Lösung besteht aber offenbar gerade darin, daß der Konflikt exkommuniziert wird! „Eine erste Unterscheidung zwischen Neurose und Psychose besteht darin, daß das neurotische Ich innerhalb der Konflikte ‚arbeitet', wogegen das psychotische Ich gegen jeden Konflikt, in erster Linie natürlich gegen die Ambivalenzkonflikte ‚arbeitet'" (RACAMIER S. 42).

Literatur

ARLOW, J. A., CH. BRENNERT (1976): Grundbegriffe der Psychoanalyse. Rowohlt, Reinbek b. Hamburg

BELLAK, L. (1968): The Schizophrenie Syndrom. Grune and Stratton, New York

CIOMPI, L. (1982): Affektlogik. Klett-Cotta, Stuttgart

FEDERN, P. (1978): Ichpsychologie und die Psychosen. Suhrkamp, Frankfurt/Main

FEINSILVER, D. (1986): Towards a Comprehensive Modell for Schizophrenic Disorders. The analytic Press, Hildsdale, New Jersey

FREUD, S. (1924): Neurose und Psychose. GW, Bd. XIII, S. 385–391. Imago Publ., London

– (1924): Der Realitätsverlust bei Neurose und Psychose. GW, Bd. XIII, S. 363–368. Imago Publ., London

FROSCH, J. (1983): The Psychotic Process. Intern. Univ. Press, New York

HENSELER, H. (1974): Narzißtische Krisen. Rowohlt, Reinbek b. Hamburg

JACOBSON, EDITH (1978): Das Selbst und die Welt der Objekte. Suhrkamp, Frankfurt/Main

KERNBERG, O. (1978): Borderline-Störungen und pathologischer Narzißmus. Suhrkamp, Frankfurt/Main

KOHUT, H. (1976): Narzißmus. Suhrkamp, Frankfurt/Main

– (1979): Die Heilung des Selbst. Suhrkamp, Frankfurt/Main

MAHLER, M. (1986): Symbiose und Individuation. Klett-Cotta, Stuttgart

MENTZOS, S. (1982): Neurotische Konfliktverarbeitung. Kindler, Taschenbuch B 2339

– (1987): Neuc psychoanalytische Aggressionskonzepte. In: Freiburger literatur-psychologische Gespräche. Hrsg.: J. CREMERIUS, W. MAUSER, C. PIETZCKER, F. WYATT. Königshausen und Neumann, Würzburg

RACAMIER, P. C. (1982): Die Schizophrenien. Springer, Berlin – Heidelberg – New York

RAPAPORT, D. (1959): Die Struktur der psychoanalytischen Theorie. Versuch einer Synthese. Klett, Stuttgart

ROSENFELD, H. A. (1981): Zur Psychoanalyse psychotischer Zustände. Suhrkamp, Frankfurt/Main

PASCHE, F.: ZIT. BEI RACAMIER

TELLENBACH, H. (1974): Melancholie. Springer, Berlin – Heidelberg – New York
ZERSSEN V., D. (1977): Premorbid Personality and affective psychoses. BURROWS (Ed.), Handbook of Studies on Depression. Excerpta Medica, 79 – 103
ZUBIN, J., B. SPRING (1977): Vulnerability – a new view of schizophrenia. J. Abnorm. Psychol. 86, 103 – 106

Die psychischen, psychosozialen und somatischen Bedingungen im Kindesalter und ihre Bedeutung für Genese und Verständnis der Schizophrenie

Reinhart Lempp

Janzarik hat kürzlich grundsätzlich zur Geschichte und Problematik des Schizophreniebegriffs Stellung genommen. Er meint, ähnlich wie schon Manfred Bleuler 1971, daß das biologische Krankheitsmodell zwar gegenwärtig nicht mehr ausdrücklich für die Begründung der psychiatrischen Systematik herangezogen werde, daß es jedoch Denkgewohnheiten bestimme, die hinter einem inzwischen durchaus pragmatischen Vorgehen bei der Aufstellung diagnostischer Klassifikation wirksam geblieben seien. Die Wirksamkeit der Psychopharmaka für die Therapie schizophrener wie affektiver Syndrome sprächen für somatische Normabweichungen, jedoch nicht für spezifische Krankheitsprozesse. Janzarik meint auch, daß der Respekt vor der epochalen Leistung Kraepelins einer kritischen Diskussion der längst selbstverständlich gewordenen Konzeption nicht im Wege stehen solle.

Die Stellungnahme gibt den Weg frei, sich einmal frei von den tradierten diagnostischen Einteilungen neu an das Phänomen Schizophrenie heranzuwagen. Als Kinder- und Jugendpsychiater ist man dabei in der Lage, die psychische Entwicklung des Individuums als Erfahrungshintergrund neu einzubringen, eine Sichtweise und Zugangsebene, welche die Erwachsenenpsychiatrie bisher weitgehend ausgeklammert hat, teils, weil sie mit ihr keine Erfahrung hat, zum andern, weil die Schizophrenie offenbar erst in der Pubertät, also mit Beginn des Erwachsenenalters, auftritt, wenn man von seltenen Einzelfällen im Grundschul- und Vorpubertätsalter absieht (Lutz).

Wenn wir uns – auf diese Weise unvoreingenommen – mit dem Phänomen der schizophrenen Psychose befassen und fragen, was denn über die einzelnen Symptome hinaus verändert, welche Gesamtfunktion gestört sei, dann geht es doch um eine *Beziehungsstörung*, eine *Kommunikationsstörung*. Nach Kimura handelt es sich bei der Schizophrenie nicht um eine Krankheit in einem individuellen Patienten, sondern vielmehr um ein Geschehen des Zwischen als solchem, das jedem faktischen Selbstsein ontologisch immer zuvorstehe, und nach Benedetti müssen Kommunikationsstörungen immer gleichzeitig intrapsychisch und interpersonal sein, da die intrapsychische Selbstidentität sich in einem interpersonalen Vorgang bildet. Der Schizophrene kann nach Benedetti nicht – oder nicht mehr – Distanz und Stellung zum Wahrgenommenen nehmen. Er kehrt zum Egozentrismus zurück. Sein Denken, Fühlen und Handeln wird für seine Umwelt nicht mehr unmittelbar verständlich und es kommt zum Verlust der Verständigung zwischen dem Patienten und seinen Mitmenschen, zumindest auf Teilgebieten. Wir sehen, daß sein Realitätsbezug verändert, gestört ist und wir erleben mit, wie der Patient in seiner Persönlichkeit, besonders in ihrer Abgrenzung gegenüber der Umwelt unsicher geworden ist.

Die Fähigkeit der Verständigung des einzelnen mit seiner Umwelt bezeichnen wir als Realitätsbezug. Dieser ist aber eine Leistung, die der Mensch nicht als abgegrenzte Fähigkeit durch erbliche Anlage oder als Instinkt auf die Welt mitbringt, sondern die er in den ersten 6 Lebensjahren allmählich erwirbt. Die Wirklichkeit, die den Menschen umgibt, ist eine Zuschreibung, die dem Kind von seiner Umwelt vermittelt wird (Watzlavik) und ihm die Sicherheit der Interpretation seiner Situation allmählich vermittelt (Blankenburg).

In der frühen Entwicklungsphase lebt das Kind, so können wir annehmen, in einer symbiotischen Einheit mit seiner Mutter, eventuell auch dem Vater (Mahler), zumindest ohne Abgrenzung des eigenen Ichs, das sich im zweiten Lebensjahr zunehmend entfaltet. Bis etwa zur Einschulung reicht aber die Phase, in der es den Kontakt mit der Umgebung erlernt, sich paraverbal und verbal verständigt und lernt, das Verhalten des andern emotional und inhaltlich zu verstehen und sich selbst verständlich zu machen. Das ist ein viel komplexerer Vorgang, als man im Hinblick auf die verbale Verständigung – die dabei eine relativ geringe Rolle spielt – annimmt. Es entwickeln sich bei jedem Kind zunächst zwei Ebenen des Umwelt- und Realitätsbezugs, wie man im Umgang mit Kleinkindern jederzeit beobachten kann.

1. Die Entwicklung einer ganz individuellen, vom Verständnis der Umwelt weitgehend unabhängigen Beziehung, gewissermaßen ein privater Realitätsbezug, eine Nebenrealität, wie wir sagen, die aber zunächst für das Kind die wichtigere ist. Der Verlust eines Übergangsobjekts beispielsweise, eines Spielzeugs oder nur eines Tuchzipfels, ist ebenso katastrophal und bedrohlich, wie der Verlust einer Bezugsperson. Die Ordnung im Lebensbereich des Kindes, etwa in seinem Bett, ist wichtiger, als die momentane Befriedigung vitaler Bedürfnisse. Eine Hausfassade oder ein Strauch können freundlich oder böse aussehen und sie sind damit realiter für das Kind freundlich oder böse. Dies alles versteht der Erwachsene nicht oder nur annähernd, das alles ist für ihn „kindisch“. Spiel und Realität sind zunächst für das Kind identisch. Das Kind, das „Kranksein“ spielt, kann unter Umständen echte Krankheitssymptome entwickeln.

2. Daneben entwickelt sich allmählich eine Beziehung zur Realität, die sich an den Mitmenschen orientiert, mit denen das Kind eine gemeinsame Umwelt hat. Diese Realitätsebene ermöglicht die Verständigung mit der Umwelt und damit auch die psychosoziale Entwicklung des Kindes. Diese Form des Realitätsbezugs, die gemeinsame- oder Hauptrealität, gewinnt allmählich die Dominanz. Im Einschulungsalter etwa gilt die „Phantasie“, die Nebenrealität, nur noch wenig, man schämt sich ihrer als kindisch und lächerlich. Das gilt auch für uns Erwachsene. Wir haben alle noch unsere Nebenrealitäten, unsere Tagträume, aber wir hüten uns, dies zuzugeben und über sie zu berichten, allenfalls auf der Couch beim Psychoanalytiker, in der Sicherheit des Arztgeheimnisses. Nur die Künstler, z. B. Picasso, Miro, Beusch oder die Dichter dürfen ihre Nebenrealitäten äußern. In autoritären Gesellschaftsformen dürfen auch diese es nicht, dort gilt nur die öffentliche Hauptrealität als die einzig mögliche. Auch im Traum bei Nacht erleben wir Nebenrealitäten und sind beim Aufwachen traurig oder froh, daß es eine Nebenrealität ist. Daß es aber Realitäten sind, zeigen die vegetativen Reaktionen bei Alpträumen.

Das Wichtigste, was das Kind in dieser Entwicklungsphase lernen muß und lernt, ist das Auseinanderhalten der verschiedenen Realitätsebenen, den Überstieg (Conrad). Sehr bald wechselt das Kind nach anfänglicher Unsicherheit von einer Realität in die andere. Die Puppe ist im einen Augenblick ein lebendiges Wesen und kurz danach ein lebloses Spielzeug. Das Kind lernt den doppelten Zugang zu seiner Welt, den der Objektivität und den der Subjektivität (Blankenburg). Längere Zeit dauert es jedoch, bis es sich vom Egozentrismus löst, nicht mehr alles im Sinne eines ptolemäischen Weltbilds auf die eigene Person zu beziehen und die Welt magisch zu erleben, sondern im Sinne einer kopernikanischen Wende Distanz zum Wahrgenommenen zu gewinnen (BENEDETTI) und gewissermaßen sich selbst zu betrachten. Dies bleibt in der Trennung der Haupt- und Nebenrealität immer ein gewisser Schwachpunkt, eine Bereitschaft zu paranoidem Erleben, die uns bei jeder Verunsicherung wieder erfassen kann.

Dieses Zurechtfinden zwischen mehreren Ebenen, zwischen Phantasie und Realität, zwischen Ernst und Scherz, zwischen Humor und Sachlichkeit, braucht seine Zeit. Ironie versteht das Kind meist erst in der Pubertät oder nie. Auch das Zeiterleben, das Verhältnis von Gegenwart, Zukunft mit Befürchtung und Hoffnung, und Vergangenheit mit Vergessen, Verdrängung und Verklärung sind hier zu erwähnen.

Auf die große Bedeutung des Körpererlebens, das in der Pubertät noch einmal eine kritische Phase der Unsicherheit durchmacht, mit den Problemen der Abgrenzung und Verletzlichkeit, kann ich hier nicht näher eingehen. Mein Mitarbeiter DU BOIS hat hierzu wichtige Untersuchungen durchgeführt.

Wenn also das Wesen der Schizophrenie einen Verlust des gemeinen Realitätsbezugs bedeutet, der im Kindesalter aufgebaut wurde, und der Umgang mit unterschiedlichen Realitätsebenen, der Umstieg, auch in der Kindheit gelernt werden muß, dann liegt nahe, Ursachen der Schizophrenie in dieser Entwicklungsphase zu suchen und die Diagnose einer Schizophrenie vom Verlust oder Teilverlust der Überstiegsfähigkeit abhängig zu machen. Dieses Kriterium erscheint uns in unserer klinischen Arbeit mit Schizophrenen zur Diagnose stichhaltig und ausreichend zu sein, wobei die Dauer eines solchen Verlust oder Teilverlusts zunächst unwesentlich ist. Gerade im Kindes- und Jugendalter begegnet man öfter kurzfristigen psychotischen Zuständen, die von EGGERS als parapsychotisch bezeichnet werden, oder auch raschen Wechsel psychotischer und nichtpsychotischer Phasen.

Hier wird auch klar, warum es vor Erreichen des 7. oder 8. Lebensjahres keine Psychose mit den charakteristischen Symptomen einer Schizophrenie geben kann: weil ein bestimmter psychischer Entwicklungsstand erreicht sein muß, um eine verlorene Überstiegsfähigkeit zwischen der Haupt- und Nebenrealität als solche zu erkennen.

Die Überstiegsfähigkeit und ihr Teilverlust ist ein wichtiges Phänomen zum Verständnis des Schizophrenen, gerade weil es erst eine im Lauf der Kindheit erworbene Fähigkeit ist. Hier hilft dem Kinder- und Jugendpsychiater die Kenntnis eines typischen Psychosyndroms, des frühkindlichen Autismus, zum Verständnis. Der frühkindliche Autismus ist eine angeborene oder früh erworbene Störung mit den charakteristischen Symptomen der Kommunikationsstörung und anderen aus einer kognitiven Störung erklärbaren Symptomen, wie Objektfixierung, Veränderungsangst und Sprachstörung mit dem Leitsymptom der Kontaktstörung.

Ich will hier nicht darauf eingehen, ob es sich beim frühkindlichen Autismus um eine angeborene Schizophrenie handelt, oder ob es zwei zu unterscheidende Krankheitsbilder sind. Eines ist sicher, die Pathogenese weist zahlreiche Entsprechungen auf und es gibt Übergänge von der einen in die andere Form (LEMPP und RÖCKER, WEBER). Frühkindliche Autisten lernen nie den Überstieg oder nur unvollständig und leben vorwiegend in ihrer Nebenrealität. Zumindest kann dies von solchen Autisten gesagt werden, die eine normale Intelligenz entwickelt haben, von den andern kann es vermutet werden (LEMPP). Auch die normal oder übernormal begabten Autisten, die sogenannten Asperger-Autisten, haben Mühe, sich in verschiedenen Realitätsebenen zurechtzufinden und müssen dies lernen, ähnlich wie wir das Leben in einer uns völlig fremden Kultur. Eine selbstverständliche Sicherheit im Umgang mit den Mitmenschen stellt sich nie ein.

Die Kenntnis der Entwicklungspsychologie ist für das Verständnis der Schizophrenie aus zwei Gründen wichtig:

1. Es wird deutlich, daß alle Symptome der Schizophrenie als normale Phänomene teils während dieser Entwicklungsphase, teils in Zuständen veränderten, aber nicht krankhaft veränderten Bewußtseins vorkommen.

2. Lassen sich in dieser Phase Störungen im Aufbau des Realitätsbezugs und bei der Einübung des Überstiegs erkennen.

Zu 1.: Die Symptome der Schizophrenie, auch die Symptome ersten Ranges nach Kurt Schneider, kommen auch außerhalb der Schizophrenie bei psychisch gesunden Menschen vor. Dabei muß man bedenken, daß in einer Vorphase vor der Ich-Findung angenommen werden muß, daß ein Kind nicht zwischen eigenen Antrieben und Fremdbeeinflussung differenzieren kann. Geht man die typischen Symptome durch, dann ist festzustellen, daß

— zerfahrenes Denken nur scheinbar zerfahrenes Denken ist. In Wirklichkeit sieht der Patient keine Veranlassung, den Gesprächspartner die zum Verständnis nötigen Zwischenglieder mitzuteilen, weil er nicht in der Lage ist, sich in den Partner hineinzuversetzen. Zerfahrenes Denken ist der Ausdruck eines Egozentrismus.
— Neologistische Sprache findet man bei vielen 2- bis 3jährigen Kindern. Sie sind der festgelegten Sprachbedeutung noch nicht sicher. Der Schizophrene erkennt nicht, daß der andere den neuen Sinngehalt nicht verstehen kann. Auch dies eine Folge des Egozentrismus.
— Wahrnehmungsstörungen, auch Halluzinationen weisen in eine ganz frühe Entwicklungsphase zurück. Hier können sich aber auch die noch zu besprechenden Teilleistungsstörungen auswirken. Auch im Traum kommen Halluzinationen vor. Jeder kennt das Phänomen, daß er aus dem Traum aufwacht, weil er meint, angesprochen worden zu sein, ohne daß dies der Fall war.
— Affektive Störungen entsprechen entweder paraaffektivem Verhalten, das wiederum den gemeinsamen Affekt mit dem Partner nicht berücksichtigt, oder aber es handelt sich um einfühlbare Reaktionen auf das Eigenerleben der Beziehungsstörung.

Gerade im affektiven Bereich, auch bei den sogenannten schizoaffektiven Psychosen, wird viel zu wenig berücksichtigt, daß ja der Patient die plötzliche oder allmähliche Änderung seiner Beziehung zur Umwelt durchaus erlebt und darauf in irgend einer Weise reagiert. Typischerweise kennen wir solche starken und als inadäquat imponierenden Affekte, Depression, Wut, Erregung, eigentlich nur bei plötzlichem Krankheitsbeginn, weniger bei den allmählich beginnenden Psychosen. Bei Autisten, die von klein auf in ihrer Umweltbeziehung gestört sind, also eine Veränderung gar nicht erleben, finden wir keine solchen Zustände. Nur die gut begabten Autisten reagieren etwa in der Vorpubertät depressiv, wenn sie ihres Andersseins gewahr werden (Lempp und Röcker).

— Katatonie und Stupor oder Bewegungssturm entsprechen im übrigen affektiven Primitivreaktionen, die auch außerhalb der Schizophrenie, z. B. Hysterie, vorkommen.
— Ein Wahn schließlich ist im Kindesalter gar kein Wahn, sondern ein normales Umweltverständnis dieser Altersphase, in der das Kind alles, was es erlebt, auf sich selbst beziehen muß.

Bezieht man also die psychische Entwicklung von ihren Anfängen mit ein, dann gibt es keine spezifisch schizophrenen Symptome mehr, sondern nur psychische Reaktionen und Verhaltensweisen zur Unzeit. Dabei darf nicht übersehen werden, daß der schizophrene Patient mit seinem Rückfall – oder Rückgriff – auf frühere Verhaltens- und Erlebnisweisen seine Denkinhalte, seine intellektuelle Fähigkeit, die er inzwischen erworben hat, nicht verliert, sondern weiterhin benützt. Dies aber macht sein infantiles Denken, Fühlen und Handeln für den Außenstehenden so unverständlich.

Es ist – um einen problematischen Vergleich zu verwenden –, als ob ein inzwischen mit Software vollgestopfter Computer plötzlich wieder in einem ursprünglichen, einfacheren und der Software nicht mehr entsprechenden Programm gefahren würde.

Diese Theorie von der Regression auf kindliche Denk- und Erlebnisweisen wird übrigens auch gestützt durch die neurophysiologischen Untersuchungen durch Frau Koukkou, die anhand von EEG-Frequenzanalysen den unterschiedlichen Zugang zu früheren Erinnerungen im Traum und im schizophrenen Denken plausibel machen konnte.

Zu 2.: Die Störungen beim Aufbau des Realitätsbezugs in der kleinkindlichen Entwicklungsphase sind deswegen von großer Bedeutung, weil sie wahrscheinlich einen Schlüssel dazu liefern können, warum es früher oder später zum Verlust oder Teilverlust der Überstiegsfähigkeit kommt.

Es ist wohl davon auszugehen, daß es mehrere Wege zur Auslösung und zur Entstehung einer schizophrenen Kommunikationsstörung gibt,

— zum einen ein mangelhafter Erwerb dieser Überstiegsfähigkeit durch einen unsicheren und instabilen Aufbau des gemeinsamen Realitätsbezugs. Der Patient gerät aus der gemeinsamen Realität heraus und findet nicht mehr zurück,
— zum andern den Verzicht auf diese Fähigkeit. Der Patient verliert sich in seine Nebenrealität, in seine Tagträume und will nicht mehr zurück, und
— schließlich mag es noch andere Übergänge und Verbindungen zwischen diesen beiden Möglichkeiten geben.

Der Aufbau des Realitätsbezugs kann aber auf zwei Ebenen gestört, behindert oder beeinträchtigt sein:

1. durch eine Störung oder Veränderung der kognitiven Fähigkeiten bei der Reizaufnahme und Reizverarbeitung und

2. durch eine Fehlinformation oder eine in sich widersprüchliche Information des Kindes durch seine Umwelt.

Zu 1.: Solche Störungen oder Schwächen, welche den Aufbau des Realitätsbezugs beeinflussen können, sind die Teilleistungsstörungen oder Teilleistungsschwächen (Graichen 1973, 1984), d. h. umschriebene Ausfälle oder Schwächen einzelner Teilglieder innerhalb der Gesamtfunktion der Reizaufnahme und Reizverarbeitung. Sie sind wohl weitgehend deckungsgleich mit den Basisstörungen (Süllwold 1977, 1984), die bei erwachsenen Schizophrenen gefunden werden und allgemeine Beachtung fanden. Sie wurden in der Kinder- und Jugendpsychiatrie zunächst im Zusammenhang mit der frühkindlichen Hirnschädigung gefunden und beschrieben (1973), also bei nichtpsychotischen Kindern, die lediglich durch Lernstörungen oder Entwicklungsverzögerungen in Teilbereichen auffielen. Ich habe keinen Zweifel, daß Teilleistungsstörungen und Basisstörungen identische, relativ weit verbreitete Varianten der kognitiven Ausrüstung des Menschen sind, die lediglich im Erwachsenenalter nicht mehr auffallen und nur durch gezielte Testverfahren noch nachweisbar sind. Janzarik (1983) hat übrigens in kritischer Erörterung der Basisstörungen ihr Vorkommen in normalen Zuständen dynamischer Insuffizienz, im Fading, betont.

Teilleistungsstörungen können Folgen frühkindlicher Hirnschädigung sein (Lempp 1982) (Tab. 1), sie können aber auch anlagebedingt, d. h. erblich auftreten. In jedem Fall bewirken sie beim Kind eine mehr oder weniger geringe Abweichung in der Struktur seines sensorischen Apparates im Gehirn, die eine entsprechende Abweichung von der Erlebnis- und Erfahrungsweise bedingen. Da die Abweichungen um-

Tabelle 1 Ursächliche Faktoren der Teilleistungsstörungen (TLS)

	Schwangerschafts-komplikationen männlich	weiblich	Geburts-komplikationen männlich	weiblich
visuelle TLS	78,1%**	66,7%**	68,9%**	65,1%**
auditive TLS	61,9%**	72,7%**	57,9%**	66,0%**
Raumlagelabilität	47,2%	43,7%	47,2%*	34,4%
motor. Ablaufstörungen	41,0%	34,1%	47,9%*	53,7%*
Dyskalkylie	33,3%	–	44,4%	55,0%
graphomotor. TLS	69,2%**	62,2%*	67,6%**	77,3%**
legasth. Syndrom	56,2%**	69,86%**	65,6%**	60,5%**
autistisches Syndrom	77,8%**	78,6%**	69,0%**	73,3%**
Sprachstörungen	37,6%	44,9%	44,5%	38,8%
keine TLS	42,8%	44,4%	39,0%	41,0%

* <5% signifikant gegen „keine TLS"
** <1% signifikant gegen „keine TLS"

schrieben und relativ gering sind, werden sie meist erst im Vorschul- oder Schulalter erkannt, können durch günstige Bedingungen oft kompensiert werden und die Kinder und Jugendlichen lernen Kompensationen und Umgehungsstrategien, so daß die Teilleistungsstörungen und Teilleistungsschwächen keine Beachtung, keine ausgleichende Förderung und Therapie und keine Berücksichtigung finden. Deswegen wird auch die Abweichung in der Umwelterfassung vom ersten Lebenstag an nicht erkannt und wird sich doch in einer relativen Instabilität, Verzögerung und Unsicherheit beim Aufbau des Realitätsbezugs und beim Erlernen einer souveränen Überstiegsfähigkeit auswirken.

Hier ist der Ort, wo die zweifelsfrei nachgewiesene erbliche Komponente bei der Schizophreniegenese festgemacht werden kann, aber auch die nachzuweisende überzufällige Häufung frühkindlicher Komplikationen als Folge einer sogenannten leichtgradigen frühkindlichen Hirnschädigung. Zur Bedeutung kognitiver Störungen für die Schizophrenie kann auf die Übersicht von Hartwich, Poljakow und Moskalenkow verwiesen werden (zit. bei Flekkøy).

Auch die Untersuchungen an High-risk-Kindern durch Mednick und Schulsinger und den neueren Arbeiten aus Israel und USA von Sohlberg, Kugelmass, Marcus u. a., die ja bei ihrem Untersuchungsansatz bei Kindern Schizophrener von der erblichen Belastung ausgehen, zeigen bei diesen Kindern eine Häufung von kognitiven Schwächen, aber auch eine solche von Hinweisen auf frühkindliche Hirnschädigungen. Auch Eggers und Röcker konnten im Umfeld von Schizophrenen typische Befunde, wie ein besonders gutes Abschneiden im Figur-embedded-Test nachweisen. Die positive Leistung in diesem Test weist auf eine Beeinträchtigung der natürlichen Tendenz zur „guten Gestalt" hin, welche dem Probanden es eher ermöglicht, versteckte Teilfiguren als solche zu erkennen. Auch eine Untersuchung von Böning u. a. zeigt hiermit übereinstimmende Ergebnisse.

Zu 2.: Zu den Fehlinformationen des Kindes durch die Umwelt können wir nun all das rechnen, was von der amerikanischen Familienforschung um Bateson zu doublebind, Pseudokommunikation usw. ausgeführt wurde. Auch wenn Hirsch in seiner Übersicht auf die fehlende Bestätigung dieser Theorien durch empirische Untersuchungen hinweist, so bestätigt er doch einige Fakten, wie z. B. einen abnormen Sprachgebrauch von Eltern Schizophrener, konfliktgeladene und disharmonische Interaktion derselben und eine Überbetulichkeit der Mütter von später an Schizophrenie Erkrankten.

Hier ist besonders der anhaltende Streit zwischen Eltern zu erwähnen, der auch von Hirsch in eigener Untersuchung bestätigt wurde. Wir selbst haben durch Untersuchungen mit Gutermann und mit Gerstweiler bei einem Vergleich von kinderpsychiatrischen Krankengeschichten von später im Erwachsenenalter an Schizophrenie Erkrankten und solchen, die nicht erkrankten, den anhaltenden Streit der Eltern als den wichtigsten Unterschied herausarbeiten können. Die Bedeutung der Expressed Emotion für die Auslösung schizophrener Episoden, über die Olbrich in der Übersicht berichtet hat, fügt sich hier nahtlos ein.

Ich glaube, daß das Double-bind im Grund eine ubiquitäre Verhaltensweise ist, daß aber teilleistungsgestörte oder auf anderer Weise vulnerable Kinder damit schlechter fertig werden als andere. Auch glaube ich, daß für Kinder eine Double-bind-Situation auch gegeben sein kann, wenn die widersprechenden Informationen nicht von *einer* Person ausgehen, sondern von den Eltern, sofern sie für das Kind etwa gleiche Bindungsbedeutung haben.

Es ist kein Zweifel, daß die Verbindung dieser beiden Faktoren, der Teilleistungsstörung und der widersprüchlichen Information, zusammen die Gefahr eines labilen und gestörten Aufbaus des Realitätsbezugs am stärksten hervorrufen können. Sind aber die Beziehungen zu der Realität unsicher und instabil, dann bleibt das Kind auch unsicher im Überstieg und kann seiner leicht verlustig gehen.

So haben anamnestische Vergleichsuntersuchungen an 50 Schizophrenen und Nichtschizophrenen mit Keppler u. a. nicht nur mehr Entwicklungskomplikationen als mögliche Ursachen von Teilleistungsstörungen ergeben, sondern auch mehr negative soziale Bedingungen, wie z. B. Streit der Eltern, fehlende Betreuungskontinuität und anderes mehr.

Die klinische Erfahrung im forensischen Bereich läßt übrigens erkennen, daß es auch noch einen dritten Weg zum – meist ganz kurzfristigen – Überstiegsverlust geben kann. Stark in bestimmten Phantasien behaftete Jugendliche können offenbar phasentypisch während oder unmittelbar nach der Pubertät plötzlich die Trennung von Phantasie und Wirklichkeit nicht mehr aufrechterhalten. Solche kurzzeitigen und offenbar meist nur einmaligen Überstiegsverluste werden nur bekannt, wenn dabei Straftaten oder andere spektakuläre Handlungen passieren, etwa eine Tötungshandlung, wie bei dem braven 17jährigen Jungen, der seinen Bruder in Tötungsabsicht schwer verletzte, weil er ihn mit seinem phantasierten Wild-West-Feind identifizierte. Manche unerklärte Handlung kann so erklärt werden, wie z. B. die Landung von Matthias Rust auf dem Roten Platz – der natürlich nicht schizophren war, wenngleich ein ähnlicher Vorgang wirksam war – oder der Amoklauf des Michael Ryan, dem Amokläufer von Hungerford im Sommer 1987. Auch er war vorher nur ein braver, unauffälliger Waffennarr, der aber als Rambo verkleidet zum Massenmörder wurde, wie seinerzeit Hauptlehrer Wagner.

Eine Schizophrenie kann wohl nicht nur durch einen mehr oder weniger plötzlichen Verlust der Überstiegsfähigkeit, als „Ver-rückt-werden“ auftreten. Der Verlust könnte auch ein Verzicht sein, um einer unerträglichen Realität zu entgehen. Eugen Bleuler schrieb dazu: „Das keinem Menschen fehlende Bedürfnis, in der Phantasie Ersatz für ungenügende Wirklichkeit zu suchen, kann im Autismus widerstandslos befriedigt werden. Die Phantasieprodukte mögen noch so sehr in Widerspruch zu der Wirklichkeit stehen, für den Kranken kommen sie nicht mit ihr in Konflikt. Sie werden höchstens so weit mit ihr in Zusammenhang gebracht, als sie mit den affektiven Bedürfnissen des Kranken in Einklang zu bringen sind“ (E. Bleuler zit. nach M. Bleuler).

Es fällt bei unseren jugendlichen schizophrenen Patienten immer mehr auf, wie oft mit der Erkrankung schwere Ablösungsprobleme der Eltern parallel laufen, mit einer symbiotischen Verbindung zum gegengeschlechtlichen Elternteil, bis hin zur konkreten Inzestsituation. Es ist nicht von der Hand zu weisen, daß sich zur Lösung eines solchen Konfliktes für den zur gewaltsamen Ablösung unfähigen Jugendlichen die Regression auf eine kindliche Stufe anbietet, bei der er allerdings seine inzwischen erworbene Intelligenz mitnehmen muß.

So sehen wir die Schizophrenie als eine Regression in frühere Kindheitsstufen an, gewissermaßen, um einen neuen Anlauf zu versuchen, zur Reife und zur Bewältigung nicht zu bewältigender Anforderungen. Die Regression bedeutet dabei noch keine Schizophrenie, sondern allenfalls ein Borderline. Menschen mit einer bestimmten Vulnerabilität und ein Defizit im Aufbau ihres Realitätsbezugs können aber bei solchen Regressionen über einen Überstiegsverlust zu einer Schizophrenie kommen. Die Schizophrenie wäre damit so etwas wie eine verunglückte Neurose oder Hysterie.

Da aber weder Teilleistungsstörungen noch widerspruchsvolle Informationen als solche im Kindesalter krankhafte Zustände oder obligat pathogene Faktoren sind, entsteht die Frage, ob die Schizophrenie denn überhaupt eine Krankheit im klassischen Verständnis ist. Sie steht nach dieser Sichtweise einer Neurose näher als einer im körperlichen nachweisbaren Krankheit.

Sie benötigt weder die Annahme einer exogenen Noxe, noch einer unbekannten Endogenität, noch die Dichotomie von Neurose und Psychose.

Jedenfalls ist diese auf entwicklungspsychologischen Erkenntnissen beruhende Schizophrenietheorie klinisch praktikabel, zur Verständigung geeignet, sie hat gewisse therapeutische und prophylaktische Konsequenzen und führt aus der Sackgasse heraus, in die sich die Psychiatrie in weiten Bereichen in den letzten 60 Jahren noch verfangen hat.

Literatur

Bateson, G. u. a. (1969): Schizophrenie und Familie. Suhrkamp, Frankfurt

Benedetti, G. (1975): Schizophrenie. In: G. Ammon (Hrsg.), Psychotherapie der Psychosen. Kindler, Zürich

Blankenburg, B. (1986): Der Aufbau von wahnfreiem und wahnhaftem Realitätsbezug. Vortrag Tübingen

Bleuler, M. (1971): Schlußwort: Gedanken und Erfahrungen zur Schizophrenielehre. In: M. Bleuler, J. Angst (Hrsg.), Die Entstehung der Schizophrenie. Huber, Bern – Stuttgart – Wien

Böning, J. (1988): Entwicklungsbiologisches Maturationsdefizit und Schizophrenie – dargestellt an einer integrativen Mehrebenenanalyse zur Psychophysiologie schizophrener Aufmersamkeitsstörungen. In: W. P. Kaschka u. a. (Hrsg.): Die Schizophrenien – biologische und familiendynamische Konzepte zur Pathogenese. Springer, Heidelberg, Berlin, New York

du Bois, R. (1988): Das Körpererleben in der Pubertät. – Vergleichende Untersuchung bei Gesunden und Schizophrenen. Habil.-Schrift Tübingen

Conrad, K. (1966): Die beginnende Schizophrenie. Thieme, Stuttgart

Eggers, Chr. (1974): „Präpsychotische" Zustandsbilder des Kindesalters. MSchr. Kinderheilk. 122, 859 – 866

– (1981): Kognitive Störungen bei einem high-risk-Kind. In: G. Huber (Hrsg.), Schizophrenie. Schattauer, Stuttgart, 185 – 188

Flekkøy, K. (1987): Epidemiologie und Genetik. In: K. P. Kisker et al. (Hrsg.), Psychiatrie der Gegenwart 4, 3. Aufl. Springer, Berlin – Heidelberg – New York – London – Paris – Tokyo, S. 119 – 153

Graichen, J. (1973): Teilleistungsschwächen, dargestellt an Beispielen aus der Sprachbenutzung. Z. Kinder- Jugendpsychiatr. 1, 113 – 143

– (1984): Teilleistungsschwächen als Störfaktor beim Aufbau des Realitätsbezugs. In: R. Lempp (Hrsg.), Psychische Entwicklung und Schizophrenie. Huber, Bern – Stuttgart – Toronto
Gerstweiler, R. (1987): Lassen sich aus den Krankenakten kinder- und jugendpsychiatrischer Patienten Hinweise auf die Ätiologie der Psychosen aus dem schizophrenen Formenkreis finden? (Vergleiche einer Gruppe von Patienten der Kinderpsychiatrie, die später an Schizophrenie erkrankten mit einer parallelisierten Gruppe, die die gleichen kinderpsychiatrischen Aufnahmediagnosen hatten, im Erwachsenenalter aber nicht an Schizophrenie erkrankten?)
Gutermann, E. (1985): Lassen sich aus den Krankenakten kinder- oder jugendpsychiatrischer Patienten, die erst später als schizophren diagnostiziert wurden, Hinweise auf die Ätiologie der Psychosen aus dem schizophrenen Formenkreis gewinnen? Inauguraldiss., Tübingen
Hartwich, P. (1987): Kognitive Gesichtspunkte zur Ätiologie der Schizophrenie. In: K. P. Kisker et al. (Hrsg.), Psychiatrie der Gegenwart 4, Schizophrenie. Springer, Berlin – Heidelberg – New York – London – Paris – Tokyo, 175 – 196
Hirsch, S. R. (1979): Eltern als Verursacher der Schizophrenie. Nervenarzt 50, 337 – 345
Janzarik, W. (1983): Basisstörungen. Eine Revision mit strukturdynamischen Mitteln. Nervenarzt 54, 122 – 130
– (1986): Geschichte und Problematik des Schizophreniebegriffes. Nervenarzt 57, 681 – 685
Keppler, K. et al. (1979): Die frühkindliche Anamnese der Schizophrenen. Nervenarzt 50, 799 – 824
Kimura, B. (1982): Zeit und Psychose. In: B. Janzarik (Hrsg.), Psychopathologische Konzepte der Gegenwart. Enke, Stuttgart, 47 – 52
Koukkou, M. (1987): Elektronencephalographische Korrelate kognitiver Prozesse und schizophrene Symptomatik. Habil. Schrift Zürich
Kugelmass et al. (1985): Psychophysiological Reactivity in high-risk-children. Schizophrenia Bulletin. Vol. 11, 66 – 73
Lempp, R. (1981): Folgerungen aus dem Verlauf des Autismus infantum in der Adoleszenz für die Nosologie der Schizophrenie. In: R. Lempp (Hrsg.), Adoleszenz. Huber, Bern – Stuttgart – Wien, 178 – 190
Lempp, R., D. Röcker (1981): Die Adoleszenz beim kindlichen Autismus. In: R. Lempp (Hrsg.), Adoleszenz. Huber, Bern – Stuttgart – Wien, 166 – 177
Lempp, R., (1982): Wenn das schwache Glied in der Intelligenzkette nicht früh genug erkannt wird. Musik und Medizin, 26 – 32
Lutz, J. (1938): Über Schizophrenie im Kindesalter. Schweiz. Arch. Psychiatr. 1937, 39, 335; 40, 141
Mahler, M. (1979): Symbiose und Individuation, Bd. 1: Psychosen im frühen Kindesalter. Klett-Cotta, Stuttgart
Mednick, S. A., F. Schulsinger (1980): Longitudinal research in early detection and prevention of mental illness. In: G. W. Schimmelpenning (Hrsg.), Psychiatrische Verlaufsforschung. Huber, Bern – Stuttgart – Wien, 33 – 57
Olbrich, R. (1983): Expressed Emotion (EE) und die Auslösung schizophrener Episoden. Eine Literaturübersicht. Nervenarzt 54, 113 – 121
Poljakow, J. (1973): Schizophrenie und Erkenntnistätigkeit. Hippokrates, Stuttgart
Schneider, K. (1967): Klinische Psychopathologie. Thieme, Stuttgart
Sohlberg et al. (1985): Social adjustment and cognitive performance of high-risk-children. Schizophrenia Bulletin, Vol. 11, 61 – 65
Süllwold, L. (1977): Symptome schizophrener Erkrankungen. Uncharakteristische Basisstörungen. Springer, Berlin – Heidelberg – New York
– (1984): Schizophrene Basis-Defizite und Teilleistungsstörungen. In: R. Lempp (Hrsg.), Psychische Entwicklung und Schizophrenie. Huber, Bern – Stuttgart – Toronto, 78 – 81
Watzlavik, P. (1987): Die Psychotherapie des Als-Ob. Vortrag Tübingen
Weber, D. (1979): Autistische Syndrome des Kindesalters und Schizophrenie. In: H. Remschmitdt, H. Schüler-Springorum (Hrsg.), Jugendpsychiatrie und Recht. Festschrift für Herrmann Stutte. Heymanns, Köln, 147 – 172

Konvergentes Zusammenwirken neurobiologischer und entwicklungspsychologischer Bedingungsfaktoren: Reizschutzmodell der Schizophreniegenese

Christian Eggers

Der bedeutende, so früh unter tragischen Umständen verstorbene Psychiater Nikolaus Petrilowitsch hat in bezug auf die menschliche Persönlichkeit einmal von der „Unifikation von Erbe und Milieu“ gesprochen. Wenn man über die Bezüge zwischen Persönlichkeit und Psychose nachdenkt, so wird man unausweichlich mit der Problematik dieser Unifikation konfrontiert. Als Ausgangspunkt für meine Überlegungen habe ich ein von Wynne und Cole (1985) entworfenes Diagramm gewählt (Abb. 1).

Die Verwobenheit zwischen genetischen und Umweltfaktoren in bezug auf ein erhöhtes Psychoserisiko ist darin schematisch dargestellt.

Daß genetische Faktoren eine Rolle spielen, ist heute außer Zweifel. Welches Gewicht ihnen jedoch im Einzelfall zukommt, läßt sich schwer entscheiden. Die moderne psychoanalytische und kommunikationspsychologische Forschung hat gezeigt, daß Identifikationsstörungen und Abweichungen der intrafamiliären Kommunikation eine bedeutsame Rolle spielen, so daß also, wenn ein oder beide Elternteile psychotisch sind und das Kind, in welchem Alter auch immer, ebenfalls an einer Psychose erkrankt, dies nicht nur genetisch bedingt sein wird. Dies konnten wir anhand einer mehrmonatigen Behandlung eines 16jährigen Jungen mit einer schizoaffektiven Psychose, dessen Eltern beide an einer Zyklothymie erkrankt waren, belegen. Der Junge war als jüngstes Kind eng an seine Eltern gebunden und er hatte für sie eine wichtige (pseudo-) stabilisierende Funktion auszuführen. Die Eltern lebten in einer

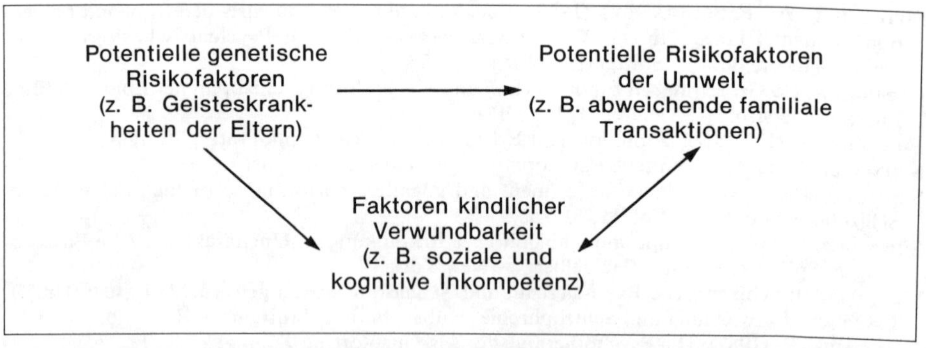

Abb. 1 Modell der prospektiven Risikoforschung (nach Wynne, Cole). Das Rochester-Risikoforschungsprogramm. Die Diagnosen der Eltern und die Familienbeziehungen in neuer Sicht. In: Stierlin et al. (Hrsg.), Psychotherapie und Sozialtherapie der Schizophrenie. Springer, Berlin (1985)

gestörten, unreif-kollusiven Beziehung zueinander. In familiendynamischer Sicht diente die psychotische Erkrankung des Jungen dazu, die eheliche Beziehungskrise der Eltern zu neutralisieren und unbewußte symbiotische Bedürfnisse vor allem der depressiven Mutter zu befriedigen; für sie war der Patient ein wichtiges Substitut ihres eigenen schwachen und entleerten Selbst. Dieses Bindungsproblem wurde von dem Patienten auf dem Höhepunkt seiner Psychose in einem kataton-stupurösen Zustand symbolisch zum Ausdruck gebracht: Er hatte altes Zeitungspapier um seinen Bettpfosten gebunden. Auf meine entsprechende Frage sagte er mir bei der Visite: „Ich habe meine Mutter angebunden." Ich antwortete ihm: „Dies ist in der Tat Dein Problem und wir wollen Dir dabei helfen." Diese Antwort führte zu einer leichten, aber deutlich merkbaren Entspannung des Patienten. Der Junge wurde von uns stationär außer mit Neuroleptika einzelpsychotherapeutisch (3 Wochenstunden) und familientherapeutisch (14tägig) behandelt. Nach knapp 6 Monaten kam es zu einer Vollremission, der begabte Junge setzte ohne Unterbrechung die Schule fort (Unterprima), hat ein sehr gutes Abitur absolviert und studiert inzwischen erfolgreich Theologie. Die eheliche Beziehung hat sich wesentlich stabilisiert, beide Eltern sind seit einem Jahr symptomfrei. Die Loslösung des Jungen aus der symbiotischen Beziehung, insbesondere zu seiner Mutter ist gelungen.

Das Fehlen einer 100%igen Konkordanz für die Manifestation einer Schizophrenie bei eineiigen Zwillingen wird auch von Genetikern und biologisch-orientierten Schizophrenie-Forschern als wichtiges Argument für die zusätzliche ätiologische Bedeutung von Umwelteinflüssen angesehen. Im Vergleich zu früher liegen die Konkordanzzahlen für eineiige Zwillinge jetzt niedriger, wie aus Tab. 1 hervorgeht.

Es gibt sicher nicht nur eine genetische und eine milieubedingte sondern auch eine intraindividuelle, persönlichkeitsspezifische Vulnerabilität.

Lempp (1973) hat auf die somatischen Bedingungen hingewiesen, unter denen es zu einer Realitätsbezugsstörung kommen kann, die schließlich ein psychotisches Ausmaß annehmen kann. Wir stimmen mit ihm in dieser Hinsicht voll überein. Unsere Untersuchungen bei 5 high-risk for schizophrenia children haben bestätigt, daß bereits bei Kindern mit einem erhöhten Schizophrenierisiko, also Kindern schizophrener Eltern, das Vorliegen *kognitiver Dysfunktionen* nachweisbar ist, die u. a. von Süllwood (1977) bei erwachsenen Schizophrenen beschrieben worden sind. Dies stellten wir bei fünf Kindern fest, bei denen jeweils ein Elternteil an einer Schizophrenie erkrankt war und die wegen nicht-psychotischer Verhaltensauffälligkeit wie Enkopresis, Schulschwierigkeiten, hysterischen Symptomen und Störungen des Sozialverhaltens in unserer Klinik vorgestellt wurden. Bei diesen Kindern beobachteten wir Störungen in der Steuerung der Aufmerksamkeit und der eigenen Denkabläufe, ins-

Tabelle 1 Konkordanzraten aufgrund neuerer Zwillingsuntersuchungen (modif. nach Bertelsen 1985)

	Monozygote Paare		gleichgeschlechtlich heterozygote Paare	
	Zahl	%	Zahl	%
Tienari (1966, 1971)	17	36	20	14
Kringlen (1967)	55	38	90	10
Fischer (1969, 1973)	21	48	41	19
Pollin et al. (1969) u. Cohen et al. (1972)	95	27	125	5
Gottesmann, Shields (1972)	22	50	33	9

besondere aber eine Beeinträchtigung der Fähigkeit, komplexe sprachliche Inhalte zu erfassen und übergeordnete, aufgabenrelevante Einstellungen aufrecht zu erhalten. Ähnliche kognitive Defizienzen sind auch bei erwachsenen Schizophrenen beschrieben worden, SHAKOW (1962) sprach von der „inhability to maintain a major set".

Die Kinder hatten Mühe, simultane Stimuli in einem gegebenen Reizfeld zu strukturieren, sie tendierten stark zur Überakzentuierung nebensächlicher Details im Sinne einer Gestaltgliederung ohne hierarchische Ordnungstendenz. Dies war gekoppelt mit einer mangelhaften Figur-Hintergrund-Differenzierung und einer Tendenz zur gleichrangigen und gleichzeitigen Beachtung von Figur und Hintergrund. Darüber hinaus bestand eine Unfähigkeit, irrelevante Details auszufiltern und zwischen wichtigen und weniger wichtigen Bedeutungsmerkmalen zu differenzieren.

Diese Befunde führen zu der Hypothese, daß bei Schizophrenen bereits *vor* Erkrankungsbeginn genetisch tradierte oder frühkindlich, z. B. geburtstraumatisch, erworbene neurale Dysfunktionen bestehen, die sich in den beschriebenen kognitiven Beeinträchtigungen äußern können (EGGERS 1981 a).

Die sowohl bei High-risk-Kindern als auch bei erwachsenen Schizophrenen zu beobachtende Beeinträchtigung der adäquaten Bedeutungszumessung relevanter und irrelevanter Reize und die Erschwernis der Figur-Hintergrund-Differenzierung verweisen auf eine Störung des hippocampal-amygdaloidalen Zusammenspiels. Tierexperimentelle Untersuchungen ergaben Hinweise dafür, daß die Amygdala und der Hippocampus das neurale Substrat für die Figur-Hintergrund-Differenzierung darstellen. Dafür sprechen sowohl neurophysiologische Reizexperimente, wie sie u. a. von VINOGRADOVA (1975) durchgeführt worden sind, als auch psychophysiologische Untersuchungen bei autistischen und schizophrengefährdeten Kindern und bei schizophrenen Erwachsenen. Darüber hinaus haben die High-risk-Studien von MEDNICK und SCHULSINGER (1973) gezeigt, daß das Erkrankungsrisiko bei solchen genetisch vorbelasteten Kindern besonders hoch ist, die in der Anamnese Hinweise für das Vorliegen geburtstraumatischer Komplikationen aufwiesen. Wir wissen aber, daß die Temporalregion besonders empfindlich für Sauerstoffmangelschädigungen ist, und es gibt inzwischen eine Fülle von Untersuchungen, die bestätigen, daß makroskopisch und mikroskopisch nachweisbare Schädigungen in diesem Bereich bei schizophrenen Patienten vorliegen (AVERBACK 1981; BENES et al. 1986; BOGERTS et al. 1985; BROWN et al. 1986; KIRCH, WEINBERGER 1986; KOVELMANN, SCHEIBEL 1984; LESCH, BOGERTS 1984; NIETO, ESCOBAR 1972; STEVENS 1982). Die erwähnten neuropsychologisch faßbaren kognitiven Dysfunktionen sind mit Störungen in dieser Hirnregion vereinbar.

Dies gilt auch für die verschiedenen psychophysiologischen und neurophysiologischen Befunde bei schizophrenen Jugendlichen und Erwachsenen sowie bei High-risk-Kindern. Die u. a. von GRUZELLIER und VENABLES (1975) und STRAUBE (1979) beschriebenen psychogalvanischen Hautveränderungen bei Schizophrenen sowie Veränderungen im Bereich der frühen und späten Komponenten sensorisch evozierter und ereigniskorrelierter Potentiale deuten auf eine Beeinträchtigung limbischer Regionen, insbesondere aber des hippocampal-amygdaloidalen Neuronenkreises hin. Insbesondere die N 100 und die P 300 gelten als excellente neurophysiologische Parameter für die selektive Aufmerksamkeit, die ja bei schizophrenen Patienten und bei Risikokindern beeinträchtigt ist. Und eben hier ist bei erwachsenen Schizophrenen und ihren Geschwistern, die entsprechenden Aufmerksamkeitsbelastungstests unterzogen wurden, eine Amplitudenreduktion nachgewiesen worden (MORSTYN et al. 1983; SAITOH et al. 1984). Verminderte Amplituden für die N 100 und P 300 wurden auch bei schizophrenen Kindern während eines Aufmerksamkeitsbelastungstests festgestellt

(STRANDBURG et al. 1984). Bei Risikokindern wurden ebenfalls signifikante Amplitudenminderungen später positiver Komponenten evozierter Potentiale (P 350 und P 400) beobachtet. So könnten also nicht nur Veränderungen im Bereich der psychogalvanischen Hautreaktion (MEDNICK et al. 1973) sondern auch Amplitudenreduktionen im Bereich mittlerer und später positiver Komponenten evozierter Potentiale als prämorbide Indikatoren für die spätere Entwicklung eine Schizophrenie herangezogen werden. Ähnliches gilt für die von HOLZMANN et al. (1974) und SIEVER und COURSEY (1985) durchgeführten Untersuchungen zum eye tracking. Auch hier weisen die entsprechenden Befunde auf die für Schizophrene typische Schwierigkeit hin, einen aufgabenbezogenen relevanten Aufmerksamkeitsfokus aufrecht zu erhalten (EGGERS 1981 b; NUECHTERLEIN, DAWSON 1984).

Die bei High-risk-Kindern zu beobachtende Unfähigkeit, zwischen relevanten und irrelevanten Reizaspekten zu differenzieren, das „overinclusive thinking“, das bei schizophrenen Jugendlichen und Erwachsenen mit einer lebhaft-floriden psychotischen Aktivität zu beobachten ist, Abweichungen der psychogalvanischen Reagibilität von high-risk for schizophrenia children und schizophrenen Erwachsenen sowie die fehlende Habituierung im Bereich früher Komponenten akustisch evozierter Potentiale (P 50) und die beschriebenen neurophysiologischen Abweichungen im Bereich mittlerer und später Komponenten evozierter Potentiale (N 100, P 300) zeigen Parallelen zum Verhalten von Primaten mit experimentell gesetzten Hippocampusläsionen. Die hierbei zu beobachtende Verstärkung der psychogalvanischen Orientierungsreaktion und das verzögerte Eintreten bzw. Ausbleiben der Habituation können zurückgeführt werden auf eine Beeinträchtigung des hemmenden Einflusses der Hippocampus-Formation auf den sensorischen input. Dadurch kann es zu einer Überflutung des Cortex mit sensorischen Stimuli kommen, wodurch sich die hohe Ablenkbarkeit, die Störung der Assoziationsfähigkeit, die „Overinclusion“ bzw. die Filterstörung bei Schizophrenen und bei High-risk-Kindern erklären läßt. Durch das Überschwemmtwerden mit sensorischen Stimuli könnte darüber hinaus eine Prädisposition zu Trugwahrnehmungen und illusionären Verkennungen entstehen, wie dies auch unter dem Einfluß von Halluzinogenen und Psychotomimetica wie LSD, Amphetamin oder Haschisch möglich ist, die neurophysiologisch und neurochemisch auf neuronale Strukturen des limbischen Systems einwirken (EGGERS 1975). Eine besondere Bedeutung kommt dabei der neuroanatomischen Verbindung zwischen limbischen Strukturen und dem dorsolateralen präfrontalen Cortex zu, dessen Myelinisation beim Menschen erst relativ spät einsetzt (YAKOLEV, LE COURS 1964) und zwar während der 2. und 3. Lebensdecade, also einer für die Schizophreniemanifestation besonders vulnerablen Periode.

Darüber hinaus haben post mortem-Untersuchungen ergeben, daß in dieser Lebensphase die Aktivität mesolimbischer dopaminerger Rezeptoren am höchsten ist (MCGEER, MCGEER 1981; BZOWEJ, SEEMAN 1985). So würde verständlich, daß bis dahin klinisch mehr oder weniger stumm gebliebene frühkindliche Läsionen in dieser Region erst später zu klinisch manifesten Symptomen führen, wie etwa Symptome ersten und zweiten Ranges nach K. SCHNEIDER. Eine funktionelle-anatomische Erklärung für diese *Altersbezogenheit psychopathologischer Symptome* geben verhaltensphysiologische Primatenversuche, die gezeigt haben, daß Affen mit experimentell gesetzten Läsionen im Bereich des dorsolateralen präfrontalen Cortex bis zur Postpubertät und Adoleszenz völlig unauffällig waren und Lernaufgaben (delayed response tasks) gut bewältigten, während dies im Erwachsenenalter nicht mehr möglich war (GOLDMAN, ALEXANDER 1977; TUCKER, KLING 1967; GOLDMAN 1971).

MENTZOS (1986) hat in seiner Arbeit über die psychoanalytische Therapie schizophrener Patienten darauf hingewiesen, daß es bei ihnen zu einer Entdifferenzierung der Fähigkeit gekommen ist, das „Selbst“ vom „Nicht-Selbst“ zu unterscheiden, und daß die psychotische Verwirrung des schizophrenen Patienten auf diese „Verwischung der Ich-Grenzen“ zurückzuführen sei. Darüber hinaus kommt es aus psychoanalytischer Sicht beim Schizophrenen zu einer Desintegration, zu einer „objektiven Spaltung und Fragmentierung der Ich-Struktur“ (Benedetti 1972).

Dies zeigt sich auch schon bei kindlichen Schizophrenen z. B. in Äußerungen eines zehnjährigen schizophrenen Mädchens: „Ich bin in zwei kleine Menschlein geteilt“. Die gerade für die kindliche Schizophrenie so typischen transivistischen Depersonalisationserlebnisse sowie schon beim schizophrenen Kind auftretende Spaltungsempfindungen spiegeln die Zusammenhanglosigkeit des frühen Ich und die Tendenz zur Desintegration des psychotischen Ich wider, von der die Psychoanalytiker sprechen.

Es ist nun zu bedenken, daß nicht nur hirnorganische Faktoren, sondern eben auch psychotische Verfolgungsängste und schizoide Spaltungsprozesse in früher Kindheit einen schädigenden Einfluß auf die kognitive Entwicklung und auf sensorisch-perzeptive Wahrnehmungsleistungen haben können. Die in der Vorgeschichte später manifest erkrankter Schizophrener, aber auch bei High-risk-Kindern nachweisbare kognitiven Dysfunktionen *müssen also nicht unbedingt primär organischer Natur sein.* Darüber hinaus ist zu beachten, und Diatkine und Stein (1958) haben darauf hingewiesen, daß Störungen der frühen Objektbeziehungen durch organisch bedingte Entwicklungsschwierigkeiten und Reifeverzögerungen begünstigt werden. Hier bestehen also enge dynamische Wechselbeziehungen, und man darf *nicht* in den Fehler einer künstlichen Dichotomisierung – hier Organogenese, dort Psychogenese – verfallen.

Wir haben zu zeigen versucht, daß die bei Risikokindern und bei manifest erkrankten Schizophrenen gleich welchen Alters zu beobachtenden neuropsychologischen, psychophysiologischen, neuroanatomischen und neurophysiologischen Auffälligkeiten auf eine Störung des Zusammenspiels limbischen Strukturen, z. B. zwischen Amygdala und Hippocampus, und übergreifend zwischen subkortikalen und neokortikalen Regionen zurückgeführt werden können. Es scheint so, daß dieses neokortikal-subkortikale oder speziell neokortikal-limbische Zusammenspiel gestört ist. Hierfür gibt es tierexperimentell gestützte Belege, auf die hier nicht näher eingegangen werden kann. (Näheres s. bei Weinberger 1987). Es sei nur ein Hinweis gegeben: Wenn die dopaminergen mesokortikalen Neurone selektiv zerstört werden, kommt es zu einem Verlust der kortikalen Kontrolle und zu einer Hyperaktivität des mesolimbischen Systems (Pycock et al. 1980) (Abb. 2).

Das neokortikal-mesolimbische Zusammenspiel kann als neurophysiologisches Substrat dessen, was S. Freud als *„Reizschutz“* bezeichnet hat, angesehen werden. Dieser von Freud geprägte Begriff war primär rein psychodynamisch determiniert. Auch aus entwicklungspsychologischer Sicht und unter Zugrundelegung der Befunde der modernen frühkindlichen Verhaltensforschung, es seien hier u. a. erwähnt die Forschungsarbeiten von Ainsworth et al. (1978), Brazelton (1979), Papousek und Papousek (1981) und Stern (1977) ergibt sich die große Bedeutung, die die Herstellung eines adäquaten Reizschutzes für eine gesunde kindliche Entwicklung hat: Die Eltern dosieren ihre Anregung dem Kind gegenüber entsprechend dem „momentanen Zustand seiner Aufmerksamkeit, Aufnahmebereitschaft, Belastbarkeit und Bedürfnisse“ (Papousek, Papousek 1981). Sie vermitteln somit Umweltreize und -erfahrungen im rechten Maß und verkörpern für ihr Kind den *„Reizschutz“*, von dem S. Freud gesprochen hat und der für die Entfaltung der *integrativen Fähigkeiten* des Säuglings und dessen sozial-kognitiven Entwicklung von großer Bedeutung ist.

Im Laufe der weiteren Entwicklung differenziert sich die *wechselseitige Dialogfähigkeit* zwischen Mutter und Kind zunehmend. Kaye (1977) beobachtete Mütter bei

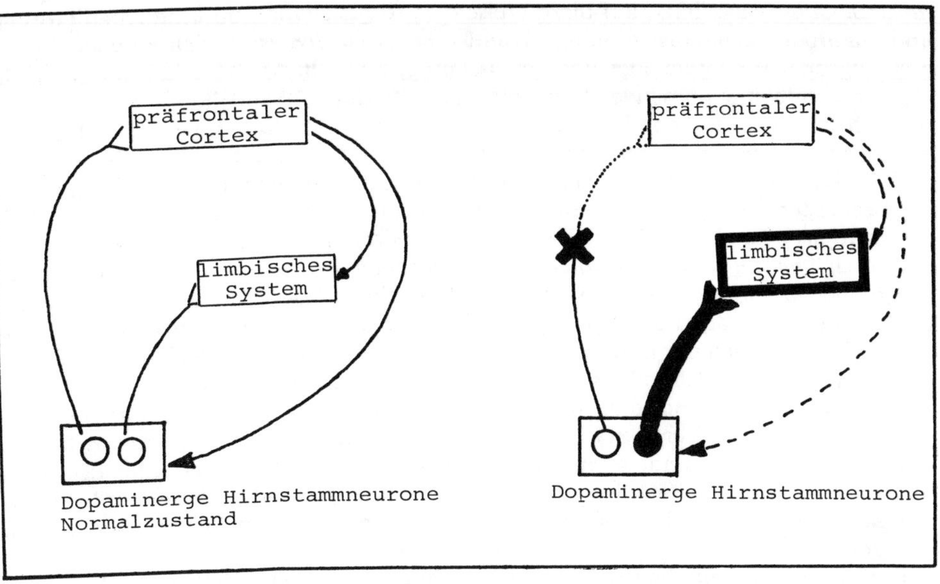

Abb. 2 Schematische Darstellung der Interaktion zwischen mesolimbischen und mesocorticalen Neuronenverbindungen: links: Normalzustand; rechts: Zustand nach selektiver Zerstörung dopaminerger Bahnen zwischen Hirnstamm und präfrontalem Cortex. In Anlehnung an PYCOCK et al. (1980), modif. n. WEINBERGER: Implications of Normal Brain Development for the Pathogenesis of Schizophrenia. Arch. Gen. Psychiatry 44 (1987) 660

ihrem Versuch, ihrem 6 Monate alten Säugling etwas Neues beibringen zu wollen. Dabei wechselten Zeiten von Aufmerksamkeit und Desinteresse miteinander ab, wie dies bereits bei den Beobachtungen von JAFFE et al. (1973) und STERN (1974) für das Zusammenspiel von Müttern mit ihren 3 Monate alten Säuglingen beschrieben worden ist. Auf diesen Wechsel von Aufmerksamkeit und Rückzug gingen die Mütter empathisch ein und stellten durch entsprechende Hilfestellungen die Aufmerksamkeit des Säuglings wieder her. Dadurch lernt der Säugling auch die *Bedeutung sozialer Gesten* zu erkennen, und er erwirbt *„Kommunikationskompetenz“* noch vor dem Spracherwerb (SCHAFFER 1982). COLLIS und SCHAFFER (1975) sowie AINSWORTH und BELL (1969) haben nachgewiesen, wie sehr Mütter auf die „Rhythmen, Signale, Tempowünsche und Vorlieben“ des Kindes eingehen und wie sehr Mütter „die Zeitgeberfunktion“ ihres Kindes akzeptieren, d. h. es ihrem Kind gestatten, den zeitlichen Ablauf einer Interaktion z. B. bei der Mahlzeit oder beim Spiel selbst zu bestimmen. Mütter setzen bei gemeinsamen Aktivitäten mit ihren Kindern Erleichterungstechniken ein, die diese dazu ermuntern sollten, *Eigeninitiative* zu entwickeln und eigene Ziele weiterzuverfolgen.

Eine „genügend gute“ Mutter freut sich an der expandierenden Motorik ihres Kindes, sie ermuntert es, es kann sich im „Glanz ihres Auges“ spiegeln. Dies ist durch verhaltensphysiologische Beobachtungen von Mutter-Kind-Interaktionen verifiziert worden (PAPOUSEK, PAPOUSEK 1981). Durch ihre *empathische Art*, durch *adäquate Dosierung* von Reizangeboten stellt die Mutter eine *optimale Reizschranke* für ihr Kind dar, sie *stimuliert* wichtige *Reifungsprozesse* beim Kind und *fördert* so die *Reali-*

tätsanpassung. Sie schafft auf diese Weise eine Angleichung von kindlichen Größen- und Omnipotenzphantasien an die Realität. Das *Real-Ich* kann sich entwickeln. Bei ungenügender Empathie oder Vernachlässigung, wenn die Mutter z. B. durch aus der eigenen Kindheit stammende (Loyalitäts- und Bindungs-)Konflikte daran gehindert ist, sich ihrem Kind empathisch zuzuwenden und es in seiner Eigenart wahrzunehmen, kann es beim Kind zu einer *zunehmenden Diskrepanz* zwischen Größenselbst und Realität, übersteigerten Idealisierungen und Entwertungen des eigenen Selbst und der Bezugspersonen kommen, zum Rückzug in eine autistische Eigenwelt; die Außenwelt wird als böse und verfolgend erlebt, was wiederum zu *Verfolgungsängsten* führt, die durch *Spaltungs- und Zerstückelungsphantasien* abgewehrt werden. Die Ausbildung eines *kohärenten Selbst* wird verhindert; eine autonome Individuation durch rechtzeitige und adäquate Loslösung von der entscheidenden Bezugsperson wird blokkiert. Man kann sich nur trennen und eine zunächst symbiotische Beziehung kann nur dann einen reiferen Charakter annehmen, wenn zuvor essentielle, primäre Bedürfnisse gestillt worden sind, d. h. wenn sich Eltern und Kind in einem *„System der Gegenseitigkeit“* (SCHAFFER 1982) bewegen, so das Verhalten des einen Auswirkungen auf das Verhalten des anderen hat, das seinerseits wiederum das Verhalten des ersten modifiziert. Gerade in Familien mit einem schizophrenen Kind ist diese subtile Gegenseitigkeit und Dialogfähigkeit nicht gegeben, man findet im Gegenteil Züge von „pseudomutuality“.

Für die geistig-seelische Entwicklung des Kindes, wenn sie glücken soll, kommt es entscheidend darauf an, in welchem Maße die für das Kind entscheidende Bezugsperson das für seine jeweilige psychophysische Entwicklung qualitativ und quantitativ adäquate Reizangebot vermittelt und somit für das Kind eine optimale „Reizschranke“ darstellt. Aus dieser Sicht können Psychosen des Kindes- und des Erwachsenenalters auf eine entwicklungsbedingte Störung der Fähigkeit, einen adäquaten „Reizschutz“ bzw. intakte Ich-Grenzen aufzubauen und aufrecht zu erhalten, zurückgeführt werden.

Dies wäre ein *somato-psychosomatisches Modell* der Schizophrenie im Sinne von MENTZOS: die Fähigkeit, einen *adäquaten Reizschutz bzw. intakte Ich-Grenzen* aufzubauen, kann – wie wir gesehen haben – sowohl durch biologisch-organische Schädigungen als auch durch Störungen der primären Kind-Umwelt-Beziehung beeinträchtigt werden. Diese Sichtweise hat entscheidende therapeutische Konsequenzen: Sie bedeutet, daß eine effiziente Therapie der Schizophrenie nur eine integrative sein kann und sowohl individuell psychotherapeutische, familiendynamische und psychopharmakotherapeutische Verfahren einschließen muß. Dabei muß die jeweilige Behandlungsmethode der aktuellen Befindlichkeit und dem jeweiligen Entwicklungsstand des Patienten angemessen sein.

Literatur

AINSWORTH, M. D. S., S. M. BELL (1969): Some contemporary patterns of mother-infant interaction in the feeding situation. In: A. AMBROSE (Hrsg.), Stimulation in early infancy. Academic Press, London

AINSWORTH, M. D. S., M. BLEHAR, E. WATERS, S. WALL (1978): Patterns of attachment. A psychological study of the strange situation. Erlbaum, Hillsdale, N. J.

AVERBACK, P. (1981): Lesion of the nucleus ansa peduncularis in neuropsychiatric disease. Arch. Neurol. 38, 230 – 235

Benedetti, G. (1972): Ausgewählte Aufsätze zur Schizophrenielehre. Vandenhoeck und Ruprecht, Göttingen

Benes, E. M., J. Davidson, E. D. Bird (1986): Quantitative cytoarchitectural studies of the cerebral cortex of schizophrenics. Arch. Gen. Psychiatry 43, 31 – 35

Bertelsen, A. (1986): Controversies and consistencies in psychiatric genetics. Acta Psychiatr. Scand. Suppl. 319, Vol. 71, pp. 61 – 75

Bogerts, B., E. Meertz, R. Schonfeldt-Bausch (1985): Basal ganglia and limbic system pathology in schizophrenia: A morphometric study. Arch. Gen. Psychiatry, 42, 784 – 791

Brazelton, T. B. (1979): Behavioral competence of the newborn infant. Seminars Perinatol. 3, 35 – 44

Bzowej, N. H., Seeman, P. (1985): Age and dopamine D_2 receptors in human brain. Soc. Neurosci. Abstr. 11, 889

Goldman, P. S. (1967): Functional development of the prefrontal cortex in early life and the problem of neuronal plasticity. Exp. Neurol. 32, 366 – 387

Goldman, P. S., G. E. Alexander (1977): Maturation of prefrontal cortex in the monkey revealed by local reversible cryogenic depression. Nature 267, 613 – 615

Gruzelier, J. H., P. H. Venables (1975): Relations between two-flash discrimination and electrodermal activity reexamined in schizophrenics and normal. J. Psychiatr. Res. 12, 73 – 85

Holzmann, P. S., L. R. Proctor, D. L. Leva, N. J. Yasillo, H. Y. Meltzer, S. W. Hurt (1974): Eye tracking dysfunctions in schizophrenic patients and their relatives. Arch. Gen. Psychiatr. 31, 143 – 151

Jaffe, J., D. N. Stern, J. C. Peery (1973): Conversational complexity of gaze behaviour in prelinguistic human development. J. Psycholing. Res. 2, 321 – 330

Kaye, K. (1977): Towards the origin of dialogue. In: H. R. Schaffer (Hrsg.), Studies in mother-infant interaction. Academic Press, London

Kirch D. G., D. R. Weinberger (1986): Anatomical neuropathology in schizophrenia: Postmortem findings. In: H. A. Nasrallah, D. R. Weinberger: The Neurology of Schizophrenia. Elsevier, Amsterdam, pp. 325 – 348

Kovelman, J. A., A. B. Scheibel (1984): A neurohistological correlate of schizophrenia. Biol. Psychiatry 19, 1601 – 1621

Lempp, R. (1973): Psychosen im Kindes- und Jugendalter – eine Realitätsbezugsstörung. Huber, Bern – Stuttgart – Wien

Lesch, A., B. Bogerts (1984): The diencephalon in schizophrenia: Evidence for reduced thickness of the periventricula grey matter. Eur. Arch. Psychiatry Neurol. Sci. 234, 212 – 219

McGeer, P. L., E. G. McGeer (1981): Neurotransmitters in the aging brain. In: A. M. Darrison, R. H. Thompson (eds.), The Molecular Basis of Neuropathology. Edward Arndt, London, pp. 631 – 648

Mednick, S. A., F. Schulsinger (1973): A learning theory of schizophrenia: thirteen years later. In: M. Hammer, K. Salzinger, S. Sutton (eds.), Psychopathology: contributions from the social behavioural and biological sciences. Wiley, New York – London – Sydney – Toronto

Mentzos, St. (1986): Drei therapeutische Settings in der psychoanalytischen Psychotherapie psychotischer Patienten. Forum Psychoanal. 2, 134 – 151

Morstyn, R., F. H. Duffy, R. W. McCarley (1983): Altered P 300 topography in schizophrenia. Arch. Gen. Psychiatr. 40, 729 – 734

Nieto, D., A. Escobar (1972): Major psychoses. In: J. Minkler, Pathology of the Nervous System. McGraw-Hill, New York. pp. 2654 – 2665

Nuechterleich, K. H., M. E. Dawson (1984): Information processing and attentional functioning in the developmental course of schizophrenic disorders. Schizophr. Bull. 10, 160 – 203

Papousek, M., H. Papousek (1981): Neue Wege der Verhaltensbeobachtung und Verhaltensmikroanalyse. Sozialpädiatrie 3, 20 – 22

Pycock, C. J., R. W. Kerwin, C. J. Carter (1980): Effect of lesion of cortical dopamine terminals on subcortical dopamine in rats. Nature 286, 74 – 77

Saitoh, O., S. Niwa, K. Hiramatsu, T. Kameyama, K. Rymar, K. Itoh (1984): Abnormalities in late positive components of event-related potentials may reflect a genetic predisposition to schizophrenia. Biol. Psychiatr. 19, 293 – 303

SCHAFFER, R. (1982): Mütterliche Fürsorge in den ersten Lebensjahren. Das Kind und seine Entwicklung. Klett-Cotta, Stuttgart

SHAKOW, D. (1962): Segmental set. A theory of the formal psychological deficit in schizophrenia. Arch. Gen. Psychiatr. 6, 1–17

SIEVER, L. J., R. D. COURSEY (1985): Biological markers for schizophrenia and the biological high risk approach. J. Nerv. Ment. Dis. 173, 4–16

SÜLLWOOD, L. (1977): Symptome schizophrener Erkrankungen. Uncharakteristische Basisstörungen. Monographien aus dem Gesamtgebiet der Psychiatrie, Psychiatry Series, Bd. 13. Springer, Berlin – Heidelberg – New York

STERN, D. (1977): The first relationship. Harvard Univ. Press, Cambridge

STEVENS, J. R. (1982): Neuropathology of schizophrenia. Arch. Gen. Psychiatry 39, pp. 1131–1139

STRANDBURG, J. R., J. T. MARSH, W. S. BROWN, R. F. ASARNOW, D. GUTHRIE (1984): Event-related potential concomitants of information processing dysfunction in schizophrenic children. Electoenc. Clin. Neurophysiol. 57, 236–253

STRAUBE, E. (1979): On the meaning of electrodermal non-responding in schizophrenia. J. Nerv. Ment. Dis. 167, 601–611

TUCKER, T. J., A. KLING (1967): Differential effects of early and late lesions of frontal granular cortex in the monkey. Brain Res. 5, 377–389

VINOGRADOVA, O. S. (1979): Functional organization of the limbic system in the process of registration of information: facts and hypotheses. In: R. L. ISAACSON, K. H. PRIBRAM (eds.): The hippocampus, Vol. 2: Neurophysiology and behaviour. Plenum Press, New York – London

WEINBERGER, R. (1987): Implications of Normal Brain Development for the Pathogenesis of Schizophrenia. Arch. Gen. Psychiatry 44, 660–669

WYNNE, L. C., R. E. COLE (1985): Das Rochester-Risikoforschungsprogramm. Die Diagnosen der Eltern und die Familienbeziehungen in neuer Sicht. In: H. STIERLIN, L. C. WYNNE, M. WIRSCHING (Hrsg.): Psychotherapie und Sozialtherapie der Schizophrenie. Ein internationaler Überblick. Springer, Berlin – Heidelberg – New York – Tokyo

YAKOVLEV, P. I., A. R. LECOURS (1964): The myelogenetic cycles of regional maturation of the brain. In: A. MINKOWSKI: Regional Development of the brain in early life. Blackwell, Boston, pp. 3–70

Disposition und Vulnerabilität in der Problemgeschichte von Persönlichkeit und Psychose

MICHAEL SCHMIDT-DEGENHARD

„Es läßt sich aus dem Charakter der Geistesabnormität auf die natürliche Anlage eines Individuums; sowie umgekehrt aus seiner Anlage und Bildungsstufe auf die Geistesabnormität schließen, deren ein bestimmtes Individuum fähig ist" (Haindorf, S. 425).

Diese Sätze aus dem 1811 hier in Heidelberg erschienenen „Versuch einer Pathologie und Therapie der Geistes- und Gemüthskrankheiten" des ALEXANDER HAINDORF, dem ersten von einem Arzt verfaßten deutschsprachigen psychiatrischen Lehrbuch, zeigen deutlich auf, wie sehr die Thematik dieses Symposiums als eine epochenübergreifende Problemstruktur immer schon im Zentrum psychopathologischer Theoriebildung und psychiatrischen Handelns stand. Wenn HAINDORF darauf hinweist, daß die „ursprüngliche Anlage" des Individuums durch „sein äußeres Schicksal... oft sehr modificirt wird" und eine Unterscheidung dieser beiden „Factoren" unmöglich sei, so erschließt sich die ganze, unvermindert aktuelle Brisanz der aufgeworfenen Fragen. Die folgende Erörterung der Begriffe Disposition und Vulnerabilität geschieht vor dem Hintergrund der allgemeinen Problemgeschichte von Persönlichkeit und Psychose. So wird es erforderlich sein, die Thematisierung und Bewertung des Persönlichkeitsproblems in der Psychiatrie, die ja stets im jeweiligen geistesgeschichtlichen Kontext erfolgt, in Umrissen zu skizzieren.

Ausgehend von einer Bestimmung von Psychose als einem sich im Spannungsfeld zwischen Naturvorgang und geschichtlichem Ereignis vollziehenden Geschehen, lassen sich bei der Bearbeitung und Bewertung des Dispositionsproblems im Fortgang der Psychiatriegeschichte zwei Einstellungstypen gegenüberstellen: (Zur Kennzeichnung dieses dem Psychosebegriff inhärenten Polaritätsverhältnisses als eines dialektischen vgl. BLANKENBURG 1981 a.)

1. Die *morbozentrische*, häufig nosologisch orientierte Position, bemüht sich um die medizinisch-wissenschaftliche Erforschung der Psychose als Krank*heit*, also als einem zu beseitigenden Negativphänomen. Der Begriff „Krankheit" impliziert immer, wenn auch im klinischen Alltag kaum reflektiert, Wertgesichtspunkte (MÜLLER-SUUR 1950).

2. Demgegenüber steht die *subjektzentrische* Einstellung, der es um die Erhellung des Krank*seins*, besser des Anders-Werdens und Anders-Seins des psychotischen Menschen als Person geht. Die Psychiatrie des 19. Jahrhunderts benutzte für dieses Anders-Werden den Begriff der „Alienation", der Ver-anderung. Das konkrete psychiatrische Handeln bewegt sich mit wechselnden Schwerpunkten zwischen diesen Einstellungspolen, wiewohl am Beginn des therapeutischen Prozesses – für unsere psychiatrischen Vorväter – die Subjektzentrierung steht, da – so ZELLER 1838 – „bei jedem geisteskranken Individuum das Bild der wahren Persönlichkeit nur höchst selten so von dem falschen Bild der Krankheit verdrängt wird, dass man nicht die Grundzüge jener in der letzteren noch erkennen könnte" (ZELLER 1838, S. 468).

Der dem Lateinischen entlehnte Begriff „Disposition“ und sein griechisches Äquivalent „Diathesis“ sind genuin *philosophische* Termini, deren Bedeutung i. S. von „Anlage“ bzw. „Veranlagung“ bereits bei Platon und Aristoteles vorgezeichnet ist (vgl. RITTER 1972). In der scholastischen Philosophie wird der Disposition eine zentrale Rolle in jeglicher *Werdensdynamik* zuerkannt: Für THOMAS v. AQUIN meint Disposition ein *dynamisches* Moment, „das sich wie ein Unvollendetes in der *Bewegung* zu Vollendetem verhält“. Hiermit ist eine allgemeine Denkfigur vorgegeben, die sich ebenso im psychologischen Dispositionsbegriff als Leistungs-, Reaktions- oder Erlebnis*bereitschaft* (W. STERN, FISCHER) wie in der Ätiologie-Diskussion der allgemeinen Pathologie nachweisen läßt (vgl. hierzu auch TRAMER 1936).

Als allgemeinste Aufbaumomente der Dispositionsfigur sind somit zu unterscheiden:

1. Ein realisierungsbereiter, also noch potentieller Sachverhalt,
2. eine unterschiedlich ausgeprägte Aktualisierungsspannung desselben sowie
3. die die Dispositions- oder Werdensdynamik auslösenden Reize.

Eine Disposition kann nicht unmittelbar wahrgenommen werden, sondern wird *a posteriori* aus ihren Wirkungen *spekulativ* erschlossen; sie ist also keine empirisch faßbare, sondern eine virtuelle und potentielle Größe, die aber als *apriorische* Bedingung des Werdens empirischer Phänomene vorausgesetzt wird.

Die wechselnden psychiatrischen Lehren über Ursachen und Wesen seelischer Erkrankungen wurden jeweils in kritischer Adaptation der Ätiologie-Schemata der somatischen Medizin entwickelt: „Die aetiologischen Bestimmungen können auch in Beziehung auf Geisteskrankheiten nur die allgemein in der Pathologie gültigen seyn“ (ZELLER 1838, S. 466). Auch KEHRER meint in seinem durch begriffliche Präzision und konzeptuelle Weite bis heute unvergleichlichen Grundsatzreferat „Die Veranlagung zu seelischen Störungen“ (1924) „nicht nachdrücklich genug“ die psychiatrische Relevanz der somatopathologischen Auffassungen betonen zu müssen (KEHRER 1924, S. 5).

1827 – also im medizingeschichtlichen Kontext HEINROTHS und ESQUIROLS – skizziert der Göttinger Pathologe MARX ein *allgemeines Bedingungsgefüge* der Krankheitsentstehung: „Der Organismus überhaupt, wie jedes einzelne Organ insbesondere, enthält als Zeitgebilde, das in einer ununterbrochenen Metamorphose begriffen ist, die *Möglichkeit* in sich krank zu werden. Diese innere Möglichkeit nennen die Pathologen die *Anlage*, dispositio oder praedispositio ad morbum, die causa interna . . . Insofern aber der einzelne Organismus in einer ihn umgebenden äußeren Natur lebt, gibt es auch *äußere Bedingungen* der Krankheiten, die man Gelegenheitsursachen oder erregende Schädlichkeiten“ nenne (zit. n. SCHWALBE 1919, S. 37 ff.). Weiter wird dann zwischen den „entfernteren Ursachen“ und der eigentlichen „causa proxima“ als „unentbehrlich nothwendiger Grundbedingung“ unterschieden: „Zur Entstehung der Krankheit müssen in der Regel die Anlage und die schädlichen Einflüsse *zugleich* sich vorfinden und ein bestimmtes *Wechselverhältnis* zwischen ihnen obwalten.“ Marx bezeichnet diese Relation, dieses Wechselverhältnis als *„Empfänglichkeit“* oder *„Rezeptivität“* des Organismus, die im Anlage-Begriff mit eingeschlossen sei.

Aufschlußreich ist dann die Bestimmung der einzelnen Bildungsfaktoren der Anlage: Neben allgemeinen Momenten wie „Lebensalter“ und „Geschlecht“ werden als *individuelle* Prädisposition die „erblich angeborene Krankheitsanlage, Temperament und Körperkonstitution“, sowie die „eigentümliche (persönliche) Lebensart und Gewohnheit“ genannt. Bemerkenswert erscheint mir, daß Anlage hier nicht mit Erblichkeit gleichgesetzt wird und sui generis auch die das Individuum betreffenden konstellativen und konditionellen Außeneinflüsse mit einbezieht.

Der Begriff Disposition in der Pathologie meint also die spezifische Bereitschaft eines Organismus zu einer bestimmten Erkrankung, etwa auch einer Psychose; er steht also in einer *morbozentrischen* Perspektive. Ein krankhafter Zustand des Organismus, noch allgemeiner eine seine Integrität einschränkende Funktionsstörung resultiert also bei einer vorliegenden spezifischen Disposition dann, wenn die schädigenden Außenbedingungen die aktuell vorhandene Widerstandskraft oder Resistenz des Organismus zu überwinden vermögen. Krankheit kann so entweder bei einer „geringeren Widerstandsfähigkeit" (KRAEPELIN 1883, S. 61) oder infolge extrem hochgradiger Pathogenität der Außenreize entstehen. (Vgl. hierzu auch MARTIUS 1914; Zur Bewertung von Disposition und Konstitution in der spekulativen Pathologie des 19. Jahrhunderts vgl. DIEPGEN 1926).

Die so unheilvolle Folgen nach sich ziehende erbbiologische Reduktion des Anlagebegriffes in der Psychiatrie, die zumeist mit einem therapeutischen Defätismus einhergeht, erfolgt später unter dem Einfluß der Degenerationstheorie und sozialdarwinistischer Strömungen an der Wende des 19. zum 20. Jahrhundert. Eine solche Einstellung zeigt sich etwa bei KRAEPELIN: „Immerhin kann die ungestörte Entwicklung doch nur jene Anlagen zur Entfaltung bringen, die als solche *erbmäßig* vorbereitet liegen" (KRAEPELIN, LANGE 1927, S. 285; vgl. auch RÜDIN 1924).

Das aufgezeigte ätiologische Schema findet sich mit geringen Modifikationen bei allen psychiatrischen Autoren des 19. Jahrhunderts über GRIESINGER bis hin zu KRAEPELIN, in der ersten Jahrhunderthälfte gleichermaßen bei den sog. „Psychikern" wie den „Somatikern". K. W. IDELER, neben HEINROTH Hauptrepräsentant der sog. Psychiker, fordert in seinem „Grundrißs der Seelenheilkunde" (1838) eine umfassende werdens-genetische Darstellung der Entwicklung des Wahnsinns, der als das gemeinsame („letzte unvermeidbare", 1841, XII) Ergebnis aller vorausgegangenen Lebenszustände und ihrer Verhältnisse zur Außenwelt angesehen werden müsse. Mit scharfer Kritik an den „materialistischen" Psychiatern, denen der Wahnsinn „stets ein unauflösliches x" bleibe, fordert IDELER, daß man sich über die Natur der von den Somatikern vorausgesetzten „Diathese oder Prädisposition zum Wahnsinn" verständigen müsse, solle diese „nicht ein leeres Abstraktum, ein nichtssagendes Wort bleiben" (IDELER 1838, S. 353 f.).

Für IDELER besteht die Diathese zum Wahnsinn in einem lebensgeschichtlich begründeten (l. c. 276) „Mißsverhältnißsszs des Verstandes zum Gemüth" (l. c. 354). Ganz ähnlich hatten bereits HAINDORF im „Ungleichgewicht von Gemüth und Geist" (HAINDORF 1811, S. 16) und HEINROTH in einer „schlechten Beschaffenheit der psychischen Oekonomie" (HEINROTH 1818, S. 189) die Disposition zu Seelenstörungen erfaßt und diese somit als *seelisches Phänomen*, als eine besondere Eigenart der *Persönlichkeit* erkannt.

Der Begriff „Vulnerabilität", der ja durch das Konzept ZUBINS und eine derzeit nahezu inflationäre Verwendung hohe Aktualität besitzt, bedeutet den Versuch einer näheren Bestimmung dieser Persönlichkeitsdisposition: Das Adjektiv „vulnerabel", i. S. CARNAPS ein klassischer Dispositionsbegriff, meint in seinen Ursprüngen eine *personale Kategorie*; als Bezeichnung der „Verwundbarkeit" oder „Verletzbarkeit" eines Individuums, die in der verstehenden Annäherung an den Anderen hermeneutisch erahnt wird, steht es primär in der *subjektzentrischen* Perspektive.

Das 1835 in 7. Auflage erschienene „Allgemeine Fremdwörterbuch" von J. CHR. A. HEYSE weist Vulnerabilität als neulateinischen, wahrscheinlich im 18. Jahrhundert geprägten, genuin *medizinischem* Terminus aus.

CARL-FRIEDRICH CANSTATT, der in seinem 1841 in erster Auflage erschienenen „Handbuch der medicinischen Klinik" wohl erstmals – SCHARFETTER wies kürzlich darauf hin – von *psychischer* Vulnerabilität als einer Prädisposition zu Psychosen spricht, hat den Grundbegriff also bereits vorgefunden. Nur in Parenthese sei angemerkt, daß sich bei CANSTATT erstmals die systematische Erörterung und Anwendung des für die Psychiatrie so zentralen wie problematischen Begriffs „Psychose" findet, die bisher immer E. v. FEUCHTERSLEBEN und seinem 1845 erschienenen „Lehrbuch der ärztlichen Seelenkunde" zugeschrieben wurde (CANSTATT 1841, S. 328 – 331).

CANSTATT sieht das Wesen der psychischen Vulnerabilität in einem „solchen Hochstand der psychischen Erregung, dass es nur eines geringen Anlasses bedarf, damit wirkliche Alienation entstehe". Die unmittelbaren Voraussetzungen seiner Begriffsbildung fand CANSTATT im Werk des belgischen Psychiaters JOSEPH GUISLAIN, der als Begründer des Theorems der Einheitspsychose gilt, sowie bei dessen deutschem Kommentator ERNST-ALBERT ZELLER vor. CANSTATT selbst hatte 1838 GUISLAINS „Neue Lehre von den Geistesstörungen (Phrenopathieen)" übersetzt und ausführlich erläutert. Für den von sensualistischen Theorien beeinflußten GUISLAIN (vgl. zur Ideengeschichte der Psychiatrie des frühen 19. Jahrhunderts, SCHMIDT-DEGENHARD 1983) lag die *Grunderscheinung* des „Irreseyns" in einer „Erhöhung der psychischen Sensibilität" (GUISLAIN 1838 a, S. 4), die auf einer somatisch wie psychisch manifesten Störung des „besonderen Wechselverhältnisses zwischen Reizen und Reizbarkeit" beruhe. GUISLAIN postuliert enge Kausalbeziehungen zwischen der „Constitution des Individuums", seiner „psychischen Prädisposition" und den „Grundcharakteren seiner Geistesstörung" (l. c. 46). CANSTATT stimmt dieser Vermutung mit der Bemerkung zu, „daß die eigenthümliche Zusammensetzung des *geistigen Temperaments* des Individuums eine, vielleicht die vorzüglichste Grundbedingung der eigenthümlichen Erscheinungsweise der späteren Geistesstörung ist" (l. c. 425). Nach ZELLER liegt dem Wahnsinn als pathogenetische Voraussetzung eine „Veränderung in der Kraft und Stimmung des Seelenorgans, . . . eine dynamische Störung", zugrunde, die sich beim betroffenen Individuum als eine „dauernde krankhafte *Verletzbarkeit* und Empfindlichkeit des Gemüts" zeige (GUISLAIN, ZELLER 1838 b, S. 9 u. 20): Also ein Zustand der Übereregbarkeit, der zwangsläufig in ein Erschöpfungsstadium münden muß. Diese seelische „Verletzbarkeit" äußert sich auf der somatischen Seite als eine „krankhafte Reizbarkeit" (HEINROTH 1818, S. 199), als „reizbare Schwäche" (IDELER 1838, S. 354) des Nervensystems: Metaphorische Begriffe, die später für die Neurasthenie-Lehre des ausgehenden 19. Jahrhunderts bedeutsam werden und sowohl psychodynamische wie neurophysiologische Modellvorstellungen zulassen (vgl. SCHMIDT-DEGENHARD 1986).

Das eigenartige Nebeneinander einer ans Schmerzhafte grenzenden erhöhten seelischen Impressionabilität, von gesteigerter psychischer Reagibilität sowie der Neigung zu verfrühtem depressiven Rückzug – also eine auf kontrastierenden asthenischen *und* sthenischen Momenten basierende Dysproportionalität und Instabilität der Persönlichkeit – wird bis weit in die Psychiatrie des 20. Jahrhunderts hinein zur allgemeinsten *charakterologischen Grundstruktur* psychose-gefährdeter Individuen: E. KRETSCHMER etwa beschreibt in seinem „Sensitiven Beziehungswahn" (1918), dem für unser Thema bedeutendsten Werk der Psychiatrie dieses Jahrhunderts, als Grundmuster des „sensitiven Charakters" einerseits „eine außerordentliche Gemütsweichheit, Schwäche und zarte *Verwundbarkeit*, auf der anderen Seite einen gewissen selbstbewußten Ehrgeiz und Eigensinn" (KRETSCHMER 1918, S. 126).

Der Begriff der „psychischen Vulnerabilität" konnte sich in der Psychiatrie nicht allgemein durchsetzen, in den grundlegenden Werken etwa von GRIESINGER, KRAEPELIN oder JASPERS ist er nicht zu finden. Im engeren historischen Kontext CANSTATTS erwähnen ihn E. v. FEUCHTERSLEBEN (1845, S. 281) und EMMINGHAUS in seiner „Allgemeinen Psychopathologie" (1878, S. 302 u. 315) als eine wesentliche individuelle Prädisposition; im Lehrbuch des neurophysiologisch orientierten Greifswalder Psychiaters RUDOLF ARNDT (1883, S. 80) wird Vulnerabilität als krankhaft gesteigerte Sensibilität, also als biologische Funktionsstörung, definiert. Nur am Rande sei darauf hingewiesen, daß dieser von seinen Zeitgenossen als Außenseiter betrachtete Autor in seinen neurophysiologisch fundierten pathogenetischen Modellvorstellungen die Grundzüge des ZUBINschen Vulnerabilitätskonzepts bis in die Terminologie hinein antizipiert.

Den Bedeutungswandel des Begriffs hin zur Bezeichnung eines organisch-somatischen Sachverhalts vollzieht dann BERZE in seinen Studien zur Theorie der Schizophrenie (1914/1925): BERZE, der die „Grundstörung" der Schizophrenie mit interpretativen Begriffen wie „Primäre Insuffizienz der psychischen Aktivität" (1914) oder „Hypotonie des Bewußtseins" (1929, S. 69) zu umschreiben versuchte, vermutete die Disposition zur Psychose in einer anlagemäßig gegebenen, konstitutionell verankerten Hirnveränderung, die er als „pathologisch erhöhte Vulnerabilität des psychocerebralen Systems" bezeichnete (BERZE 1924, 610). Wenn dann „eine gesteigerte apperzeptive Irritabilität" als *seelischer* Ausdruck dieser Disposition beschrieben wird, so illustriert dies einmal mehr die kontinuierliche Bedeutung des Erregbarkeits-Thorems in der Problemgeschichte der Psychiatrie, dessen Anfänge wir bei GUISLAIN und ZELLER sahen. Wie sehr Vulnerabilität für BERZE als biologischer Begriff galt, wird daraus ersichtlich, daß er ihn in der gemeinsam mit GRUHLE verfaßten Monographie „Psychologie der Schizophrenie" von 1929 gänzlich vermeidet.

Nach BERZE verschwindet Vulnerabilität zunächst aus dem terminologischen Inventar von Psychiatrie und Psychopathologie, um dann von ZUBIN, allerdings ohne historische Ableitung, als scheinbares Novum wieder zum Leben erweckt zu werden. Als Komplementärbegriff zur zeitlich begrenzten „psychotischen Episode" (i. S. eines state) bezeichnet Vulnerabilität als „trait" heute ein quantifizierbares, dauernd vorhandenes spezifisches dispositionales Persönlichkeitsmerkmal, dessen empirische Verifizierung derzeit vornehmlich mittels psychophysiologischer Methodik versucht wird (OLBRICH 1987). Die eingangs erörterte grundsätzliche philosophische Problematik, dispositionale, also transphänomenale Größen als Erfahrungstatsachen abzubilden, sei in diesem Zusammenhang kritisch noch einmal kurz angerissen. (Zur wissenschaftslogischen Problematik der psychiatrischen Dispositionsforschung vgl. den beachtenswerten Beitrag von G. ULRICH 1981).

Mir war es wichtig herauszuarbeiten, daß Vulnerabilität in ihren Ursprüngen eine aus subjektzentrischer Sicht gewonnene metaphorische Umschreibung einer personalen Kategorie bedeutete.

Für die Irrenärzte der ersten Hälfte des 19. Jahrhunderts, die sich in ihrem therapeutischen Ethos als Begleiter der Abwegigen (KISKER) verstanden, galten Psychosen sui generis als „Persönlichkeits-Krankheiten" (v. FEUCHTERSLEBEN 1845, S. 262) als „Krankheiten der ganzen Person" (HEINROTH 1825, S. 4) in ihrer psychophysischen Totalität: „Persönlichkeits-Krankheiten (Wahnsinn in der weiteren Bedeutung) nennen wir diejenigen zusammengesetzten Zustände, in welchen die psychisch-physische Wechselbeziehung in mehreren Richtungen erkrankt ist, so daßs dadurch die empirische Persönlichkeit des Individuums getrübt (verrückt) erscheint" (v. FEUCHTERSLEBEN 1845, S. 262 f.). Entscheidend ist der Hinweis, daß die Alienation die *empirische* Persönlichkeit betreffe, während die „abstrakte" oder „ethische Persönlichkeit" nicht erkranke (l. c. 264)*. In dieser wesentlichen Differenz liegt für v. FEUCHTERSLEBEN

* v. FEUCHTERSLEBEN illustriert seine These mit einem schönen Zitat aus JEAN PAULS „Selina", daß „auch der Wahnsinn der Seele eine uneroberte lichte Nervenstelle" lasse (l. c. 264)

die „Heilung der Seelenstörungen auf psychischem Wege“, also ihr psychotherapeutischer Zugang begründet. Einer solchen Sichtweise, die ihren geistesgeschichtlichen Hintergrund gleichermaßen im Persönlichkeitsbegriff des deutschen Idealismus wie in der christlichen Personalitäts-Lehre besitzt, erscheint die Psychose nicht als „sinnblinder Naturvorgang“, sondern als biographisch verstehbares geistig-seelisches Sinngebilde, als „ein in sich geschlossenes systematisches Kunstwerk“ (v. FEUCHTERSLEBEN 1845, S. 301). Für IDELER bietet der Wahnsinn nicht „das trostlose Bild eines sich selbst vernichtenden Geistes“, vielmehr bekundet er noch in der Grenzerfahrung leidvollen Scheiterns „das durch nichts zu verwüstende schöpferische Vermögen desselben“ (IDELER 1847, S. 10). Vom Begegnenden ist zunächst eine Haltung der Ehrfurcht gefordert. Für die Psychiatrie der Romantik sind die psychotischen Seelenstörungen nur aus den „gesunden Seelenzuständen“ zu verstehen, denen sie durch besondere „übergängliche Zustände“ seelischer Abnormität in einem *Kontinuum* verbunden sind (vgl. etwa v. FEUCHTERSLEBEN 1845, S. 259). Immer beruhen sie auf der „individuellen Persönlichkeit des Menschen“ (1. c. 276): d. h. die Psychose erscheint als geradlinige Fortsetzung der prämorbiden Persönlichkeitsentwicklung (vgl. hierzu BLANKENBURG 1986).

Die bereits früh diskutierte Frage (IDELER, SCHNITZER 1846, S. 255; KRAEPELIN 1909, S. 207), ob die bei diesen phänomenal nichtpsychotischen Übergangs-Zuständen (oder Persönlichkeitsvarianten) beobachteten Auffälligkeiten des Erlebens und Verhaltens „schon krankhafte Symptome“ (SCHNITZER 1846, S. 255) seien, also daß sie, wie GRUHLE es formulierte, die Folgen einer „langsamen Charakter*umwandlung*“ (1925, S. 272) durch den schleichenden psychotischen Prozeß darstellen, scheint mir empirisch nicht lösbar. Immer gehen in die jeweilige Antwort Wertgesichtspunkte mit ein, die von den ätiologischen und nosologischen Vorannahmen der Untersucher bestimmt werden. Ich denke, es geht bei der Fragestellung nicht so sehr um eine phänomenal bezogene Erkenntnis des wie immer bewerteten Morbus; eher widerspiegelt sie die mehr subjekt- oder morbozentrische Einstellung der Untersuchenden.

Für die seit GRIESINGER naturwissenschaftlich orientierte Psychiatrie mit ihren hirnpathologischen (MEYNERT, WERNICKE) und klinisch-nosologischen (KAHLBAUM, KRAEPELIN) Forschungsschwerpunkten geriet das Problem der Subjektivität, der Persönlichkeit des Kranken und ihres Zusammenhangs mit seinem Psychotisch-Sein gänzlich aus dem wissenschaftlichen Blickfeld. Angesichts einer besonders bei KRAEPELIN zu verfolgenden Tendenz zur Hypostasierung des Morbus als biologischem Prozeß wird der „persönlichen Eigenart“ (KRAEPELIN), dem Charakter des Kranken allenfalls eine sekundäre, pathoplastische (BIRNBAUM) Valenz zugesprochen. Implizit liegt diese Annahme (der hypothetischen Somatose) auch den Arbeiten aus der großen Ägide der Heidelberger Psychopathologie unter WILMANNS, ebenso der klinischen Psychopathologie KURT SCHNEIDERS zugrunde. Dieser konzidiert in seinem Vortrag über „Psychopathie und Psychose“ (1933) zwar die Möglichkeit „von mehr oder weniger“, auch prädisponierenden, „Beziehungen zwischen bestimmten seelischen und körperlichen Konstitutionen und zwischen schizophrenen Prozessen.“ In aller Schärfe kritisiert er dann die These „nur“ gradueller Unterschiede zwischen „normalen“ und psychopathischen Persönlichkeiten einerseits und Psychosen andererseits und verwirft apodiktisch die Existenz der „Grenz- oder Übergangszustände“ (1933, S. 343). (Zur dispositionellen Bedeutung der Konstitution im Anschluß an KRETSCHMER 1921, vgl. den Handbuchartikel von HOFFMANN 1926.)

Den Gegentypus verkörpert in der deutschsprachigen Psychiatrie des 20. Jahrhunderts wohl am entschiedensten ERNST KRETSCHMER. Inspiriert von den vorbereitenden Arbeiten eines TILING (1903, 1904), GAUPP (1910) und REISS (ebenfalls 1910), in denen die vergessene Frage nach der Beziehung von „Individualität und Psychose“ (Neisser 1905) erstmals wieder thematisiert wurde, aber auch von Freud, erschien 1918 in erster Auflage Kretschmers Monographie „Der sensitive Beziehungswahn“. (Der Wert dieser Studie für eine psychopathologisch orientierte Problemgeschichte der Psychiatrie ist weitaus höher einzuschätzen als der des heute zumeist dem Namen Ernst Kretschmer assoziierten Buches über „Körperbau und Charakter“, das 1921 in 1. Aufl. erschien.)

Obgleich ein Werk zutiefst romantischer Geisteshaltung (W. Kretschmer 1966), darf es heute als der „klassische Text“ der Problemgeschichte von Persönlichkeit und Psychose gelten, von hoher Relevanz weit über den Rahmen paranoider Syndrome hinaus (vgl. hierzu auch Janzarik 1981 u. 1986). Kretschmer demonstriert mit seiner hohen Kunst der Persönlichkeitsdarstellung an mehreren exemplarischen Krankengeschichten die *„psychologisch-reaktive Entstehungsweise“* eines wahnhaft-psychotischen Zustandsbildes: Die Psychose resultiert *notwendig* aus dem dynamischen Wechselspiel der „Trias von Charakter, Erlebnis und Milieu“ (Kretschmer 1918, S. 126).

Die entscheidende Erkenntnis Kretschmers liegt m. E. im Aufweis einer, wie er sagt, *„gesetzmäßigen“* Bedingtheit des Psychotisch-Seins durch den prämorbiden Charakter. Die hier angenommene Gesetzmäßigkeit muß als eine durch intuitive Wesensschau gewonnene *Erkenntnis* verstanden werden, deren logisch-mathematische Präzisierung offenbleibt. Im Psychotisch-Werden einer gefährdeten, vulnerablen Persönlichkeit vollzieht sich danach etwas *Individuell-Gesetzliches* (vgl. zur philosophischen Erörterung des „individuellen Gesetzes“ G. Simmel). Dieses aber, das man auch als *Wertnorm* des individuellen Entwicklungsprozesses bezeichnen könnte, erschließt sich allein der vorsichtigen hermeneutischen Annäherung an die innere Lebensgeschichte (Binswanger) des psychotischen Menschen.

Die hier durchscheinende Radikalität des Gedankens einer „individuellen Notwendigkeit“ des Psychotisch-Werdens für bestimmte Individuen und die damit verbundene Herausforderung für das Ethos unseres therapeutischen Umgehens mit dem Seelisch-Anderen bedeutet auch für uns Heutige das bleibende anregend-beunruhigende Erbe der romantischen und idealistischen Psychiater des frühen 19. Jahrhunderts.

Eines erscheint mir wesentlich zu betonen: Auch den Verfechtern der Übergangshypothese, beginnend von den Romantikern bis hin zu Kretschmer, steht die mit der Faktizität des Psychotisch-Seins einsetzende qualitativ andere Erlebnisweise in der Psychose als exquisit psychopathologisches Problem immer klar vor Augen. Tiling sieht im „Übergang aus dem gewöhnlichen, gesunden Fühlen und Denken des Menschen in den Wahnzustand“ eine „Umwälzung“, eine „völlige Revolution“ (Tiling 1904, S. 38). Kretschmer sieht in der sog. „Inversion“ als affektiv getragener Formveränderung des Erlebens den entscheidenden Schritt auf dem pathogenetischen Weg in die „akute Sensitivpsychose“ (1918, S. 24).

Hier öffnet sich, sofern die Psychiatrie nicht in den erkenntnistheoretischen Kurzschluß verfällt, dem Qualitativ-Neuen des psychotischen Erlebens eine somatische Genese zu unterschieben, das Arbeitsfeld der phänomenologisch-antropologischen Psychopathologie: Ihr geht es zum einen um die interpretative Annäherung an das Erleben des psychotischen Menschen, zum anderen um die Aufdeckung der dieses konstituierenden seelisch-geistigen Aufbaumomente.

Psychiatrie ist im klinischen Alltag immer mit Geschichten, den Lebensgeschichten psychose-gefährdeter und psychotisch gewordener Menschen konfrontiert. Für die Erforschung der *historiologischen Dimension* des Zusammenhangs von Persönlichkeit und Psychose erscheint mir auch heute – in einer gegenwärtig zumeist nomothetisch-quantifizierend orientierten Psychiatrie – der idiographische Zugang unverzichtbar, dem es um das geistige wertorientierte Sein der Person geht. Dieser könnte sich etwa in subtilen biographisch und psychopathologisch angelegten Einzelfallstudien zeigen, die dann als exemplarische „Standardfälle“ für nosologische Klassen fungieren können und denen somit per se eine überindividuelle Bedeutung zukommt (Zur methodologischen Problematik der Einzelfallstudien in der psychologischen Medizin vgl. FELDMANN 1974.)

Vielleicht schärft dieser Ansatz auch die Sensibilität für die *Grenzen* des psychiatrischen Erkennens bei der Behandlung unseres Problems, die V. E. v. GEBSATTEL in seinem Geleitwort zu TELLENBACHS „Melancholie“ unvergleichlich umschrieb: v. GEBSATTEL lenkt den Blick auf „eine Lücke in der Kontinuität des pathogenetischen Erfassens“, einen „Hiatus“ im „durchgängigen Geschehen auf die Psychose hin“: Gemeint ist der „in letzter Unverständlichkeit beharrende Augenblick“ des faktischen Beginns des Psychotisch-Seins: Dieser sei in „seinem *Geheimniszustand*“ anzuerkennen.

Literatur

ARNDT, R. (1883): Lehrbuch der Psychiatrie. Urban & Schwarzenberg, Wien – Leipzig

BERZE, J. (1914): Die primäre Insuffizienz der psychischen Aktivität. Deuticke, Leipzig – Wien

– (1925): Beiträge zur psychiatrischen Erblichkeits- und Konstitutionsforschung. II. Schizoid, Schizophrenie, Dementia praecox. Z. ges. Neurol. Psychiatr. 96, 603 – 652

BERZE, J., H. W. GRUHLE (1929): Psychologie der Schizophrenie. Springer, Berlin

BINSWANGER, L. (1928): Lebensfunktion und innere Lebensgeschichte. Mschr. Psychiatr. neurol. 68, 52 – 79

BIRNBAUM, K. (1913): Der Konstitutionsbegriff in der Psychiatrie. Z. ges. Neurol. Psychiatr. 20, 520 – 532

– (1923): Der Aufbau der Psychose. Grundzüge der psychiatrischen Strukturlehre. Springer, Berlin 1923

– (1925): Das Persönlichkeitsproblem in der Psychiatrie. Jahrbuch der Charakterologie 2, 167 – 195

– (Hrsg.) (1930): Handwörterbuch der medizinischen Psychologie. Thieme, Leipzig

BLANKENBURG, W. (1981 a): Wie weit reicht die dialektische Betrachtungsweise in der Psychiatrie? Z. Klin. Psych. Psychother. 29, 45 – 66

– (1981 b): Nomothetische und idiographische Methodik in der Psychiatrie. Schweiz. Archiv Neurol. Neurochir. Psychiatr. 128, 13 – 20

– (1984): Biographie und Krankheit: In: „Medicus Oecologicus“. Karlsruhe

– (1986): Prämorbide Persönlichkeit. In: CHR. MÜLLER (Hrsg.), Lexikon der Psychiatrie, 2. Aufl. Springer, Berlin – Heidelberg – New York – Tokyo, 505 – 507

CANSTATT, C. (1841): Handbuch der medicinischen Klinik, 1. Bd.: Die spezielle Pathologie und Therapie vom klinischen Standpunkte aus bearbeitet. Enke, Erlangen

CARNAP, R. (1928): Der logische Aufbau der Welt. Wien

DIEPGEN, P. (1926): Krankheitswesen und Krankheitsursache in der spekulativen Pathologie des 19. Jahrhunderts. Sudhoffs Arch. Gesch. d. Mediz. 18, 302 – 327

EMMINGHAUS, H. (1878): Allgemeine Psychopathologie. Vogel, Leipzig

ESQUIROL, J. E. D. (1827): Allgemeine und spezielle Pathologie und Therapie der Seelenstörungen. Übersetzt v. K. C. Hille und erläutert durch J. C. A. Heinroth. Hartmann, Leipzig

EWALD, G. (1921): Charakter, Konstitution und der Aufbau der manisch-melancholischen Psychosen unter besonderer Berücksichtigung der biologischen Grundlagen. Z. ges. Neurol. Psychiatr. 71, 1 – 71

– (1924): Temperament und Charakter. Springer, Berlin

– (1932): Biologische und „reine“ Psychologie im Persönlichkeitsaufbau. Karger, Berlin

FELDMANN, H. (1974): Zur Bedeutung des Einzelfalles in der psychologischen Medizin. In: J. M. BROEKMAN, G. HOFER (Hrsg.), Die Wirklichkeit des Unverständlichen. Nijhoff, Den Haag, 25–37

FEUCHTERSLEBEN, E. v. (1845): Lehrbuch der ärztlichen Seelenkunde. Gerold, Wien

FISCHER, S. (1930): Dispositionen. In: K. BIRNBAUM (Hrsg.), 106–107

GAUPP, R. (1910): Über paranoische Veranlagung und abortive Paranoia. Allg. Zschr. Psychiatr. 67, 317–320

GEBSATTEL, V. E. v. (1974): Geleitwort zu H. TELLENBACH: Melancholie

GRIESINGER, W. (1867): Die Pathologie und Therapie der psychischen Krankheiten. Stuttgart 1845, unveränderter Abdruck der 2. Aufl. von 1861, Krabbe, Stuttgart

GRUHLE, H. W. (1925): Die ursprüngliche Persönlichkeit schizophren Erkrankter. Allg. Z. Psychiatr. 80, 269–272

GUISLAIN, J. (1838 a): Neue Lehre von den Geistesstörungen (Phrenopathieen), Bearbeitet von C. CANSTATT. Campe, Nürnberg

– (1838 b): Abhandlung über die Phrenopathien. Übersetzt durch Wunderlich, Vorwort und Zusätze von E. A. Zeller. Rieger, Stuttgart – Leipzig

– (1854): Klinische Vorträge über Geisteskrankheiten. Übersetzt von H. Laehr. Hirschwald, Berlin

HAINDORF, A. (1811): Versuch einer Pathologie und Therapie der Geistes- und Gemüthskrankheiten. Braun, Heidelberg

HEINROTH, J. C. A. (1818): Lehrbuch der Störungen des Seelenlebens oder der Seelenstörungen und ihrer Behandlung. Vogel, Leipzig

– (1825): Anweisung für angehende Irrenärzte. Vogel, Leipzig

HEYSE, J. CHR. A. (1835): Allgemeines Fremdwörterbuch, 7. Aufl. Hahn'sche Buchhandlung, Hannover

HOFFMANN, H. (1926): Phänomenologie und Systematik der Konstitution und die dispositionelle Bedeutung der Konstitution auf psychischem Gebiet. In: Hdb. d. norm. u. path. Physiologie, Bd. 17, 1101–1184. Springer, Berlin

IDELER, K. W. (1835): Grundrißs der Seelenheilkunde, 2 Teile. Enslin, Berlin

– (1841): Biographien Geisteskranker in ihrer psychologischen Entwicklung. Schroeder, Berlin

– (1847): Der religiöse Wahnsinn erläutert durch Krankengeschichten. Schwetschke, Halle

JANZARIK, W. (1981): Situation, Struktur, Reaktion und Psychose. Nervenarzt 52, 396–400

– (1986): Geschichte und Problematik des Schizophreniebegriffs. Nervenarzt 57, 681–685

JASPERS, K. (1965): Allgemeine Psychopathologie, 8. Aufl. Springer, Berlin – Heidelberg – New York

KAHN, E. (1920): Über den sensitiven Beziehungswahn und die mehrdimensionale Diagnostik KRETSCHMERS. Z. ges. Neurol. Psychiatr., Referate Bd. 20, 69–86

KEHRER, F. A., E. KRETSCHMER (1924): Die Veranlagung zu seelischen Störungen. Springer, Berlin

KLAGES, L. (1936): Grundlagen der Charakterkunde. 7./8. Aufl., Barth, Leipzig

KRETSCHMER, E. (1918): Der sensitive Beziehungswahn. Springer, Berlin. 4. erweiterte Aufl. hrsg. v. W. KRETSCHMER (1966), Springer, Berlin – Heidelberg – New York

– (1921): Körperbau und Charakter, 1. Aufl. Springer, Berlin

KRAEPELIN, E. (1883): Compendium der Psychiatrie. Abel, Leipzig

– (1909): Psychiatrie, 8. Aufl., 1. Bd.: Allgemeine Psychiatrie. Barth, Leipzig 9. Aufl. mit J. LANGE, Bd. 1 (1927)

KRONFELD, A. (1924): Psychotherapie. Springer, Berlin

– (1932): Lehrbuch der Charakterkunde. Springer, Berlin

MARTIUS, F. (1914): Konstitution und Vererbung in ihren Beziehungen zur Pathologie. Springer, Berlin

MÜLLER-SUUR, H. (1950): Das Psychisch Abnorme. Springer, Berlin – Göttingen – Heidelberg

Neisser, C. (1905): Individualität und Psychose. Berl. Klin. Wochenschr. 42, 1405–1408, 1445–1447, 1473–1476

Olbrich, R. (1987): Die Verletzbarkeit des Schizophrenen: J. Zubins Konzept der Vulnerabilität. Nervenarzt 58, 65–71

Pfaundler, M. v. (1938): Historische Bemerkungen zu Name und Begriff „Diathese". Z. menschl. Vererbungs- und Konstitutionslehre 22, 129–135

Reiss, E. (1910): Konstitutionelle Verstimmung und manisch-depressives Irresein. Z. ges. Neurol. Psychiatr. 2, 347–628

Rickert, E. (1921): Der Gegenstand der Erkenntnis. Mohr, Tübingen

Ritter, J. (1972): Disposition. In: Historisches Wörterbuch der Philosophie, Bd. 2. Schwalbe, Basel – Stuttgart, 262–266

Rüdin, E. (1924): Erblichkeit und Psychiatrie. Z. ges. Neurol. Psychiatr. 93, 502–527

Scharfetter, C. (1987 a): Schizophrenien. Definition, Abgrenzung, Geschichte. In: Psychiatrie der Gegenwart, 3. Aufl., Bd. 4, 1–38. Springer, Berlin – Heidelberg

– (1987 b): Psychische Vulnerabilität – Canstatt 1841. Zur Geschichte des Verständnisses von Vulnerabilität, Prädisposition und Psychose in der 1. Hälfte des 19. Jahrhunderts. Nervenarzt 58, 527

Schmidt-Degenhard, M. (1983): Melancholie und Depression. Kohlhammer, Stuttgart – Berlin – Köln – Mainz

– (1986): Angst – problemgeschichtliche und klinische Aspekte. Fortschr. Neurol. Psychiatr. 54, 321–339

Schneider, K. (1920): Zur Frage des sensitiven Beziehungswahns. Z. ges. Neurol. Psychiatr. 59, 51–63

– (1933): Psychopathie und Psychose. Nervenarzt 6, 337–344

– (1973): Klinische Psychopathologie, 10. Aufl. Thieme, Stuttgart

Schnitzer, A. (1846): Spezielle Pathologie und Therapie der Geisteskrankheiten. Brockhaus, Leipzig

Schwalbe, E. (1919): Vor hundert Jahren. Anatom. Hefte 57, 33–47

Simmel, G. (1987): Das individuelle Gesetz. Suhrkamp, Frankfurt

Stern, W. (1911): Differentielle Psychologie, Leipzig

– (1935): Allgemeine Psychologie auf personalistischer Grundlage. Nijhoff, Den Haag

Storch, A. (1924): Der Entwicklungsgedanke in der Psychopathologie. Ergebnisse der Inneren Medizin und Kinderheilk. 26, 774–825

Tellenbach, H. (1974): Melancholie, 2. Aufl., Springer, Berlin – Heidelberg – New York

Tiling, Th. (1897): Über die Entwicklung der Wahnideen und Halluzinationen aus dem normalen Geistesleben. Riga

– (1902): Zur Paranoiafrage. Psychiatr. Wochenschr. 3, 431–436, 442–445

– (1903): Zur Ätiologie der Geistesstörungen. Centralbl. Nervenheilk. Psychiatr. 26, 561–579

– (1904): Individuelle Geistesartung und Geistesstörung. Bergmann, Wiesbaden

Tiling, Th., (1906): C. Neisser: Individualität und Psychose. Eine kritische Besprechung. Centralbl. Nervenheilk. Psychiatr. 29, 91–101

Tramer, M. (1936): Die Bereitschaft. Schweiz. Arch. Neurol. Psychiatr. 38, 255–269

Ulrich, G. (1981): Konzepte der psychobiologischen Konstitutions- und Dispositionsforschung. Ein Beitrag zu ihrer wissenschaftlichen Fundierung. Fortschr. Neurol. Psychiatr. 49, 295–312

Zeller, E. A. (1838 b): Vorwort und Zusätze zu J. Guislain

Zubin, J., B. Spring (1977): Vulnerability – a new view of schizophrenia. J. Abnorm. Psychol. 86, 102–126

Das Problem der prämorbiden Persönlichkeit

WOLFGANG BLANKENBURG

Welche Gründe kann ein Psychiater haben, sich mit der prämorbiden Persönlichkeit eines Patienten zu befassen? Gewöhnlich denkt man dabei in erster Linie an eine mögliche teilkausale oder konditionale Bedeutung im Hinblick auf die Ätiologie oder Pathogenese einer Erkrankung. Dies ist ein wichtiges, aber keineswegs das allein ausschlaggebende Interesse das uns die prämorbide Persönlichkeit eines Patienten abnötigt. Folgendes Schema soll die Vielfalt der Aspekte vergegenwärtigen, die in Betracht kommen.

Schema 1 Zielorientierung für eine Beschäftigung mit der prämorbiden Persönlichkeit eines Patienten

1. Diagnostisches Interesse:	Maßstab für einen Persönlichkeitswandel bzw. für einen „Knick“ in der Persönlichkeitsentwicklung
2. Therapeutisches Interesse:	Maßgabe für die Therapie: Wie würde eine „restitutio ad integrum“ aussehen?
3. Prognostisches Interesse:	Welche Restabilisierung ist erwartbar?
4. Rehabilitatives Interesse:	Welche Ressourcen und Schwachstellen bietet die prämorbide Persönlichkeit?
5. Pathogenetisches und ätiologisches Interesse:	Besteht ein konditionaler Zusammenhang zwischen prämorbider Persönlichkeit und Psychose?

Das diagnostische Interesse an der prämorbiden Persönlichkeit besteht in der Grenzziehung zwischen Persönlichkeitseigenart und Morbus, d. h. darin, daß es oft recht wichtig ist zu entscheiden, ob jemand „immer schon so“ war oder ob ein „Knick“ in seiner Persönlichkeitsentwicklung eingetreten ist. Das kann Schwierigkeiten bereiten. Gerade junge Kollegen täuschen sich hier recht häufig. Bekannt ist, wie sehr Depressive in der Phase dazu neigen, ihre Vorgeschichte in den düstersten Farben zu malen. Bei einem sehr klagsam-hypochondrischen Patienten wird nicht selten zu Unrecht unterstellt, er sei wohl immer schon ein „Hypochonder“ gewesen, was sich bei einer sorgfältig erhobenen Fremdanamnese dann als unzutreffend herausstellen kann usf. – Umgekehrt imponieren gelentlich gewisse Auffälligkeiten des Patienten als behandlungsbedürftige Symptomatik; eine genaue Beschäftigung mit der prämorbiden Persönlichkeitseigenart zeigt aber, daß der betreffende Mensch mit ihnen früher recht gut integriert gelebt hat und daß nicht sie es sind, die die Krankhaftigkeit bzw. Behandlungsbedürftigkeit seines Zustands begründen.

Infolge solcher Irrtümer über die prämorbide Persönlichkeit wird oft das Therapieziel falsch – d. h. zu hoch oder zu niedrig – angesetzt. Das kann verhängnisvolle Folgen haben: Entweder wird der Patient untertherapiert oder übertherapiert. Berufsanfänger neigen eher dazu, das Therapieziel zu hoch zu hängen; andere – auch manche ältere Kollegen – resignieren zu früh oder an der falschen Stelle. Beides kann dem Patienten schaden und – auch unter ökonomischen Gesichtspunkten – an der Realität vorbeigehen.

Desgleichen können bei ungenügender Berücksichtigung der prämorbiden Persönlichkeit Prognosen falsch gestellt werden. Es gehört zu den empirisch gut belegten Ergebnissen der Verlaufsforschung, daß die prämorbide Persönlichkeitsstruktur für die Zukunft des Patienten oft einen besseren Prädiktor abgibt als das psychopathologische Querschnittsbild oder sogar die Diagnose.

Demgemäß muß die rehabilitative Psychiatrie größtes Interesse an einer sehr intimen Kenntnis der prämorbiden Persönlichkeit haben. Hier ist zweierlei zu unterscheiden: Zum einen sind es mehr formale strukturelle Gesichtspunkte, die es zu berücksichtigen gilt. Zum anderen sind es sehr persönliche Idiosynkrasien, die der Therapeut kennen muß, um dem Patienten adäquat zu helfen. Dabei sollte keineswegs nur an spezielle Empfindlichkeiten, Schwachpunkte, „Achillesfersen" gedacht werden, deren genaue Kenntnis allerdings wichtig ist, sondern ebensosehr an zunächst verborgene Begabungsressourcen und verschüttete Persönlichkeitsanteile, deren Entdekkung und Freilegung für die Rehabilitation entscheidend werden kann.

Alles, was bisher genannt wurde, steht nicht in einem ursächlichen Konnex mit der psychischen Störung als solcher, sehr wohl aber mit den Möglichkeiten einer Bewältigung oder Nichtbewältigung derselben. Es ist das gleiche Interesse, das die prätraumatische Persönlichkeit verdient – und zwar auch bei Traumen, deren Zustandekommen – nicht wie beim „Unfallmann" – in keinem ursächlichem Zusammenhang mit der Persönlichkeit des Betroffenen zu sehen ist. Dieses (vorwiegend prospektiv orientierte) Interesse darf über dem für kausale Zusammenhänge nicht zu kurz kommen.

Zweifellos genießt demgegenüber – wenn auch aus dem Blickwinkel der psychiatrischen Praxis zu Unrecht – die Frage nach der Bedeutung der prämorbiden Persönlichkeit für Pathogenese und Ätiologie das größere Interesse. Sie hat eine weit zurückreichende Geschichte, die hier nicht Thema ist (vgl. dazu PAULEIKHOFF 1987, SCHMIDT-DEGENHARD 1988 u. a.). Zu denjenigen, die das Problem „Persönlichkeit und Psychose" zu Anfang unseres Jahrhunderts neu aufgegriffen haben, gehört – neben K. JASPERS und A. KRONFELD: K. BIRNBAUM (1927); er blickte bereits auf ein breites Spektrum von Auffassungen zurück, das sich zwischen der These „kein Einfluß" und dem von TILING (1904) vertretenen Konzept eines Hervorwachsens psychischer Erkrankungen aus der prämorbiden Persönlichkeit (fast als eine Art Zuspitzung derselben) erstreckt.

Auch heute noch kann es sinnvoll sein – bevor man selbst diesbezüglich Stellung bezieht –, sich die verschiedenen Möglichkeiten, die es gibt, vor Augen zu führen:

Schema 2 Prämorbide Persönlichkeit und Psychose. Gibt es einen Zusammenhang? Denkbare Hypothesen

1. Keinerlei Zusammenhang. Psychose = völlig persönlichkeitsfremd.
2. Überfällige Korrelation von Persönlichkeitsstruktur und Psychose.
   a) ohne verstehbaren psychodynamischen Zusammenhang,
   b) psychodynamisch verstehbar: Persönlichkeitsstruktur als „Gelenk" zwischen Anlage und Umweltkonstellation.
3. Persönlichkeitsstruktur als Abwehrformation gegen einen sonst drohenden psychotischen Einbruch (zu einer Psychose käme es dann nicht aufgrund, sondern trotz dieser bestimmten Persönlichkeitsstruktur).
4. Persönlichkeitsstruktur als kompensierte Dysproportion bzw. Amalgamat von Dysproportion und Kompensation derselben (WYSS).
5. Persönlichkeitsstruktur als Residuum nach abgelaufener Psychose – und wo für eine solche kein Anhalt,
   als Verformung derselben im Sinne eines „vorauslaufenden Defekts" (JANZARIK).

Diese verschiedenen Möglichkeiten (vgl. BLANKENBURG [2]1985) können hier nicht ausgiebig diskutiert werden. Für jede von ihnen gibt es Argumente und Gegenargumente. Wichtig ist, daß der Psychiater sich für sie offenhält – und nicht einer von ihnen einseitig den Vorzug gibt, es sei denn im Rahmen eines methodologisch engumgrenzten Forschungsprojekts, dessen Aussagefähigkeit dann auch dementsprechend zu relativieren ist.

Welche methodischen Zugangswege bieten sich zur Klärung der anstehenden Probleme an? Die Forschung, die sich mit der prämorbiden Persönlichkeit befaßt, etabliert sich auf verschiedenen Stufen. Das mag die folgende Übersicht verdeutlichen:

Schema 3 Methodische Zugangswege zum Problem der prämorbiden Persönlichkeit

1. Rein deskriptive Erfassung der Persönlichkeitsstrukturen und -entwicklungen vor dem Ausbruch einer Erkrankung.
2. Herausarbeitung von Typen bzw. eindrucksmäßig-typischen Strukturen.
3. Korrelationsstatistische Untersuchungen der Häufigkeit des Vorkommens umschriebener Persönlichkeitsstrukturen bei bestimmten Erkrankungen.
4. Korrelationsstatistische Untersuchungen der Häufigkeit des Vorkommens bestimmter Erkrankungen bei Menschen mit einer umschriebenen Persönlichkeitsstruktur.
5. Aufstellung von Hypothesen zur Erklärung etwaiger Korrelationen.
6. Überprüfung dieser Hypothesen durch konditionalanalytische Untersuchungen.

Die Reihenfolge, in der diese verschiedenen Aufgaben angegangen werden, kann variieren. Einzelne Glieder werden oft übersprungen. Häufig geht die intuitive Einsicht in einen Wesenszusammenhang und die daraus erwachsende Hypothesenbildung der korrelationsstatistischen Untersuchung voraus. Umgekehrt können rein zufällig gefundene Korrelationen auf Wesenszusammenhänge aufmerksam machen. Dabei ist allerdings zu beachten, daß korrelationsstatistische und auch nachgewiesene konditionale Zusammenhänge nicht unbedingt Wesenszusammenhängen entsprechen müssen. Und auch umgekehrt ist es nicht ausgemacht, daß Wesenszusammenhängen in jedem Fall statistische Korrelationen entsprechen müssen. Dies sind wissenschaftstheoretische Fragen, die hier nicht näher erörtert werden können, aber auch nicht als vorabentschieden angesehen werden sollten.

Unter der „prämorbiden Persönlichkeit" verstehen wir die Eigenart der Persönlichkeit eines Menschen vor Ausbruch einer Erkrankung. Da nicht vorübergehende Eigenheiten, sondern relativ konstante und überdauernde, basale Eigenheiten gemeint sind, ist der Begriff „prämorbide Persönlichkeitsstruktur" genauer.

Oft ist von „Primärpersönlichkeit" die Rede. Wir vermeiden diesen Ausdruck, weil die Persönlichkeit eines Menschen auch schon vor einer Erkrankung einem ständigen Wandel unterworfen ist und es offen bleibt, was denn nun eigentlich als „primär" zu bezeichnen sei.

Gelegentlich richtet sich die Aufmerksamkeit in diesem Zusammenhang ausschließlich auf abnorme Persönlichkeitszüge bzw. Persönlichkeitsstörungen. Dies ist nicht unproblematisch, weil offenzuhalten ist, ob bzw. ab wann man von einer „-störung" sprechen soll. Früher wurde zum Beispiel die prämorbide Persönlichkeit unipolar Depressiver als „synton" (E. Bleuler) oder „zyklothym" (Kretschmer) und damit als „normal" beschrieben. In mancher Hinsicht ist dies zutreffend. Man kann sogar den Eindruck bekommen, daß die Persönlichkeit solcher Menschen vor Erkrankungsbeginn wie auch im Intervall als „besonders normal" anzusehen sei. Diesbezüglich sind wir jedoch hellhörig geworden, seit Tellenbach ([4]1983, 1987) den Begriff der „pathologischen Normalität" oder „Hypernomie", Kraus (1977, 1987) den einer „Identitätsverfassung", Wulff (1975) im Kontrast zu „Psychopathie" den Begriff einer „Normopathie" eingeführt haben. In der psychosomatischen Medizin begegnen wir, wenngleich auf anderer Ebene, einer entfernt ähnlichen Problematik.

Es empfiehlt sich, bei der Beschreibung einer Persönlichkeitsstruktur jede Wertung zu vermeiden und darüber hinaus zunächst einmal ganz offen zu lassen, ob ihr überhaupt eine, und wenn ja, welche Relevanz für die Erkrankung zukommt.

Der Begriff „Persönlichkeitsstruktur" läßt überdies gänzlich unbestimmt, inwieweit diese Struktur anlagebedingt (etwa Resultat einer genetischen Programmierung) ist, inwieweit ein Ergebnis von Einwirkungen seitens der Um- und Mitwelt, bzw. ein Resultat der Auseinandersetzung mit deren Einwirkungen (seien sie nun biologischer oder psychosozialer Natur). Im Rahmen der Frage nach der „prämorbiden Persönlichkeit" hat es sich als sinnvoll erwiesen, diese Alternative ganz aus dem Spiel zu lassen.

Das bedeutet: die Frage nach der prämorbiden Persönlichkeitsstruktur unterstellt das „Primat der gewordenen Persönlichkeit“; ihr Gewordensein wird vorausgesetzt. Hierzu hatte schon 1960 PETRILOWITSCH ausgeführt: „In den Anfängen der Ontogenese kommt den Einflüssen des Milieus eine entscheidende persönlichkeitsprägende Bedeutung zu. Die prägende Wirkung der Gemeinschaften, innerhalb derer sich das Individuum entwickelt, kommt nicht zu den ererbten Anlagen hinzu, sondern die sich verfestigenden Anlagen stellen die Unifaktion von Ererbtem und Erworbenem dar. In der – später als habituell imponierenden – Anlage sind Innen und Außen untrennbar vereinigt. Solche habituellen Anlagen lassen sich in der Lebensgeschichte als mächtige Konstanten nachweisen, die das persönliche Schicksal weitgehend bestimmen und den Betrachter dazu verleiten, das Charakteristische und Wiederkehrende seiner Konstanz wegen voreilig für ererbt zu halten“ (PETRILOWITSCH 1960, S. 22 f.).

Der Begriff Unifaktion ist zwar ein Begriff, der nichts erklärt. Er präzisiert aber das Problem, durch welchen Vorgang denn hier aus etwas Bedingtem etwas Bedingendes werde – d. h. wie aus etwas so außerordentlich Heterogenem (nämlich DNS-Molekülen und vielfältigen Umweltkonstellationen) etwas relativ so Einheitliches werde, wie es die menschliche Persönlichkeit (sowohl in ihrer Typik als auch Einmaligkeit) darstellt; kurz: wie aus Heteronomem etwas wird, dem wir eine – wenn auch noch so begrenzte – Autonomie zusprechen.

Wenn auch im Rahmen der Frage nach der Bedeutung der prämorbiden Persönlichkeit das Vorhandensein von so etwas wie „Persönlichkeitsstruktur“ – als terminus a quo – vorausgesetzt werden muß, soll hier doch ein kurzer Blick darauf geworfen werden, woher denn das, was wir als die „Persönlichkeit“ bzw. Persönlichkeitsstruktur eines Menschen kennen, stammt. „Persönlichkeit“ wird bis heute zumeist als ein „Produkt“ oder auch als „Resultante“ von genetischen und Umweltfaktoren angesehen.

Bekannt ist FREUDS Konzeption einer „Übergangsreihe“ zwischen Anlagebedingtem und frühkindlich Erworbenem. Diese Sichtweise entspricht einer analytischen Fragestellung; „analytisch“ hier nicht im Sinne der Psychoanalyse sondern, wissenschaftstheoretisch verstanden, als Frage danach, „woraus“ etwas entstanden ist. Zweifellos gibt es auf der Ebene, auf der Anlage und Umwelt im Blick sind, nichts anderes, „woraus“ eine Persönlichkeit entsteht. Eine Reduktion auf diese beiden Faktoren bietet sich wie von selbst an.

Eine andere Frage ist jedoch die nach der Art der vorliegenden Synthesis. Wir müssen uns das Staunen erhalten, auf welche Weise aus so disparaten Dingen wie (aus DNS-Molekülen bestehenden) Chromosomen und bestimmten (uns auf ganz anderen Wegen zugänglichen) Umweltkonstellationen eine einheitliche, in sich konsistente Persönlichkeit erwachsen kann. Was entsteht, „ist“ zunächst tatsächlich nichts anderes als ein „Produkt“ der Verbindung dieser beiden Ursachenstränge. Aber, was in dieser Blickrichtung sich zunächst als Bedingtes präsentiert, stellt sich alsdann im Rahmen der Fragestellung „Persönlichkeit und Psychose“ als „Bedingendes“ dar. Der *Umschlag vom Bedingten zum Bedingenden* ist es, der – obschon methodologisch und ontologisch bis heute nicht hinreichend geklärt – hier als bereits geschehen immer schon vorausgesetzt wird.

In der gegenwärtigen Psychiatrie ist die Frage, ob es für bestimmte Erkrankungen eine einheitliche prämorbide Persönlichkeitsstruktur gibt und, wenn ja, welcher Stellenwert ihr im Hinblick auf die Pathogenese zukommt, umstritten.

KRETSCHMERS Konzeption der zyklothymen und zykloiden Persönlichkeit einerseits, sowie der schizothymen und schizoiden Persönlichkeit andererseits hat heute fast nur noch historische Bedeutung.

Gegenwärtig ist die Konzeption eines „Typus melancholicus" (TELLENBACH 1961, [4]1983) als prämorbider Persönlichkeitsstruktur monopolar Depressiver am bekanntesten, wenngleich nicht unumstritten.

Bereits Anfang des Jahrhunderts hatte ABRAHAM (1912) eine Kombination von oralen und analen Charakterzügen als typisch für die Persönlichkeit von zur Depression neigender Menschen beschrieben. Weitgehend unabhängig von der europäischen Tradition wurde in den vierziger Jahren in Japan eine Persönlichkeitsstruktur Prädepressiver konzipiert, deren japanischer Name mit dem Terminus „Immobilothymie" oder auch „Statothymie" übersetzt wurde. Wie SHINFUKU und IHDA (1969), KRAUS (1971), MÖLLER und v. ZERSSEN 1987, v. ZERSSEN et al. 1969 und D. v. ZERSSEN (1976, 1980, 1987) herausgearbeitet haben, stimmen diese Charakterisierungen im wesentlichen mit denen des Typus melancholicus überein. Was aber bis heute noch nicht durchweg befriedigend gelungen ist, ist die klare Abgrenzung von neurotisch-depressiven und anankastischen Persönlichkeitsstrukturen, obgleich für den intuitiven Blick Unterschiede deutlich sind. Zwar gibt es Übergänge und Legierungen mannigfaltiger Art. Aber der Prägnanztypus ist jeweils ein anderer, wenn auch die Differenzierbarkeit mittels testpsychologischer Verfahren noch zu wünschen übrig läßt.

U. H. PETERS (1984) schreibt: „Bei monopolarer Depression findet man ausnahmslos, bei bipolarer manisch-depressiver Erkrankung in der Mehrzahl der Fälle eine Persönlichkeitsstruktur, für die TELLENBACH die Bezeichnung Typus melancholicus eingeführt hat". Die Untersuchungen von TÖLLE (1987) und TÖLLE et al. (1987) scheinen dies zu widerlegen. Möglicherweise spielt aber dabei die Selektion von Patienten in einer relativ kleinen Universitätsklinik eine Rolle, denn unkomplizierte Fälle einer endogenen Depression können heute zumeist andernorts ausreichend behandelt werden.

Mir scheint, daß die Kriterien für die Festlegung eines „Typus melancholicus" in der Nachfolge TELLENBACHS häufig zu sehr an dem Stichwort „Ordentlichkeit" festgemacht werden. Gerade dies Item ist im Hinblick auf die Abgrenzung von der anankastischen Persönlichkeitsstruktur nicht glücklich gewählt. Auf der anderen Seite sind die „symbiotisch-sympathetischen Züge" nicht ohne weiteres von den oralen Charakterzügen neurotisch-depressiv Strukturierter und mancher Abhängiger abzugrenzen. In der *Art* der Verschränkung dieser beiden Charakterzüge, die seitens der Psychoanalyse mit den Prädikaten „oral" und „anal" belegt werden, liegt offenbar das Spezifische.

Ich selbst pflege bei der Charakterisierung der typischen prämorbiden Persönlichkeitsstruktur phasisch Depressiver aus den besagten Gründen anstelle von „Ordentlichkeit" lieber von „Solidität" bzw. „Hypersolidität" zu sprechen. Diese Bezeichnung betont, daß solche Menschen in der Regel gerade nicht die Unausgeglichenheit und Forciertheit der entsprechenden neurotischen Persönlichkeitsprägungen aufweisen, sondern etwas, was man als „Gewachsenheit, Gediegenheit", ja eher als ein Übermaß an Ausgewogenheit bezeichnen möchte. Der Ausdruck umspannt sowohl das Verhältnis zur Arbeit als auch das Verhältnis zu den nächsten Angehörigen und die enge Bindung an die Alltäglichkeit, an die Wohnung, an „Haus und Hof" und „Scholle". Es ist insgesamt ein starker Hang zur „Verwurzelung", der auffällt.

Termini wie „Hypernomie" (TELLENBACH [4]1983, KRAUS 1977), „Identitätsverfassung" (KRAUS 1977, 1987) oder auch „Überidentifizierung" umreißen das Gemeinte auf einer abstrakteren Ebene. Die Identifizierung mit der eigenen Rolle im privaten und beruflichen Leben ist es, was den Eindruck der „Solidität" hervorruft. Das Wort „Überidentifikation" darf nicht so verstanden werden, als ob es sich hier um etwas Forciertes handeln würde. Das Gegenteil von „Forciertheit" imponiert. Das ist es, was gemeinhin diese Menschen prämorbid und in den freien Intervallen nicht nur als psychisch „gesund", sondern sogar als besonders „normal" und einsatzfähig erscheinen läßt. Es fehlt alles Extravagante, Gewollte, Gekünstelte, Forcierte. Es sind Menschen, die nach dem Grundsatz leben „Mehr sein als scheinen". Sie sind wegen ihrer Verläßlichkeit, anspruchslosen Einsatzbereitschaft und Loyalität als Mitarbeiter oft ganz besonders geschätzt.

Es ist gut möglich, daß dieser hier noch einmal dargestellte Prägnanztypus nur eine Kerngruppe endomorph Depressiver kennzeichnet und daß die ihm eigene Prägnanz dem Kliniker eine größere Häufigkeit vortäuscht als tatsächlich vorhanden. Es ist daher beim gegenwärtigen Kenntnisstand sicher gut, gegenüber Generalisierungen kritisch zu bleiben. Daß das hier Wiedergegebene aber nicht doch wenigstens für eine größere Gruppe endomorph Depressiver zutreffen sollte, ist schwer vorstellbar; desgleichen, daß die Untersuchungen, die die Verbreitung dieser Persönlichkeitsstruktur unter endomorph Depressiven belegen (Markert 1972, Frey 1977, Eiband 1979, Dietzfelbinger 1985 u. a.), lediglich als „hypothesengesteuert", das heißt letztlich als durch Vorurteile bedingt und somit in die Irre führend anzusehen seien. Weitere – insbesondere auch prospektive – Untersuchungen sind erforderlich.

Von dem Welt- und Selbstverhältnis neurotischer Patienten ist die prämorbide Persönlichkeit typisch endomorph Depressiver durch die Selbstverständlichkeit abgehoben, mit der das Ethos der „Solidität" dargelebt und dargeleibt wird. Die Dynamik einer „Abwehr" ist weit weniger zu spüren als bei Neurotikern. Es ist das „Syntone" der Persönlichkeit, das schon in der Diskussion zwischen E. Bleuler (1922) und E. Kretschmer eine gewichtige Rolle spielte. Dieses intuitiv sehr stark beeindruckende Moment ist testpsychologisch offenbar schwer zu fassen.

„Solide" kommt (gem. Duden) von lat. „solidus" = gediegen, massiv, fest, hart; vollständig, ganz; gediegen, echt, wahrhaft. Das dazugehörige Substantiv „solidum" meint dementsprechend „etwas Festes, dichter Körper, fester Boden, Kern"; „in solido" = in Sicherheit; Festigkeit; das Ganze, Gesamtsumme, Gesamtkapital usw.; „solidare" bedeutet „dicht, fest machen, befestigen; zusammenfügen". Lautlich ganz ähnlich klingt „solere" = pflegen, gewohnt sein; geschlechtlich verkehren; „ut solet" = wie gewöhnlich. Unabhängig davon, ob sprachwissenschaftlich zwischen diesen beiden Wortstämmen eine Verbindung besteht oder nicht, meine ich, daß zwischen dem „*Gediegen*sein" des Soliden und dem *Wohnen im Gewohnten* eine deutlich faßbare Wesensbeziehung existiert, die sehr unmittelbar mit dem zu tun hat, was uns angesichts von Menschen, die zu phasischen Depressionen neigen, ins Auge springt.

Prämorbide Persönlichkeitsstruktur bei somatischen Erkrankungen (Exkurs)

Psychiatrische Erkrankungen sollten nicht isoliert von der übrigen Medizin gesehen werden. Auch im Hinblick auf somatische Erkrankungen ist immer wieder die Frage gestellt worden, ob nicht diese oder jene Persönlichkeitsstruktur mit einem bestimmten Morbus korreliert sei. Diese Fragestellung reicht bis in die Antike zurück. Die erste empirische Untersuchung erschien 1935 unter dem Titel „Emotions and Bodily Changes" (F. Dunbar 1935/⁴1954). Die Autorin betonte, daß die Persönlichkeitsprofile – unabhängig davon, inwieweit sie konstitutionsbedingt oder durch tieferliegende Konflikte bedingt seien – klinisches Interesse für sich beanspruchen könnten. Kritisch setzte sich mit diesem (Persönlichkeit und Krankheit zusammenrückenden) Ansatz vor allem F. Alexander (1950/³1977, S. 46 f.) auseinander. Er vermutete eine Korrelation nicht so sehr zwischen Persönlichkeitsstruktur und Erkrankung, als vielmehr „zwischen emotionalen Konstellationen und vegetativen Reaktionen". Im deutschen Schrifttum wurden diese Überlegungen von W. BRÄUTIGAM, A. MITSCHERLICH, TH. v. UEXKÜLL und anderen aufgegriffen.

Die Frage nach einer charakteristischen Persönlichkeitsstruktur bei bestimmten somatischen Erkrankungen war damit aber nicht erledigt. In den 50er Jahren wurde z. B. die Persönlichkeitsstruktur von Patienten mit PCP heftig diskutiert (PLÜGGE), ebenso ob bzw. inwieweit bei Colitis-ulcerosa-Patienten die Persönlichkeitsstruktur, inwieweit ein vorausgegangenes psychisches Trauma für die Art und für die Auslösung der Erkrankung von Bedeutung sei. In der Folgezeit wurden unter anderem verschiedene Persönlichkeitstypen bei Ulkus-Erkrankungen – z. B. ein „aktiver" und ein „passiver" Typus – herausgearbeitet. Insgesamt hat diese Fragestellung im Verlauf der letzten Jahrzehnte an Interesse verloren. Die Ergebnisse von Korrelationsstudien waren uneinheitlich, z. T. sogar widersprüchlich. Dennoch ist diese Fragestellung m. E. zu sehr in den Hintergrund getreten. Sie kann durchaus eine – wenngleich nur partielle – Bedeutung für sich in Anspruch nehmen. In unserer Klinik beschäftigt sich M. SCHÄFER – einer Hypothese U. H. PETERS folgend – mit der Persönlichkeitsstruktur von Migränekranken.

Eine neue Epoche wurde auf diesem Feld durch die „Alexithymie"-Hypothese (SIFNEOS 1967, 1972, v. RAD 1983) eingeleitet, bei der es nicht mehr um eine Differentialtypologie unterschiedlicher Persönlichkeitsstrukturen bei bestimmten psychosomatischen oder somatischen Erkrankungen geht, sondern ganz generell um eine Typisierung von psychoneurotischen und psychosomatischen Patienten überhaupt. Die Auseinandersetzungen darüber, ob es sich dabei um etwas Spezifisches handelt oder um etwas recht Heterogenes (bei dem offensichtlich soziokulturelle Einflüsse eine beträchtliche Rolle spielen, wie wir an der diesbezüglichen Morbidität von ausländischen (z. B. türkischen) Arbeitnehmern feststellen können) halten an. Es sind verschiedenartige Korrelationen zwischen der Neigung, psychosomatisch zu erkranken, und der Fähigkeit zur Versprachlichung von Emotionen und persönlichen Konflikten denkbar. Vor allem dürfte die Abgrenzbarkeit der „Alexithymie" (sprachlich korrekter: „Thymalexie") bzw. der „Pensée opératoire"*, und dem „psychosomatischen Phänomen" (BRÄUTIGAM und v. RAD 1979, STEPHANOS 1986) und Verhaltensweisen Gesunder immer noch nicht hinreichend geklärt sein.

Gegenüber dem anfänglich großen Interesse an diesem Konzept hat sich inzwischen einige Skepsis breitgemacht (BREDE 1974; CREMERIUS 1982; BENEDETTI 1980; M. v. RAD, S. ZEPF 1986). So fragte CREMERIUS (1977): „Ist die ‚psychosomatische Struktur' der französischen Schule krankheitsspezifisch?" (Psyche 31, S. 293 – 317). Zur heutigen Auffassung hinsichtlich der prämorbiden Persönlichkeit psychosomatisch Kranker vgl. W. BRÄUTIGAM und P. CHRISTIAN (1986) sowie H. WEINER (1977, 1986).

Für den Psychiater ergibt sich hier (vgl. BLANKENBURG 1978) eine interessante Parallele zur Frage der Abgrenzbarkeit der „Hypernomie" des „Typus melancholicus" (TELLENBACH 1961/ [4]1983, 1987) von übermäßig soliden, ordentlichen, genaunehmenden und auf sympathetisch-symbiotische Bindungen bedachten gesunden Menschen der Durchschnittspopulation. Wie hoch unter alexithymen Menschen der Prozentsatz derjenigen ist, die früher oder später psychosomatisch erkranken, und wie hoch unter der sicher nicht geringen Zahl von Menschen, die Kennzeichen des „Typus melancholicus" aufweisen, der Prozentsatz derjenigen ist, die früher oder später an einer endomorphen Depression erkranken, ist bis heute noch nicht verläßlich ermittelt. Das hängt einerseits damit zusammen, daß es nicht leicht ist, diese Begriffe hinreichend trennscharf zu operationalisieren. Andererseits wären umfangreiche prospektive Untersuchungen erforderlich, die einen beträchtlichen Aufwand voraussetzen.

Bei psychosomatisch Kranken ebenso wie bei Prädepressiven von „Pseudonormalität" zu sprechen, ist fragwürdig. Der Vergleich wird Widerspruch hervorrufen. Die Probleme liegen auf verschiedenen Ebenen. Dennoch kann durch die Gegenüberstellung einiges klarer werden, was ganz allgemein die Bedeutung prämorbider Persönlichkeitsstrukturen für die Pathologie und

---

* Das Konzept der „Pensée opératoire" der französischen Schule wurde eingehend von STEPHANOS (1986) und M. v. RAD (1983) dargestellt. „Ich-Entwicklung" und „Ich-Struktur" sind hier die Schlüsselworte. Die Ichstruktur ist nach OVERBECK (1979, 1984) einer von fünf Gesichtspunkten, die zum Verständnis der „Dynamik einer psychosomatischen Störung" als wesentlich anzusehen seien

Psychopathologie betrifft. Daher sollte dieser Vergleich hier nicht fehlen. Im Sinne einer ganzheitlich orientierten Medizin wäre es nicht gut, das Problem der prämorbiden Persönlichkeit ausschließlich im Hinblick auf die Psychosen zu diskutieren und nicht auch im Hinblick auf andere Erkrankungen. Dabei sollte man sich freilich davor hüten, diese Fragestellung überzubewerten oder mit zu hohen Erwartungen zu befrachten.

Zur prämorbiden Persönlichkeitsstruktur Schizophrener und Depressiver

Zunächst einmal galt es, die Vielfalt der Gesichtspunkte herauszuarbeiten, unter denen man sich mit der prämorbiden Persönlichkeit eines Patienten befassen kann. Diagnostische – insbesondere differentialdiagnostische –, prognostische, therapeutische und rehabilitative Gesichtspunkte sind für den klinischen Alltag vorrangig. Sie beanspruchen eingehende Berücksichtigung – unabhängig davon, ob man der Eigenart der prämorbiden Persönlichkeitsstruktur irgendeine Relevanz für die Pathogenese oder gar Ätiologie psychiatrischer Erkrankungen beimißt oder nicht.

Diese zuletzt genannte Frage wird oft ganz zu Unrecht allein in den Vordergrund gestellt. Freilich verdient sie das größte theoretische Interesse. Sie ist nicht nur im Hinblick auf die endogenen Psychosen von Bedeutung, sondern im Grunde mehr noch für Neurosen, Suchtentwicklungen und andere psychische und psychosomatische Störungen. Aber die prämorbide Persönlichkeit sollte keineswegs nur da interessieren, wo sie als pathogenetischer oder gar ätiologischer Faktor in Betracht kommt. Sie ist überdies für die Verarbeitung von hirnorganischen Läsionen wie auch für die Verarbeitung von Krankheiten jeglicher Art bedeutsam, ebenso für die Verarbeitung von schweren Schicksalsschlägen, die mit Krankheit nichts zu tun haben, also für die Verarbeitung von Einbrüchen in die Biographie eines Menschen überhaupt. Diesbezüglich ist aus einer genauen Kenntnis der prämorbiden Persönlichkeitsstruktur und -entwicklung mehr zu entnehmen, als man gemeinhin glaubt. Doch ist verständlich, daß sich das Interesse des Psychiaters in erster Linie auf die Bedeutung der prämorbiden Persönlichkeitsstruktur für die Entstehung wie auch für den Verlauf von Schizophrenien und manisch-depressiven Erkrankungen richtet.

Hinsichtlich der Schizophrenien sind bisher alle Versuche, generalisierungsfähige Aussagen über „die" prämorbide Persönlichkeit zu machen, gescheitert. Die Forschung auf diesem Gebiet begründet eher Skepsis (Fritsch 1976, Angst 1984, 1987, 1988). So schreibt Scharfetter (1987) „Es bleibt offen, ob es eine spezifische schizophrene Prädisposition gebe. Die prämorbide Persönlichkeit ist auf der deskriptiv erfaßbaren Ebene sehr uneinheitlich und erlaubt keine Aussage darüber, ob der betreffende Mensch je in seinem Leben, in seinen basalen Ich-Bereichen desintegrieren werde. Daher haben wir auch keine Grundlage für eine echte Primärprävention. Dies wird noch verstärkt durch unser Unwissen darüber, was für protektive Faktoren bei einem potentiell vulnerablen Individuum vielleicht vor der Dekompensation bewahren könnten" (1987, S. 18 f.)

Oder (a.a.O. S. 3) im Hinblick auf die Krankheit „Schizophrenie" schlechthin: „So bleibt vorwiegend Negatives als das Unifizierende für die Kontamination so heterogener Gestalten: die Uneinheitlichkeit in Entstehung und Verlauf, das Fehlen einer einheitlichen prämorbiden Persönlichkeit, einer einheitlich erhebbaren Ursache, eines spezifischen körperlichen Korrelates, einer klar angebbaren genetischen Grundlage, einer einfachen therapeutischen Ansprechbarkeit."

Gibt es in dieser Situation nur die Möglichkeit resignativer Skepsis? Das Versagen der Forschung auf diesem Gebiet könnte daher rühren, daß immer wieder bis in die

Gegenwart hinein versucht wird, einen einzigen Persönlichkeitstypus zu finden, der allen verschiedenen schizophrenen Erkrankungen zugrundeliegen soll. Aussichtsreicher scheint es zu sein, anstelle von nosologisch-generalisierenden Aussagen sich auf verschiedene, untereinander differierende Typen zu beziehen, die in sich konsistent erscheinen und in der klinischen Erfahrung (wenngleich in begrenzter Zahl) immer wieder vorkommen.

Die sensitive Persönlichkeitsstruktur, die erstmals E. KRETSCHMER (1918) beschrieb, bildet einen solchen Typus. Persönlichkeitsspezifische Konflikte geben bei ihm den Anstoß zur Auslösung einer Psychose; und zwar nicht nur zu flüchtigen paranoiden Reaktionen und nichtschizophrenen Wahnentwicklungen, sondern auch zu Psychosen, die am Ende eindeutig schizophrenes Gepräge tragen. Daß die hierher gehörigen Zustandsbilder und Verläufe relativ selten vorkommen, sollte nicht an dem Wert und der Gültigkeit der hier ins Auge springenden Zusammenhänge zweifeln lassen. Die sensitive Persönlichkeitsstruktur kann also als Modellfall für die Bedeutung von Persönlichkeitsstrukturen für die psychoseauslösende Potenz mancher Situationen im Sinne einer „komplementären Situagenie" (v. BAEYER 1963) gelten. Heute würde man mit ZUBIN und SPRING (1977) eher von einer spezifischen Vulnerabilität gegenüber bestimmten Situationen sprechen und zwar solchen mit einem besonderen Belastungscharakter, den TELLENBACH (1961/^{4}1983, 1987) „endotrop" bezeichnete. Jedenfalls spricht einiges dafür, daß die Situationen, die für potentiell Schizophrene und für potentiell phasisch Depressive krankheitsauslösend werden können, in Abhängigkeit von der Persönlichkeitsstruktur der Betroffenen unterschiedlicher Art sind. Es ist ein bleibendes Verdienst E. KRETSCHMERS, die spezifische Verwundbarkeit sensitiver Persönlichkeiten herausgestellt zu haben.

Dekompensationen auf diesem Hintergrund müssen allerdings keineswegs stets bis zum Wahn führen. Es gibt nicht selten Menschen mit sensitiver Persönlichkeitsstruktur, bei denen persönlichkeitsspezifische Kränkungen nicht zu wahnhaften Projektionen führen, sondern z. B. zu Suizidimpulsen. Sie finden sich in der Suizidliteratur (HENSELER) unter dem Stichwort der „narzißtischen Krisen"; handelt es sich doch bei den von KRETSCHMER beschriebenen Menschen um solche, die ihr verletzliches Selbstwertgefühl bei mangelnder Selbstdurchsichtigkeit sehr stark an die Einhaltung ethischer Normen binden, oder kurz um „Überich"-Narzißten. Die Voraussetzung für die Wahnbereitschaft dürfte in der größeren Selbstverborgenheit liegen, die projektive Tendenzen begünstigt.

Ein anderer Typus ist die durch Ich-Schwäche (Egopathie) gekennzeichnete Persönlichkeit mit Überangepaßtheit in der Kindheit und später frustranen Verselbständigungsdurchbrüchen in der Adoleszenz. Anstelle einer Gewinnung innerer Selbständigkeit kommt es dann häufig zur Verselbständigung einer Wahnthematik (BLANKENBURG 1983, 1987).

Ferner gibt es zwanghafte Persönlichkeiten, bei denen sich in gleitendem Übergang eine schizophrene Symptomatik herauskristallisiert, wobei es Sache der Interpretation ist, ob man die Zwanghaftigkeit als eine Vorstufe oder als eine – nur streckenweise gelingende – Abwehr der Psychose (vgl. SIMKÓ 1965, 1981) versteht.

In diesem Zusammenhang kann man auch an die von JANZARIK (1973) beschriebenen Persönlichkeitsstrukturen denken, die die Grundlage für die Entwicklung eines „Kontaktmangelparanoids" bei entsprechender Situation bilden. Ähnlich wie beim „sensitiven Beziehungswahn" i. S. KRETSCHMERS gibt es hier gleitende Übergänge in typisch schizophrene Psychosen. Zwar deutet der Name auf eine stärkere Gewichtigkeit des situativen Kontextes als auf die einer bestimmten Persönlichkeitsprägung hin, aber bei einer Felduntersuchung der vielen isoliert lebenden Menschen dürfte doch wohl nur ein sehr kleiner Prozentsatz die Symptomatik eines Kontaktmangelparanoids aufweisen. Zweifellos spielt eine bestimmte Vulnerabilität der Persönlichkeit eine wichtige Rolle. Tendenzen zu autistischem Rückzug sind bei diesen Menschen unverkennbar. Charakteristischerweise setzen sie therapeutisch gemeinten Kontaktangeboten häufig einen zähen Widerstand entgegen. Die Isolation, die zweifellos wahnhaftes Erleben begünstigt, dürfte insgesamt doch mehr Folge als Ursache der Persönlichkeitseigenart von Menschen mit einem Kontaktmangelparanoid sein.

Es gibt vielleicht noch auf einer anderen Ebene prämorbide Persönlichkeitsstrukturierungen, die im Hinblick auf das Ausklinken einer Psychose, wie auch auf deren Eigenart von Bedeutung sind, diesbezüglich mehr Spezifität aufweisen. Diesbezüglich sollte man nicht zu früh resignieren. Gegenüber eigenschaftsbezogenen Typologien bieten strukturbezogene Typologien eher Chancen, generalisierbar zu sein.

In einer Arbeit über „Schizophrene Psychosen in der Adoleszenz" (1983) habe ich den Versuch gemacht, so unterschiedliche präschizophrene Erscheinungsbilder wie Überangepaßtheit, völlig unangepaßte Querstellung (bis hin zur Soziopathie), narzißtische wie auch zwanghafte Persönlichkeitszüge u. a. als unterschiedliche Modi der Auseinandersetzung mit einem einzigen primären „Anderssein" zu verstehen, wie es auch M. Bleuler (1972, 1986) als Grundzug schizophren werdender Menschen sieht.

Im Gegensatz zur „Identitätsverfassung" (Kraus 1977) monopolar Depressiver könnte man versucht sein, in bezug auf Schizophrene von einer „Differenzverfassung" zu sprechen. Gemeint ist damit, daß die Neigung zu einer gewissen „Zwiespältigkeit" nicht erst in der schizophrenen Psychose, sondern bereits prämorbid in Erscheinung treten kann, was früher mit dem Begriff des „Schizoids" im Blick war. Dies bedeutet, daß es *eine* Gruppe von Präschizophrenen gibt, die nicht nur mit sich selbst „uneins" sind, sondern häufig auch auf andere einen „zwiespältigen" Eindruck machen. Dazu gehört, daß solche Menschen oft nicht nur eine besondere Verletzlichkeit gegenüber ambiguitären Situationen zeigen, sondern – ganz im Gegensatz zu Depressiven, die dergleichen meiden oder ignorieren (vgl. Kraus in diesem Band) – zugleich von solchen Situationen angezogen werden oder sie selbst provozieren. Zu solchen Situationen gehören insbesondere „Double-bind-Situationen", ohne daß damit der – als widerlegt anzusehenden – These einer spezifisch schizophrenogenen Wirkung derselben das Wort geredet werden sollte. Eine besondere Empfindlichkeit diesen Situationen gegenüber ist aber immer wieder zu beobachten, mitunter bereits lange vor Ausbruch der Psychose. Dies wird von Angehörigen und auch vom Patienten selbst oft eindrucksvoll berichtet. Darüber hinaus gibt es oft Hinweise darauf, daß die Patienten (ganz im Gegensatz zu Depressiven) ambiguitäre Situationen mitunter selbst herbeiführen oder durch ihr Verhalten begünstigen. Das kann *vor* jedem intentionalen Verhalten geschehen. Wenn ein später Schizophrener bereits im Säuglingsalter durch seine „Ausstrahlung" den Eindruck einer gewissen Inkonsistenz (der sich nicht ausschließlich auf mangelnde Vitalität beziehen muß) erweckt, ist verständlich, daß dies bei einer Mutter eher ambivalente Gefühle (teils überfürsorglicher, teils ablehnender Art bzw. ein Gemisch von beidem) provozieren kann, wie dies bereits in der älteren Familienforschung immer wieder beschrieben wurde. Derartiges ist in der Vorgeschichte später Schizophrener zwar nicht regelmäßig zu beobachten, aber doch wohl häufiger als in der Durchschnittspopulation.

Freilich wird man gegenüber allen Generalisierungen auf diesem Felde skeptisch bleiben müssen. Es gibt genug präschizophrene Entwicklungsverläufe, bei denen von dem hier Gesagten nichts zu beobachten ist. Dies spricht aber nicht unbedingt gegen eine Regelhaftigkeit bzw. gegen ein Determinationsgefüge, sondern eher dafür, daß es sinnvoll ist, Untergruppierungen präschizophrener Persönlichkeitsstrukturen und -entwicklungen anzunehmen, wie dies bereits vor Jahren durch Matussek (1973) geschehen ist.

Daß der beschriebene Circulus-vitiosus zwischen Ausstrahlung von Zwiespältigkeit, Provokation derselben bei anderen und dann tatsächlich eintretender (provozierter oder nichtprovozierter) Zwiespältigkeit von Situationen (bzw. zwiespältigen Verhaltensweisen der Mitwelt) Gefährdungen der psychischen Stabilität zeitigen kann, ist einleuchtend. Wie häufig tatsächlich derartiges im Vorfeld schizophrener Psychosen vorkommt, bzw. wie häufig eine solche Konstellation vom Ausbruch einer schizophrenen Psychose oder anderen psychischen Störungen (z. B. abnormen Persönlichkeitsentwicklungen) gefolgt ist oder aber (nach dem Motto „Was mich nicht umbringt, macht mich stärker") zu außergewöhnlichen, vielleicht sogar kreativen Entwicklungen führt oder im Kontrast zu dieser Auffassung (Arieti 1975, Wynne 1973), keinerlei spezifizierenden Einfluß auf die psychische Entwicklung eines Menschen ausübt – dies zu klären, ist trotz erheblicher Anstrengungen bisher nicht hinreichend gelungen.

Zweifellos besteht hier eine tiefe Kluft zwischen vorwissenschaftlichen (deswegen nicht notwendig unzutreffenden) Vermutungen und wissenschaftlich verläßlich Belegtem. Denkbar ist, daß eine (durch genetische Faktoren begünstigte) Tendenz, ambivalente Regungen zu provozieren, ein wichtiges Zwischenglied zwischen einer von Erbfaktoren mitbedingten Disposition zur Schizophrenie und – zwar nicht immer, aber doch überzufällig häufig vorkommenden – ungünstigen zwischenmenschlichen Konstellationen abgibt.

Im Gegensatz zu den Verhältnissen bei Schizophrenen scheint die prämorbide Persönlichkeitsstruktur monopolar Depressiver leichter überschaubar zu sein. Ob diese Patienten „ausnahmslos", wie Peters (1984) schreibt, den von Tellenbach (1961/ ^{4}1983, 1987) beschriebenen „Typus melancholicus" verkörpern, bzw. gemäß der Konzeption von Shimoda (1940) eine „Immobilothymie" oder nach der psychoanalytischen Tradition seit Abraham (1912, 1925) eine besondere Verschränkung von oralen oder analen Charakterzügen (vgl. D. v. Zerssen et al. 1976, 1980), wird die weitere Forschung zu entscheiden haben. Die Ansichten darüber sind – wie auch die Beiträge dieses Bandes zeigen – vorerst noch kontrovers.

Bei der Auszählung von 100 monopolar Depressiven der letzten Jahre, mit denen der Autor soweit befaßt war, daß er sich ein Urteil über deren prämorbide Persönlichkeitsstruktur bilden konnte, waren es 81 %, die das Gepräge eines „Typus melancholicus" trugen. Solche Zahlen sind zwar wissenschaftlich fragwürdig, solange der Begriff nicht operationalisiert, die Untersuchungsinstrumente noch nicht strengen Kriterien (hinsichtlich Reliabilität, Objektivität und Validität) genügen, die Auslesefreiheit nicht einwandfrei garantiert und keine Vergleichsuntersuchungen an randomisierten Kontrollgruppen vorliegen. Diesbezüglich steht noch einiges aus.

Anzustreben ist unter anderem ein Vergleich der Häufigkeit des Vorkommens des „Typus melancholicus" innerhalb verschiedener (sowohl soziokulturell als auch rassisch differierender) Populationen. Wünschenswert wären vor allem breit angelegte prospektive Untersuchungen unausgelesener Probanden, wie sie Angst (1988) in der Schweiz im Rahmen der Musterung junger Männer durchführt. Da monopolare Depressionen (im Gegensatz zu Manien) bei Frauen wesentlich häufiger vorkommen, wäre es von Interesse solche Untersuchungen auch bei jungen Mädchen bzw. Frauen durchzuführen. Der Aufwand dürfte sich lohnen, da die depressiven Erkrankungen nach wie vor einen erheblichen Anteil an der Gesamtmorbidität der Bevölkerung stellen (Kielholz 1987). Voraussetzung ist ein besseres – d. h. reliableres, objektiveres und valideres – Untersuchungsinstrumentarium zur Feststellung dessen, was wir „Typus melancholicus" nennen. Vorerst sind diesbezüglich die Arbeiten von D. v. Zerssen et al. (1969, 1970) sowie v. Zerssen (1976, 1980) wegweisend.

Kann die von TELLENBACH (1969) geltend gemachte „kinetische Typologie" in jedem Fall einer endogenen Depression in der gleichen Weise Gültigkeit beanspruchen? Ich meine: nein. Es gibt Fälle, die sich nicht ohne Zwang dieser Konzeption einfügen. Aber auch im Rahmen dieser Konzeption sind verschiedene Abwandlungstypen nicht nur denkbar, sondern (nach Auffassung des Autors) auch deskriptiv klar abgrenzbar (BLANKENBURG 1988).

Ganz kurz soll hier – als Anregung zur Nachprüfung gedacht – eine Hypothese genannt werden, die sich dem Verfasser in den letzten Jahren angesichts eindrucksvoller Fälle aufgedrängt hat. Es geht um Unterschiede der Persönlichkeitseigenart und biographischen Vorgeschichte bei *wahnhaften* und *nichtwahnhaften* Depressionen.

Die Hypothese lautet: Auch bei wahnhaften Depressionen zeigt sich in der Mehrzahl der Betroffenen ein ausgeprägter „Typus melancholicus". Unter ihnen gibt es eine Gruppe – wie groß sie ist, wäre zu überprüfen – bei der es nicht sosehr situative Umstände sind (Umzug, Wochenbett, „Empty-nest"-Situation, Überforderung im Beruf, Leistungseinbuße z. B. infolge von Krankheit u. ä.), was zu einem Zurückbleiben („Remanenz") hinter dem Selbstentwurf (auf den der Patient im Sinne einer „Inkludenz" festgelegt war) führt, sondern ein tatsächlich selbst zu verantwortendes Ausbrechen aus dieser „Inkludenz". Der Patient wird seinem Entwurf „untreu" in einer Weise, die Menschen anderer Persönlichkeitsstruktur sich ohne Gefährdung ihrer psychischen Stabilität „leisten" können, nicht aber Menschen mit einer Typus-melancholicus-Struktur. Tun sie es dennoch, kann dies – so lautet die These – früher oder später zu einer Depression führen und zwar vorzugsweise zu einer solchen paranoider Prägung.

In der Vorgeschichte wahnhafter Depressionen kommt es denn auch häufiger als bei nichtwahnhaften Depressionen vor, daß der Patient irgendwann *spontan* aus seiner „Inkludenz" ausgebrochen ist in einer Weise, die er – von seinem Lebensentwurf her, auf den er festgelegt bleibt – nicht zu rechtfertigen vermag. Während das, was TELLENBACH „Remanenz" nennt, bei den vital-gehemmten (wenig Wahn entwickelnden) Depressiven häufiger durch eine äußere Situation – Leistungseinbuße infolge körperlicher Erkrankungen, Überforderung im Beruf, Umzug, Statusveränderungen (gelegentlich auch einmal beruflicher Aufstieg mit vermehrter Verantwortung i. S. einer „Beförderungsdepression") – Zustande kommt, handelt es sich bei den wahnhaft Depressiven häufiger um eine „selbstgestrickte" Remanenz. Allerdings beziehen sich die Schuldvorwürfe typischerweise nicht auf den selbstverschuldeten und eigentlich selbst zu verantwortenden Ausbruch aus dem festgefügten eigenen Welt- und Selbstentwurf. Dies würde eine Selbstdurchsichtigkeit voraussetzen, wie sie bei nichtkrankhaften Schuldgefühlen zu finden ist. Charakteristisch ist vielmehr die „Verschiebung" der Thematik auf ein dem Außenstehenden völlig abwegig erscheinendes Feld. Derartige Abwehrmechanismen als Grundlage paranoider Entwicklungen und Psychosen sind seit langem bekannt. In unserem Zusammenhang interessiert vor allem die Persönlichkeitsstruktur, die einen solchen Vorgang begünstigt. Die Rigidität im Hinblick auf das, „was sein darf und was nicht", haben diese Patienten mit anderen Depressiven gemeinsam. Der Unterschied liegt darin, daß das, was nicht sein darf, irgendwann bei ihnen dennoch stattfindet, aber aufgrund des starren Festhaltens an vorgegebenen Normen nicht wahrgehabt werden kann. Verdrängung und Verleugnung gelingen jedoch nicht restlos. Das Resultat ist eine Verschiebung.

Verständlich ist, daß bei diesen Patienten im Gegensatz zur Struktur der meisten nichtwahnhaften endomorph Depressiven öfter narzißtische (und auch hysterische) Persönlichkeitsanteile zu finden sind. Dies macht die Besonderheit dieser Patienten aus.

An diesem Punkt wird deutlich, daß auch die Depressions*art* sehr wohl in einem gewissen Kontext mit der prämorbiden Persönlichkeitsstruktur gesehen werden kann. Daß sie nicht nur von solchen Faktoren, die in der Persönlichkeitsstruktur begründet sind, bestimmt ist, zeigt sich daran, daß es Patienten gibt, die weitgehend situationsunabhängig zwischen wahnhaft und nichtwahnhaften Phasen bzw. Episoden alternieren. Auch sprechen, wie andernorts dargestellt (Blankenburg 1988), vereinzelte klinische Beobachtungen für einen gewissen Einfluß der Art der antidepressiven Medikation auf die diesbezügliche Gestaltung der Depression. Das hier dargestellte Modell des Verstehens wird dadurch nicht widerlegt, sondern lediglich in seiner Gültigkeitsbreite relativiert.

Aus dem Vorgetragenen mag deutlich geworden sein, daß das Problem, welche Bedeutung der prämorbiden Persönlichkeitsstruktur psychotisch Erkrankender zuzumessen ist, bis heute noch bei weitem nicht hinreichend gelöst ist, zugleich aber, daß weitere Forschung auf diesem Feld lohnend sein dürfte.

Literatur

Abraham, K. (1969/71): Psychoanalytische Studien. Bd. I und II, hrsg. von J. Cremerius. Fischer, Frankfurt/M

Akiskal, H. S., R. M. A. Hirschfeld, B. I. Yerevanian (1983): The relationship of personality to affective disorders. Arch. Gen. Psychiatry 40: 801 – 810

Alexander, F. (1950): Psychosomatic Medicine; dt. Übers.: Psychosomatische Medizin. W. de Gruyter, Berlin 1951, [3]1977

Angst, J., P. Clayton (1986): Premorbid personality of depressive, bipolar, and schizophrenic patients with special reference to suicidal issues. Compr. Psychiatry 27: 511 – 532

Angst, J., R. Isele, Ch. Scharfetter, P. Scheidegger (1985): Zur prämorbiden Persönlichkeit Schizophrener. Schweiz. Arch. Neurol. Neurochir. Psychiatr. 136: 45 – 53

Birnbaum, K. (1927): Persönlichkeit und Psychose. Mschr. Psychiatr. Neurol. 63: 346 – 379

Blankenburg, W. (1978): Grundlagenprobleme der Psychopathologie. Nervenarzt 49: 140 – 146

Blankenburg, W. (1988): Wahnhafte und nichtwahnhafte Depression. Daseinsanalyse 5 (i. Vorber.)

– (1983): Schizophrene Psychosen in der Adoleszenz. Jap. J. Psychopathol. 4: 151 – 170

– (1972/[2]1985): Persönlichkeit, prämorbide. In: C. Müller (Hrsg.), Lexikon der Psychiatrie. Springer, Berlin – Heidelberg – New York

Bleuler, E. (1922): Die Probleme der Schizoidie und der Syntonie. Z. ges. Neurol. Psychiatr. 78: 373 – 399

Bleuler, M. (1972): Die schizophrenen Geistesstörungen im Lichte langjähriger Kranken- und Familiengeschichten. Thieme, Stuttgart

Bleuler, M. (1987): Schizophrenie als besondere Entwicklung. In: K. Dörner, (Hrsg.): Neue Praxis braucht neue Theorie. J. van Hoddis, Gütersloh

Bräutigam, W., Rad, M. v. (1977): Toward a theory of psychosomatic disorder. Alexithymia, Pensée opératoire, Psychosomatisches Phänomen. Karger, Basel – München 1977

Brengelmann, J. C. (1954): Spaltungsfähigkeit als Persönlichkeitsmerkmal. Z. Psychol. 2: 455

Charney, D. S., J. C. Nelson, D. N. Quinlan (1981): Personality traits and disorder in depression. Am. J. Psychiatry 138: 1601 – 1604

Chodoff, P. (1972): The depressive personality. Arch. Gen. Psychiatry 27: 666 – 673

Cremerius, J. (1977): Ist die „psychosomatische Struktur“ der französischen Schule krankeitsspezifisch? Psyche 31, 293 – 317

Czernik, A., E. M. Steinmeyer, A. Samen (1986): Objektivierende Untersuchungen über Unterschiede der Intervallpersönlichkeit monopolar und bipolar depressiver Patienten unter Lithiumbehandlung. Nervenarzt 57: 517 – 525

Dietzfelbinger, T. (1985): Quantifizierende Erfassung biographischer Aspekte und prämorbider Persönlichkeitsdimensionen bei Neurosen und endogenen Depression. Diss. München

Dunbar, F. (1935/[4]1954): Emotons and Bodily Changes. Columbia-Univ.-Press, New York

Ermann, M. (1987): Die Persönlichkeit bei psychovegetativen Störungen. Springer, Berlin – Heidelberg – New York – London – Paris – Tokyo

Frey, R. (1977): Die prämorbide Persönlichkeit von monopolar und bipolar Depressiven. Arch. Psychiat. Nervenkr. 224: 161 – 173

Fritsch, W. (1976): Die prämorbide Persönlichkeit der Schizophrenen in der Literatur der letzten hundert Jahre. Fortschr. Neurol. Psychiatr. 44: 323 – 372

Hirschfeld, R. M. A., G. L. Klerman, P. J. Clayton, M. B. Keller, N. C. Anderasen (1984): Personality and gender-related differences in depression. J. Affective Disord. 7: 211 – 221

Hirschfeld, R. M. A., G. L. Klerman, M. B. Keller, N. C. Andreasen, P. J. Clayton (1986): Personality of recovered patients with bipolar affective disorder. J. Affective Disord. 11: 81 – 89

Hofmann, G. (1973): Vergleichende Untersuchungen zur prämorbiden Persönlichkeit von Patienten mit bipolaren manisch-depressiven Psychosen. Inaug. Diss., München

Janzarik, W. (1956/57): Die hypochondrischen Inhalte der cyclothymen Depression in ihrer Beziehung zum Krankheitstyp und zur Persönlichkeit. Arch. Psychiatr. Nervenkr. 195: 351 – 372

– (1973): Über das Kontaktmangelparanoid des höheren Alters und den Syndromcharakter schizophrenen Krankseins. Nervenarzt. 44: 515 – 526

– (1988): Strukturdynamische Grundlagen der Psychiatrie. Enke, Stuttgart

Kraepelin, E. (1913): Psychiatrie. Ein Lehrbuch für Studierende und Ärzte, 8. Aufl., Bd. III, Teil II, 923. Barth, Leipzig

Kraus, A. (1971): Der Typus melancholicus in östlicher und westlicher Forchung. Nervenarzt 42: 481 – 483

– (1977): Sozialverhalten und Psychose Manisch-Depressiver. Enke, Stuttgart

Kraus, A. (1987): Rollendynamische Aspekte bei Manisch-Depressiven. In: Psychiatrie der Gegenwart, 3. Aufl., Bd. 5: Affektive Psychosen. Springer, Berlin – Heidelberg – New York – London – Paris – Tokyo

Kretschmer, E. (1918): Der sensitive Beziehungswahn, 3. Aufl., Springer, Berlin – Göttingen – Heidelberg, 1955

– (1921): Körperbau und Charakter, 25. Aufl., Springer, Berlin – Heidelberg – New York, 1967

Markert, F. (1972): Zur Prämorbiden Persönlichkeitsstruktur endogen Depressiver. Testuntersuchungen durch Selbstbeurteilung nach Psychosenremission. Diss. Frankfurt/M. 1972

Matussek, P., W. B. Feil (1983): Personality attributes of depressive patients. Arch. Gen. Psychiatry 40: 783 – 790

Möller, H.-J., D. v. Zerssen (1987): Prämorbide Persönlichkeit von Patienten mit affektiven Psychosen. In: K. P. Kisker, H. Lauter, J.-E. Meyer, C. Müller, E. Strömgren (Hrsg.), Psychiatrie der Gegenwart, 3. Aufl., Bd. 5, 165 – 179

Moore, Th. v. (1941): The prepsychotic personality and the concept of mental disorder. Character and Personality 9: 169 – 181

Mundt, Ch., H. Lang (1987): Die Psychopathologie der Schizophrenien. In: K. P. Kisker, H. Lauter, J.-E. Meyer, C. Müller, S. Strömgen (Hrsg.): Psychiatrie der Gegenwart, 3. Aufl., Bd. 4: Schizophrenien, 39 – 70. Springer, Berlin – Heidelberg – New York – London – Paris – Tokyo

Pauleikhoff, B. (1987): Das Menschenbild im Wandel der Zeit. Ideengeschichte der Psychiatrie und der klinischen Psychologie, Bd. III. u. IV. Pressler, Hürtgenwald

Peters, U. H. (1984): Typus melancholicus. In: A. M. Freedman, B. J. Kaplan, B. J. Sadock, U. H. Peters (Hrsg.), Psychiatrie in Praxis und Klinik, Bd. 1: Schizophrenie, affektive Erkrankungen, Verlust und Trauer, 338 ff. Thieme, Stuttgart – New York

Petrilowitsch, N. (1960): Abnorme Persönlichkeiten. Karger, Berlin – New York

RAD, M. v., ZEPF, S. (1986): Psychoanalytische Konzepte psychosomatischer Symptom- und Strukturbildung. In: TH. v. UEXKÜLL, (Hrsg.): Psychosomatische Medizin. 3. Aufl. Urban & Schwarzenberg, München – Wien – Baltimore

SCHARFETTER, CH. (1987): Definition, Abgrenzung, Geschichte. In: K. P. KISKER, H. LAUTER, J.-E. MEYER, C. MÜLLER, E. STRÖMGREN (Hrsg.), Psychiatrie der Gegenwart, 3. Aufl., Bd. 4: Schizophrenien, 1 – 39. Springer, Berlin – Heidelberg – New York – London – Paris – Tokyo

SCHARFETTER, CH., M. NÜSPERLI (1980): The group of schizophrenias, schizoaffective psychoses, and affective disorders. Schizophr. Bull. 6: 586 – 591

SCHMIDT-DEGENHARD, M. (1983): Melancholie und Depression. Kohlhammer, Stuttgart – Berlin – Köln – Mainz

SHINFUKU, N., S. IHDA (1969): Über den prämorbiden Charakter der endogenen Depression – Immodithymie (später: Immobilithymie) von Shimoda. Fortschr. Neurol. Psychiatr. 37: 545 – 552

SIFNEOS, P. E. (1983): The Prevalence of "Alexithymie" Characteristics in Psychosomatic Patients. Psychother. Psychosom. 22, 255 – 263

SÜLLWOLD, L. K. P. KISKER (1965): Praeschizophrene Entwicklungsverläufe Jugendlicher und ihre Typisierung. Jb. Psychol. Psychother. med. Anthropol. 12: 161

TELLENBACH, H. (1961, [4]1983): Melancholie. Springer, Berlin – Heidelberg – New York

– (1968): Zur Verschränkung von prämorbider Persönlichkeit und pathogener Situation. In: B. PAULEIKHOFF (Hrsg.), Situation und Persönlichkeit in Diagnostik und Therapie. Karger, Basel – New York

– (1969): Zur Freilegung des melancholischen Typus im Rahmen einer kinetischen Typologie. In: H. HIPPIUS, H. SELBACH (Hrsg.), Das depressive Syndrom. Urban & Schwarzenberg, München – Berlin – Wien

– (1980): Typus melancholicus. In: U. H. PETERS (Hrsg.), Psychiatrie. Psychologie des 20 Jahrhunderts, Bd. 10. Kindler, Zürich

– (1987): Psychiatrie als geistige Medizin. Verlag für angewandte Wissenschaften, München

TILING, TH. (1904): Individuelle Geistesartung und Geistesstörung. Grenzfr. Nervenleb. 27. Bergmann, Wiesbaden

TÖLLE, R. (1987): Persönlichkeit und Melancholie. Nervenarzt 58: 327 – 339

TÖLLE, R., A. PEIKERT, A. RIEKE (1987): Melancholie bei Persönlichkeitsstörungen. Nervenarzt 58: 227 – 236

ZERSSEN, D. v. (1980): Der „Typus melancholicus“ in psychometrischer Sicht. Z. f. Klin. Psychol. Psychother. 24: 200 – 220, 305 – 316

– (1980): Persönlichkeitsforschung bei Depressiven. In: H. HEIMANN, H. GIEDKE (Hrsg.), Neue Perspektiven in der Depressionsforschung. Huber, Bern – Stuttgart – Wien

ZERRSEN, D. v., D.-M. KOELLER, E.-R. REYX (1969): Objektivierende Untersuchung zur prämorbiden Persönlichkeit endogen Depressiver. In: H. HIPPIUS, H. SELBACH (Hrsg.), Das depressive Syndrom, 183 – 205. Urban & Schwarzenberg, München – Berlin – Wien

ZUBIN, J., G. SPRING (1977): Vulnerability – a new view of schizophrenia. J. Abnorm Psychol. 86: 103 – 126

Prämorbide Persönlichkeit – Methodische Probleme

Jules Angst

Einleitung

Schon um die Jahrhundertwende wurden grundlegende noch heute aktuelle Hypothesen über die Bedeutung der prämorbiden Persönlichkeit aufgestellt und fundamentale methodische Probleme erörtert. Es ging dabei um pathogenetische und pathoplastische Zusammenhänge zwischen Persönlichkeit und Krankheit.

Kraepelin (1920) bezweifelte selbst nicht, daß die sogenannte persönliche Eigenart, d. h. die Summe der durch Anlage und Lebensschicksale bedingten Eigenschaften des Menschen, für die Entstehung des Irreseins eine ungemein wichtige Rolle spiele, ja den größten Teil, namentlich der leichteren Formen, geradezu bedinge. Er hielt einen pathoplastischen Einfluß der Persönlichkeit für gesichert; ferner schien ihm nicht selten die Krankheit eine einfache Steigerung von prämorbiden Eigentümlichkeiten zu sein. Andererseits fiel ihm aber auch die Uniformität psychopathologischer Syndrome, trotz verschiedenster Persönlichkeit, sowie manchmal geradezu ein Gegensatz zwischen persönlicher Eigenart und psychopathologischem Syndrom auf. Von einer regelmäßigen Assoziation von Persönlichkeit und Psychopathologie konnte nach Kraepelin also keine Rede sein.

Im Gegensatz zu Kraepelin vertrat Tiling (1904) die Auffassung, daß sowohl Symptomatik als auch Verlauf psychischer Störungen allein vom Temperament und Charakter, d. h. von der ganzen individuellen Persönlichkeit bestimmt werde. Schon er stellte auch die Hypothese einer Disharmonie der Persönlichkeit als Prädisposition zur psychotischen Erkrankung auf, ein Gedanke, der sich prinzipiell nicht von der Konzeption Manfred Bleulers (1972) unterscheidet. Der vererbten Disposition wird dabei nur eine allgemeine, unspezifische Rolle zugewiesen.

Zur „Steigerungshypothese“, wonach Krankheiten Steigerungen prämorbider Eigentümlichkeiten mit gemeinsamer Struktur sind, gehört ein Kontinuum zwischen gesund und krank. Wilmanns (1906) wies schon eindrücklich darauf hin, daß es keine scharfen Grenzen z. B. zwischen Stimmungsschwankungen des Gesunden, Psychopathien und Zyklothymien gibt. Bei Melancholikern hatten Schott (1903) und Reiss (1910) auf ein schwerblütiges stilles ernsthaftes, besonders den Schwaben eigenes Wesen aufmerksam gemacht. Das Werk von Kretschmer (1921) bildet eine sinnvolle Fortsetzung der Steigerungshypothese.

Reiss kam aber schon 1910 in seiner 280 Seiten umfassenden sorgfältigen Arbeit zum vernichtenden Resultat, daß es nicht gelinge, aus der Persönlichkeitsveranlagung vorherzusagen, welche Psychose sich entwickeln wird. Wörtlich sagte er: „Einfache, periodische und echte zirkuläre Formen, psychogen gefärbte Verstimmungen, melancholieartige Bilder und gehemmte Depressionen fanden sich, wenn auch nicht überall mit derselben Häufigkeit, doch in gleicher Weise bei den verschiedensten Veranlagungstypen“.

Unsere heutigen Hypothesen wurzeln in den zitierten Arbeiten und lassen sich kurz wie folgt zusammenfassen:

1. Unauffällige Persönlichkeiten können endogen erkranken.

2. Es gibt keine prämorbiden, krankheitstypischen Persönlichkeiten von Melancholikern, Manisch-Depressiven oder Schizophrenen. Dasselbe gilt vielleicht nicht für andere Störungen wie Angst- und Zwangserkrankungen; teilweise beginnen diese so früh, daß es keine prämorbide Persönlichkeit gibt.

3. Es gibt pathoplastische Einflüsse der Persönlichkeit. Hier ist der Inhalt gewisser Symptome aus Persönlichkeitszügen, die Biographie einschließend, ableitbar.

4. Diese pathoplastischen Einflüsse sind unabhängig von der Diagnose. Beispiel: Aggressive Persönlichkeit und Suizid.

5. Gewisse Persönlichkeitszüge können fakultative Risikofaktoren für oder protektive Faktoren gegen eine Erkrankung sein.

6. Prämorbid stark deviante Persönlichkeit korreliert mit sozial ungünstiger Prognose psychischer Erkrankungen.

7. Der Erkrankungstypus (Syndrom) wird in der Regel durch vererbte Dispositionen bestimmt. Beispiel: Hypomanie/Manie.

Methodische Probleme

Die methodischen Probleme bei der Erfassung der prämorbiden Persönlichkeit sind vielfältig und mehrheitlich ungelöst. Sie bestehen in einem Mangel an allgemeingültigen theoretischen Konzepten, einem Mangel an spezifischen Meßinstrumenten (worauf v. Zerssen 1977 wiederholt hingewiesen hat). Grundlegend existiert auch eine Krise der Persönlichkeitspsychologie überhaupt, wenn sich auch in jüngerer Zeit nach Singer und Kolligian (1987) vielleicht wieder Neuentwicklungen abzuzeichnen beginnen.

Die Schwächen der meisten Studien liegen in der Auswahl der Stichproben, im Mangel an genügenden Vergleichsgruppen, um die Spezifität der Befunde zu sichern und einem Mangel an Kontrollgruppen.

Weitere Schwierigkeiten liegen im Zeitpunkt der Befunderhebungen. Die meisten Studien stützen sich auf retrospektive Informationen seitens des Patienten oder seiner Umgebungspersonen, oder es handelt sich um postmorbide oder intermorbide Messungen mit Hilfe von Selbstbeurteilungsinstrumenten oder Schätzskalen. Bei Untersuchungen im Intervall stellt sich die Frage der Stabilität der Testbefunde über längere Zeiträume, um auf den prämorbiden Zustand zurückschließen zu dürfen. Ferner ist noch sehr wenig über den Einfluß von Behandlungseffekten, z. B. von Lithium, auf die Persönlichkeit bekannt.

Trotz all dieser Bedenken ist nicht alles, was postmorbid erfaßt wird, an sich zweifelhaft. Gewisse Merkmale können retrospektiv ökonomisch und relativ sicher erhoben werden, so z. B. Schulerfolg, Sozialstatus, prämorbides Beziehungsnetz und ähnliches. Im Rahmen unserer epidemiologischen Untersuchungen überprüften wir je 100 23jährige Männer und Frauen des Geburtenjahrgangs 1956 hinsichtlich der Zuverlässigkeit ihrer Antworten auf einen durch die Post zugeschickten Fragebogen. Bei einer Rücklaufrate von 50 % fand Weber (1979), daß die Erinnerungsfähigkeit bezüglich verschiedener Daten verschieden ist. So waren z. B. die Angaben über Schulerfolg und körperliche Auffälligkeiten sehr zuverlässig. Auch Verwahrlosungssymptome, wie Schulschwänzen und Weglaufen sowie Stehlen wurden zwischen 60 und 86 % korrekt angegeben. Hingegen waren Bettnässen im Schulalter, nächtliche Angstzustände, Nervosität und Depressionen nur in einem Drittel der Fälle erinnert worden. Als Außenkriterium dienten hier die schulpsychiatrisch und schulpsychologisch erhobenen Befunde. Es läßt sich daraus wohl ableiten, daß viele Angaben falsch negativ sind.

Schwierigkeiten bei der Anwendung des Freiburger Persönlichkeitsinventars FPI

Die Interpretation von festgestellten Persönlichkeitsaspekten *nach* erfolgter Erkrankung als prämorbid setzt eine gewisse Stabilität von Persönlichkeitszügen über die Krankheit hinweg voraus. Wir möchten also gerne wissen, wie weit post- oder intermorbide Befunde als prämorbid gültig interpretiert werden dürfen. Aus der Sicht der Psychologie stellt sich dazu ganz allgemein die Frage der Retest-Reliabilität über kurze und lange Zeiträume. Aus psychiatrischer Sicht muß dann die Frage nochmals anhand von Patientenstichproben überprüft werden, da die Krankheit die Persönlichkeit ändern kann. Wir wollen anhand einer eigenen Studie versuchen, auf einige dieser Fragen kurz einzugehen.

Retest-Reliabilität des FPI

Wir haben in Zürich im Jahre 1971 eine großangelegte Kohortenstudie begonnen. Erfaßt wurden alle im Kanton Zürich ansässigen 19jährigen Männer anläßlich der in der Schweiz obligatorischen militärischen Musterung. Es handelt sich um 6315 Männer, die getrennt von der militärärztlichen Untersuchung im Rahmen eines Forschungsprojektes in kleinen Gruppen mit Fragebogen untersucht, und mit dem Freiburger Persönlichkeitsinventar FPI von Fahrenberg und Selg (1970) getestet werden konnten. Die Hälfte der Befragungen geschah anonym, und diese Probanden konnten deshalb longitudinal nicht mehr verfolgt werden. Von den übrigen wurden nach einem Jahr aus einer Infanterie-Rekrutenschule, d. h. aus einer sehr ausgewählten Unterstichprobe, 74 Probanden untersucht. Als die Probanden 22jährig waren, erfolgte eine postalische Nachuntersuchung mit Hilfe des FPI an einer repräsentativen Unterstichprobe von 756 Männern. Im Alter von 31 Jahren, d. h. nach 12 Jahren, erhielt die Hälfte der Stichprobe eine verkürzte Version des FPI (ZPI, Sieber 1986). Die Rücklaufquote war 52 %; es konnten 657 Probanden mit Hilfe des FPI ein zweites Mal erfaßt werden.

Die Produkt-Moment-Korrelations-Koeffizienten über 1 Jahr, 3 Jahre und 12 Jahre nach der Ersttestung von Männern im Alter von 19 Jahren sind in der Tab. 1 ersichtlich. Wie zu erwarten, nehmen die Korrelationen mit zunehmender Distanz zwischen den beiden Messungen ab, bleiben aber auch nach 12 Jahren noch mit Werten zwischen 0,4 und 0,5 akzeptabel. Dabei ist zu berücksichtigen, daß schon nach einem Jahr die Korrelationen im allgemeinen zwischen 0,5 und 0,6 liegen. Weitere 11 Jahre haben also nur zu einer relativ geringen Reduktion der Korrelationen geführt. Ziemlich stabil sind Aspekte der Extraversion, Geselligkeit (Skala 5) und Gehemmtheit (Skala 8).

Tabelle 1 Retest-Reliabilität ab 19. Altersjahr (Produkt-Moment-Korrelationen)

	Kontrollen Männer		
	1 Jahr[1] (N = 74)	3 Jahre[2] (N = 756)	12 Jahre (N = 636)
1 Nervosität	0.64	0.57	0.47
2 Aggressivität	0.60	0.49	0.38
3 Depressivität	0.63	0.57	0.43
4 Erregbarkeit	0.61	0.53	0.47
5 Geselligkeit	0.54	0.60	0.51
6 Gelassenheit	0.42	0.45	0.37
7 Dominanzstreben	0.54	0.55	0.39
8 Gehemmtheit	0.60	0.58	0.51
9 Offenheit	0.50	0.52	0.42
10 Extraversion	0.51	0.55	0.48
11 Emotion. Labil.	0.67	0.56	0.46
12 Maskulinität	0.60	0.51	0.47

1 Baumann 1974
2 Sieber 1979

An der Ursprungsstichprobe von 6315 Männern läuft ein zweites Projekt, welches sämtliche psychiatrischen Behandlungsfälle aus Polikliniken und Kliniken des Kantons Zürich einbezieht. Wir haben auf diese Weise bis jetzt 268 Probanden identifiziert, die psychiatrische Institutionen aufsuchten. Diese Stichprobe ist nicht voll repräsentativ. Sie wird derzeit ergänzt. Es fehlen z. T. noch Kranke, die durch niedergelassene Psychiater, andere Ärzte oder Psychologen behandelt wurden. Ferner ist leider nur ein kleiner Teil dieser Stichprobe, nämlich 21 Fälle, in der nach 12 Jahren postalisch nachbefragten Gruppe enthalten. Trotzdem ist es sehr interessant, die 21 psychiatrischen Patienten mit den 633 übrigen Personen desselben Geburtenjahrgangs zu vergleichen. Angegeben sind in Tab. 2 die Produkt-Moment-Korrelationen – für die Patientengruppe auch die Spearman-Rang-Korrelations-Koeffizienten. Wie unterscheiden sich die psychiatrischen Patienten von den Kontrollen? Als relativ sta-

Tabelle 2 Retest-Reliabilität ab 19. Altersjahr (Produkt-Moment-Korrelationen)

	Kontrollen Männer –	Psychiatr. Patienten	
	12 Jahre (N = 636)	12 Jahre (N = 21)	Spearman
1 Nervosität	0.47	0.38	0.34
2 Aggressivität	0.38	0.32 n.s.	0.27
3 Depressivität	0.43	0.27 n.s.	0.33
4 Erregbarkeit	0.47	0.50	0.45
5 Geselligkeit	0.51	0.49	0.38
6 Gelassenheit	0.37	0.11 n.s.	0.02
7 Dominanzstreben	0.39	0.56	0.55
8 Gehemmtheit	0.51	0.16 n.s.	0.23
9 Offenheit	0.42	0.09 n.s.	0.06
10 Extraversion	0.48	0.37	0.35
11 Emotion. Labil.	0.46	0.16 n.s.	0.19
12 Maskulinität	0.47	0.07 n.s.	0.06

Tabelle 3 Kontrollen (N = 636), FPI Skalenwerte (Mediane) im Alter von 19 und 31

FPI Skalen	1971	1983	Diff.	p
1 Nervosität	18	14	−4	0.001
2 Aggressivität	20	14	−6	0.001
3 Depressivität	19	12	−7	0.001
4 Erregbarkeit	17	17	0	0.001
5 Geselligkeit	21	18	−3	0.09
6 Gelassenheit	20	20	0	n.s.
7 Dominanzstreben	18	18	0	0.001
8 Gehemmtheit	20	16	−4	0.001
9 Offenheit	20	17	−3	0.001
10 Extraversion	19	16	−3	0.001
11 Emotion. Labil.	20	14	−6	0.001
12 Maskulinität	19	23	+4	0.001

bil erweist sich wiederum die Skala 5 Geselligkeit. Überraschend ist aber die Stabilität von zwei Teilaspekten der Aggression, nämlich die Skala 4 Erregbarkeit und die Skala 7 Dominanzstreben oder reaktive Aggressivität. Im Mittelfeld der Korrelationen befinden sich die Extraversion und die Skala 1 Nervosität, welche wahrscheinlich einen stark konstitutionellen Faktor vegetativer psychosomatischer Labilität erfaßt. Die übrigen Dimensionen korrelieren nicht mehr signifikant mit dem Ersttest vor 12 Jahren, im besonderen nicht die emotionelle Labilität.

Interessant ist eine Analyse der Mittelwerte oder Mediane der einzelnen FPI-Skalen über 12 Jahre vom Alter 19 bis 31. Tab. 3 gibt die Daten der 636 Kontrollpersonen wieder. Die Werte stellen T-Transformationen mit einem Mittelwert von 20 und einer Standardabweichung von 8 dar. In einigen Skalen, nämlich in 4, 5, 6 und 7, zeigen sich keine nennenswerten Unterschiede, obwohl sie zum Teil statistisch signifikant sind. In sieben Skalen zeigen sich Reduktionen der Skalenwerte um 3 bis 7 Punkte. Stark zurückgegangen ist das Score des Neurotizismus von 20 auf 14, entsprechend auch die Scores der Faktoren Nervosität, spontane Aggressivität und Depressivität. Zugenommen hat einzig die Maskulinität.

Im Vergleich dazu finden sich in Tab. 4 die Mediane der FPI-Skalen unserer 21 psychiatrischen Patienten im Alter von 19 und 31 Jahren. Insgesamt zeichnen sich ähnli-

Tabelle 4 Psychiatrische Patienten (N = 21), FPI Skalenwerte (Mediane)

FPI Skalen	1971	1983	Diff.	p
1 Nervosität	21	14	−7	n.s.
2 Aggressivität	20	17	−3	0.01
3 Depressivität	22	17	−5	n.s.
4 Erregbarkeit	20	23	+3	n.s.
5 Geselligkeit	18	16	−2	n.s.
6 Gelassenheit	20	20	0	n.s.
7 Dominanzstreben	22	26	+4	n.s.
8 Gehemmtheit	20	16	−4	n.s.
9 Offenheit	23	17	−6	0.03
10 Extraversion	19	16	−3	n.s.
11 Emotion. Labil.	23	20	−3	n.s.
12 Maskulinität	19	23	+4	n.s.

che Entwicklungen ab, wenn sie auch wegen der kleinen Zahlen vielfach nicht signifikant sind. Abgenommen haben wiederum emotionelle Labilität, Nervosität, Aggressivität, Depressivität, zugenommen die Maskulinität. Es ist offenkundig, daß die Sekundärskalen Neurotizismus, d. h. emotionelle Labilität und Maskulinität labile State-Trait-Aspekte messen. Die Skala 6, welche Aspekte der Frustrationstoleranz enthält, erweist sich bei gesunden Personen als stabil, hingegen für die Patientenstichprobe wegen der Retest-Korrelation von .02 als recht unstabil, wenn auch die Mediane über die zwei Meßpunkte sich nicht verändert haben. Hervorzuheben sind in der Patientenstichprobe wiederum die Veränderungen der Mittelwerte in den beiden Dimensionen 4 Erregbarkeit und 7 Dominanzstreben oder reaktive Aggressivität. Beide zeigen punktmäßig eine Zunahme; es ist hier daran zu erinnern, daß nach Tab. 2 diese beiden Skalen eine hohe Retest-Reliabilität aufweisen.

Bei der Interpretation der Befunde unserer Kontrollpersonen fällt auf, daß gewisse Skalen sich über die Zeit wenig verändern, während andere mit zunehmendem Alter deutlich niedere Scores aufweisen. Besonders abgenommen haben Aspekte der emotionellen Labilität, also Nervosität und spontane, eher imaginierte Aggressivität, Depressivität und Gehemmtheit. Diese Veränderungen können durchaus als Reifungsprozeß einer Entwicklung, die vom 19. bis zum 31. Altersjahr läuft, angesehen werden. Relativ unberührt davon bleiben Geselligkeit und Frustrationstoleranz stabil.

Bei den psychiatrischen Patienten zeichnen sich zwar ähnliche Entwicklungen ab, z. T. bleiben sie aber aus. Besonders zwei Aspekte der Aggressivität, nämlich die Erregbarkeit und die reaktive Aggressivität bleiben völlig unverändert, was z. T. auch die hohen Retest-Reliabilitäten begründet. Es ist doch sehr bemerkenswert, daß diese Retest-Korrelationen höher sind als alle bei gesunden Versuchspersonen erhobenen. Dabei zeigen die psychiatrischen Patienten in den anderen Skalen natürlich erwartungsgemäß besonders gravierende Schwankungen, was teilweise sicher mit dem Auftreten oder Verschwinden von Symptomen zusammenhängen dürfte.

Stichprobenabhängigkeit der Befunde

Im Rahmen unserer Untersuchungen über die Persönlichkeit von 268 psychiatrischen Patienten hat sich zu unserer großen Enttäuschung eine starke Stichprobenabhängigkeit, gerade der besonders interessanten Befunde, gezeigt. Angst und Clayton (1986) hatten anhand einer ersten Stichprobe von 19 Depressiven (definiert durch Feighner-Kriterien) gegenüber den Kontrollen deutliche Erhöhungen der Aggressions-Scores in den Dimensionen 2 und 7 des FPI sowie einer übergeordneten selbstkonstru-

Tabelle 5 Stichprobenabhängigkeit. FPI Skalenwerte (Mediane)

Stichproben	Depression I N = 19	Depression II N = 24	Soziopathie I N = 11	Soziopathie II N = 21
FPI Skalen				
2 Agression	25**	18	23	21
4 Erregbarkeit	22	20	26	22
7 Dominanzstreben	25	19	25	27
ZH Aggression	23*	17	24	24

U-Test Stichproben I versus II, * $p<0.5$, ** $p<0.1$

ierten Aggressionsskala gefunden. Die Kreuzvalidierung mit einer zweiten Stichprobe von 24 Probanden verlief negativ. Tab. 5 zeigt die Ergebnisse; die Stichproben weichen signifikant in den zwei Aspekten der Aggressivität voneinander ab. Der ursprüngliche Befund einer Erhöhung dieses Persönlichkeitszugs bei Depressiven konnte also nicht reproduziert werden. Die zweite Stichprobe besteht aus milderen Fällen, die weniger häufig klinisch behandelt worden sind. Die Erklärung für die Differenz dürfte aber im wesentlichen im unterschiedlichen Vorhandensein von Suizidversuchen, die stark mit erhöhtem Aggressionsscore korrelieren, liegen.

Im Gegensatz zu den Depressiven zeigen sich bei den Soziopathen trotz kleinerer Gruppen zwischen Stichprobe I, bestehend aus 11, und Stichprobe II, bestehend aus 21 Personen, keine signifikanten Differenzen in den Befunden. Hier sind die Aggressions-Scores gegenüber den Kontrollen konstant erhöht geblieben. Der Befund ist also reproduzierbar.

Die Resultate zeigen wohl wieder einmal eindrücklich, wie stark die Stichprobenabhängigkeit psychiatrischer Befunde ist. In unserem Falle handelt es sich ja um relativ wenig ausgelesene Stichproben psychiatrisch behandelter Personen aus der Grundgesamtheit aller 19jährigen eines Geburtenjahrgangs. Trotzdem sind erhebliche Schwankungen von der einen zur anderen Stichprobe nachzuweisen und können uns in die Irre führen.

Prämorbide und postmorbide Messungen

Wiederum am Beispiel der Depressionen soll kurz auf Unterschiede in Persönlichkeitsaspekten hingewiesen werden, die unter Berücksichtigung des Ersterkrankungs-

Tabelle 6 Vergleich von Früh- und Spät-Erkrankten zu den Kontrollen

	Depression ≤ 19 Jahre N = 15	Erst-Erkrankung > 19 Jahre N = 29
FPI Skalen		
1 Nervosität	21	22*
2 Aggressivität	20	20.5
3 Depressivität	21	26***
4 Erregbarkeit	22	20
5 Geselligkeit	20	18
6 Gelassenheit	14*	14**
7 Dominanzstreben	19	22
8 Gehemmtheit	18	20
9 Offenheit	20	21.5
10 Extraversion	19	19
11 Emot. Labil.	19	26**
12 Maskulinität	17	15*
ZH Aggression	19	20.5
ZH Extraversion	21	16
ZH Auton. Labilität	20	23.5**

* $p<0.10$, ** $p<0.05$, *** $p<0.01$

Tabelle 7 Reaktive Auslösung der Depression. Vergleich zu den Kontrollen

	Depression	
	wenig reaktiv N = 24	stark reaktiv N = 19
FPI Skalen		
1 Nervosität	24*	21
2 Aggressivität	18	21*
3 Depressivität	27**	23*
4 Erregbarkeit	17.5	22
5 Geselligkeit	16**	20
6 Gelassenheit	14**	18
7 Dominanzstreben	18.5	21
8 Gehemmtheit	20	18
9 Offenheit	20	23*
10 Extraversion	17**	19
11 Emotion. Labil.	21	25*
12 Maskulinität	15**	17
ZH Aggression	17	21
ZH Extraversion	15.5*	23
ZH Auton. Labilität	24**	20

* $p<0.10$, ** $p<0.05$

alters gefunden werden. Die Tab. 6 zeigt, daß Probanden mit einer Erkrankung nach der Ersttestung im Alter von 19 Jahren gegenüber den Früherkrankten höhere Scores in der Depressivität und im Neurotizismus aufweisen und sich signifikant von den Kontrollen unterscheiden. Die Abweichungen sind stärker bei den im Zeitpunkt der Testung noch Gesunden, also gerade umgekehrt als wir erwartet hätten. Vor und nach der Testung Erkrankte unterscheiden sich nicht signifikant im FPI.

Reaktive versus nicht-reaktive Depressionen

Wie weit hängen Persönlichkeitsaspekte mit der reaktiven Auslösung depressiver Syndrome zusammen? Über sämtliche psychiatrischen Erkrankungsfälle wurde ohne genauere Kenntnis der Diagnose anhand der Krankengeschichte der Anteil der reaktiven Auslösung auf einer Analogskala von 0 bis 99 geschätzt. Probanden mit Werten von 50 und darüber wurden als stark ausgelöste, die übrigen als weniger stark ausgelöste Depressive klassifiziert. Die Ergebnisse des FPI in Tab. 7 geben die Vergleiche zu den Kontrollen wieder. Es zeigt sich recht deutlich, daß die Probanden mit keinen oder wenig reaktiven Momenten, stärker von den Kontrollen abweichen als die Depressiven mit starker reaktiver Auslösung. Die Abweichung der ersten Gruppe geht in Richtung Introversion und geringer Frustrationstoleranz. Probanden, die auf stärkere Auslöser depressiv wurden, weichen weniger von den Kontrollen ab. Die beiden Gruppen „stark“ vs „wenig oder nicht ausgelöste“ Depressionen unterscheiden sich statistisch nicht signifikant im FPI.

Schlußfolgerungen

Die vielfältigen dargelegten methodischen Schwierigkeiten, mit denen die Forschung auf dem Gebiete der prämorbiden Disposition konfrontiert ist, können sicher nur durch vielfältige Forschungsansätze minimiert werden. Jeder Forschungsansatz hat seine eigenen Schwächen. Auch unsere prospektive Studie ist nicht frei davon. Probleme liegen bei prospektivem Design in Auslesefehlern der Stichprobe, in der Datierung der Ersterkrankung, in der Abhängigkeit von Krankengeschichteninformationen und letztlich längerfristig in der normalen Entwicklung der Persönlichkeit über den Untersuchungszeitraum. Bei der Interpretation der Befunde ist darauf Rücksicht zu nehmen. Unsere Befunde sprechen dafür, daß Aspekte der Extraversion, vor allem aber auch der Aggressivität über längere Zeit sowohl bei Gesunden wie bei psychiatrischen Patienten besonders stabil bleiben. Stark zustandsabhängig und verschiedene diagnostische Gruppen nicht differenzierend ist das Neurotizismus-Score.

Die Zweifelhaftigkeit aller erhobenen Befunde ermutigt zu weiteren Forschungen aber auch zur Skepsis gegenüber manchmal allzu sicher präsentierten Befunden und Schlußfolgerungen. Die Absicht meines Vortrags war nicht die Vermehrung von Wissen, sondern von Zweifeln, und ich hoffe, dies ist mir wenigstens teilweise gelungen.

Literatur

Angst, J., P. J. Clayton (1986): Premorbid personality of depressive, bipolar, and schizophrenic patients with special reference to suicidal issues. Compr. Psychiatry 27, 511 – 532

Baumann, U. (1974): Inter- und intraindividuelle Reteststudie bei einem Persönlichkeitsfragebogen (FPI). Schweiz. Z. Psychol. 33, 33 – 34

Bleuler, M. (1972): Die schizophrenen Geistesstörungen im Lichte langjähriger Kranken- und Familiengeschichten. Thieme, Stuttgart

Fahrenberg, J., H. Selg (1970): Das Freiburger Persönlichkeitsinventar (FPI). Handanweisung für die Durchführung und Auswertung. Hogrefe, Göttingen

Isele, R., J. Angst (1982): Life-Events und prämorbide soziale Beziehungen bei ersterkrankten Schizophrenen. In: G. Huber (Hrsg.), Endogene Psychosen: Diagnostik, Basissymptome und biologische Parameter. 5. „Weissenauer" Schizophrenie-Symposion, Bonn 1982. Schattauer, Stuttgart – New York, S. 43 – 63

Kraepelin, E. (1920): Psychiatrie. Ein Lehrbuch für Studierende und Ärzte, Bd. 1. Barth, Leipzig

Kretschmer, E. (1921): Körperbau und Charakter. Untersuchungen zum Konstitutionsproblem und zur Lehre von den Temperamenten. (1. Aufl.) Springer, Berlin

Reiss, E. (1910): Konstitutionelle Verstimmung und manisch-depressives Irresein. Klinische Untersuchungen über den Zusammenhang von Veranlagung und Psychose. Z. Ges. Neurol. Psychiatr. 2, 347 – 628

Schott, A. (1903): Beitrag zur Lehre von der Melancholie. Arch. Psychiatr. Nervenkr. 36, 819 – 862

Sieber, M. (1979): Retest-Untersuchung zur Stabilität beim Persönlichkeitsfragebogen FPI. Diagnostica 25, 181 – 190; J. Am. Med. Ass. 226, 86 – 87

– (1986): Vorhersage des Alkohol-, Tabak- und Haschischkonsums. Ergebnisse einer Verlaufsuntersuchung über 12 Jahre. Unveröffentl. Manuskript, Zürich

Singer, J. L., J. Kolligian, jr. (1987): Personality: Developments in the study of private experience. Ann. Rev. Psychol. 38, 533 – 574

Tiling, T. (1904): Individuelle Geistesartung und Geistesstörung. Grenzfragen Nerven – Seelenlebens 27, 1 – 58

WEBER, M. (1979): Zuverlässigkeit der Beantwortung eines anamnestischen Fragebogens bei zwanzigjährigen Zürchern. Med. Diss., Zürich

WILMANS, K. (1906): Die leichten Fälle des manisch-depressiven Irreseins (Zyklothymie) und ihre Beziehungen zu Störungen der Verdauungsorgane. Volkmanns Sammlung Klin. Vorträge NF 434, 765 – 790

ZERSSEN, D. v. (1977): Premorbid personality and affective psychoses. In: G. D. BURROWS (ed.), Handbook of studies on depression. Section I: Studies in classification, phenomenology and aetiology of depression. Excerpta Medica, Amsterdam – London – New York, pp. 79 – 103

Beziehungen zwischen Persönlichkeit und Psychose

Rainer Tölle

Jeder dieser Begriffe – Persönlichkeit, Beziehung, Psychose – gibt Probleme auf, die zunächst zu erörtern sind.

Zur „Persönlichkeit“

Wir sprechen von Persönlichkeit, als ob es sich um einen unmißverständlichen Begriff oder eine unverwechselbare Größe handele. Wie aber läßt sich Persönlichkeit *psychologisch* definieren? Ist die psychische Struktur gemeint oder ist „Persönlichkeit“ ein Stichwort zur Umschreibung eines Themenkreises, der in einem weiteren Sinne die peristatischen, psychosozialen Bezüge des Patienten umfaßt (einschließlich life event, Risikofaktoren, Vulnerabilität und so weiter)?

Welche Persönlichkeit meinen wir, wenn wir Beziehungen zur Psychose herzustellen versuchen?

– Die angeborene Persönlichkeit, etwa im Sinne der Temperamentforschungen von Thomas und Chess (1980);
– oder die bereits frühkindlich geprägte Persönlichkeit (durch zerebrale Störungen oder/und durch psychosoziale Einflüsse);
– oder aber die prämorbide Persönlichkeit im wörtlichen Sinne, nämlich die Persönlichkeit im Vorfeld der Erkrankung? Sie ist nicht mit der „Primärpersönlichkeit“ gleichzusetzen (Blankenburg 1986).
– Verstehen wir unter präpsychotischer Persönlichkeit das gleiche wie unter prämorbider Persönlichkeit oder ist die Persönlichkeit im Übergang von der Gesundheit zur psychischen Krankheit gemeint, also jene Person-Situation-Einheit von Anlaß, Reaktion, psychotischer Veränderung und Bewältigungsversuchen, wie sie sich insbesondere bei Schizophrenen abzeichnet?
– Ist die individuelle Persönlichkeit oder eine typische Persönlichkeitsstruktur gemeint? Diese theoretisch wie klinisch wichtige Frage durchzieht die Psychiatriegeschichte (z. B. Reiss 1910, Kraepelin 1915, Künkel 1920, Mauz 1930, Beringer 1932). Gegenwärtig zeichnet sich eine Gewichtung ab: Wissenschaftlich wird mehr typisiert, klinisch wird mehr die individuelle Persönlichkeit herausgestellt. Untersuchungen des Persönlichkeits*typus* gehen in der Regel von einem kausalen Modell aus und versuchen ätiologische Beziehungen zu erfassen, während Untersuchungen der individuellen Persönlichkeit von dem Betroffensein der Person durch die Krankheit und von psychotherapeutischen Überlegungen ausgehen.

Die Beziehungen

Die Beziehungen zwischen Persönlichkeit und Psychose sind vielfältig. Sie lassen sich nicht auf ein Modell reduzieren, vielmehr ist eine Reihe unterschiedlicher Modi zu erkennen, die hier zu bedenken sind.

Wenn man versucht, jedem Modus eine Krankheit zuzuordnen, stellt man alsbald fest, daß dem einzelnen Modus nicht eine, sondern mehrere Krankheiten entsprechen und daß auf die meisten Krankheiten nicht eine, sondern mehrere Beziehungsmodi zutreffen.

1. *Die Krankheit verändert die Persönlichkeit*: Persönlichkeitsveränderungen sieht man bei organischen Psychosen, zudem nach Schizophrenien und (seltener und schwächer ausgeprägt) nach affektiven Psychosen. Im erweiterten Wortsinn kommen Persönlichkeitsveränderungen infolge von Neurosen und Persönlichkeitsstörungen vor. Ein Oberbegriff ist Residualzustand. Bei den meisten dieser Krankheiten ist aber auch festzustellen:

2. *Eine Persönlichkeitsstörung bedingt oder begünstigt eine Erkrankung*. Insbesondere bei Schizophrenen handelt es sich um eine merkwürdige, auch den späteren Verlauf betreffende Wechselbeziehung zwischen Persönlichkeit und Psychose. Weitere Beispiele sind die Wahnentwicklungen (Paranoia). Die sensitive Wahnbildung läßt sich als Persönlichkeitsreaktion interpretieren (im Sinne der Inversion nach KRETSCHMER 1918 bzw. der Externalisierung nach WINKLER 1981). Beinahe ausnahmslos weisen diese Kranken eine sensitive Persönlichkeitsstörung auf, es handelt sich wohl um die einzige derart regelhafte Beziehung zwischen Persönlichkeit und Krankheit. Eine andere Form der Paranoia, der Querulantenwahn, zeigt keine scharfe Grenze zwischen Persönlichkeit und Krankheit (MEYER 1963). Hier trifft ein weiterer Modus der Beziehung Persönlichkeit-Psychose zu:

3. *Die Persönlichkeitsentwicklung geht gradlinig in eine Krankheit über*: Das beobachtet man bekanntlich auch bei Charakterneurosen (Persönlichkeitsstörungen). Nicht viel anders liegen die Verhältnisse bei den Symptomneurosen. Wenn man bei diesen Krankheiten den Blick insbesondere auf die klinische Symptomatik richtet, zeichnet sich zudem ab:

4. *Persönlichkeitseigene Konflikte lösen eine Krankheitsepisode aus*: Gemeint ist, daß die aktuelle Manifestation der Symptomatik situationsbedingt und damit persönlichkeitsabhängig sein kann. Das gilt für zahlreiche psychische Krankheiten, u. a. für Schizophrenien und affektive Psychosen. So ist bei Melancholien die psychoreaktive Veranlassung einzelner Krankheitsphasen geläufig. Aber sie ist nicht regelmäßig zu beobachten; in vielen Fällen ist festzustellen:

5. *Krankheit und Persönlichkeit zeigen keine Beziehung zueinander*. Bei affektiven Psychosen sind also mehrere Modi der genannten Beziehungen zu erkennen. Konträr zu dieser fünften Version steht die Auffassung:

6. *Persönlichkeitsstörung und Krankheit sind Ausdruck der gleichen Störung und nur graduell verschieden*: Dieses Modell ist in der älteren, aber auch in der neueren Psychiatrie immer wieder erörtert worden (z. B. AKISKAL et al. 1983; KLERMAN 1984; TELLENBACH 1961/1983; v. ZERSSEN 1977). Es postuliert, die Psychose sei die Extremvariante der gestörten Persönlichkeit, bzw. die auffällige Persönlichkeit sei nichts anderes als die Verdünnungsform, Kümmerform oder der subklinische Ausdruck der Psychose. Auf diese Hypothese geht die herkömmliche Benennung von Persönlichkeitsstörungen zurück (schizoide, paranoide, zyklothyme, hyperthyme Persönlichkeitsstörungen). Wir haben heute wenig Grund, diese Auffassung weiter zu verfolgen. Sie scheint allenfalls hinsichtlich der Beziehung zwischen hyperthymer Persönlichkeit und Manie erwägenswert. In diesem Sinne wird das „hypomanische" Temperament als „Typus manicus" bezeichnet (v. ZERSSEN 1980). Zu bedenken ist aber, daß keineswegs alle später an Manie erkrankten Patienten prämorbid ein hyperthymes Temperament aufweisen (s. unten) und daß oft ungeklärt bleibt, wie weit hyperthyme oder hypomanische Merkmale prämorbide Persönlichkeitszüge oder aber Krankheitsreste

sind. Im Licht der neueren Schizophrenieforschung scheint jedoch diese Vorstellung einer engen Beziehung und nur graduellen Unterscheidbarkeit von Persönlichkeit und Psychose in einer modifizierten Form ein durchaus weiterführendes Modell zu sein.

Auch diese Überlegungen nur in Stichworten: Zu bedenken ist, daß später schizophrene Menschen – wenigstens zum Teil – schon vor der klinischen Erkrankung nicht nur Persönlichkeitsstörungen aufweisen, sondern auch objektivierbare psychophysiologische Auffälligkeiten, Störungen der Informationsverarbeitung und andere kognitive sowie emotionale Defizite; weiterhin daß hierdurch die Entwicklung stabiler Ich-Funktionen und Möglichkeiten der Realitätsprüfung beeinträchtigt sein können. Unter diesen Bedingungen können sich bereits prämorbid Verhaltensweisen einstellen, die in manchen Zügen den Symptomen der ausgeprägten Psychose ähnlich sind. So gesehen erscheint bei diesen Menschen die psychische Verfassung vor und während der Psychose mehr graduell als wesentlich unterschiedlich zu sein (was vermutlich am meisten für die Kranken mit sogenannter Schizophrenia simplex zutrifft), wofür weitere Beobachtungen sprechen: nicht nur die geläufige Erfahrung, daß bei so disponierten Menschen (mit erniedrigter Vulnerabilitätsschwelle) im Fall besonderer Umweltbelastungen psychotische Dekompensationen naheliegen; besonders wichtig erscheint in diesem Zusammenhang die bereits erwähnte Situationseinheit von Reaktion, Krankheit und Auseinandersetzung der Persönlichkeit mit der Psychose. Ein wesentlicher Teil der schizophrenen Symptomatik ist – nach älteren psychodynamischen Erfahrungen wie nach neueren kognitiv-psychologischen Beobachtungen – als Bewältigungsversuch der betroffenen Persönlichkeit (coping) zu verstehen.

Diese Ausführungen werden vermutlich nicht an allen Stellen Zustimmung finden; denn die Auffassungen zu den Beziehungen zwischen Persönlichkeit und Psychose sind in der Psychiatrie nicht einheitlich. Die hier aufgeführten Modi sind nicht so scharf voneinander abzugrenzen, wie es in der Aufreihung erscheinen mag. Die Versionen 2 und 4 stehen einander nahe, ebenso 3 und 6. Für Schizophrenien gelten beinahe alle Modalitäten. Es sei eingeräumt, daß ein großer Teil dieser Beobachtungen nicht durch systematische Untersuchungen belegt ist und daß in diese Aufreihung unvermeidbar nosologisch-formalistisches Denken eingeht. Von entwicklungspsychologischen und psychodynamischen Ansätzen ausgehend (z. B. Lempp 1984) kommt man zu anderen Modellen. Deshalb richten wir unser Interesse über jene hauptsächlich ätiologisch und systematisch konzipierten Modelle hinaus auf klinische Perspektiven der Persönlichkeit-Psychose-Beziehung. Sie sind vor, während und nach der Erkrankung zu beachten.

a) Zunächst die Beziehungsreihe: Entwicklung der individuellen Persönlichkeit, Vulnerabilitäten und habituelle Konfliktbereitschaften, aktuelle Lebenssituation der Persönlichkeit (z. B. Pauleikhoff 1968), Dekompensation.

b) Sodann sind Persönlichkeitsfaktoren bedeutsam für die therapeutische Führung des Patienten, für die Indikation zu speziellen Psychotherapiemaßnahmen sowie bei Problemen des Herausgeratens aus der Psychose, also bei sogenannten therapieresistenten Psychosen.

c) Andererseits ist zu fragen, ob eine antipsychotische Therapie eine Persönlichkeitsveränderung bewirken kann. Das wurde wiederholt behauptet, aber nicht nachgewiesen. Nicht einmal die Elektrokrampfbehandlung setzt Persönlichkeitsveränderungen (Sauer, Lauter 1987). Entsprechendes ist von Neuroleptika zu sagen, auch wenn ein hohes deutsches Gericht (OLG Hamm) in einem Urteil von der „bekanntlich persönlichkeitszerstörenden Wirkung der Neuroleptika" sprach.

Zur Frage der Persönlichkeitswirkung von Lithiumsalzen zeigt die Auswertung von 18 Publikationen: Zwölf Autoren fanden bei eingehender, standardisierter Untersuchung keine Veränderungen der Persönlichkeit infolge der Lithiummedikation. Drei Autoren fanden leichte kognitive Beeinträchtigungen. Nur drei Studien ergaben gewisse Beeinträchtigungen der Spontaneität und Kreativität, allerdings handelt es sich nur bei einer dieser Arbeiten um eine systematische Untersuchung.

Ernstzunehmen sind die häufiger werdenden psychotischen Dekompensationen infolge sogenannter Psychotherapien, die ohne Persönlichkeits- und Krankheitsdiagnostik, ohne Indikationsüberlegungen und ärztliche Erfahrung vorgenommen werden.

d) Schließlich ein zuwenig beachteter Aspekt: die psychiatrische Behandlung will, auch bei Schizophrenen, nicht nur die Krankheit beheben, sondern möglichst die Persönlichkeit fördern; denn für die Prognose sind Stabilität und Bewältigungsmöglichkeiten der Persönlichkeit entscheidend. *Ob* der Patient aus seiner Psychose herauskommt, steht heute dank der somato-therapeutischen Möglichkeiten weniger in Frage, wohl aber *wie* er nach der Psychose dasteht. Mit *dieser* Zielrichtung hauptsächlich ist heute Psychotherapie bei Psychosen indiziert. Im günstigsten Fall kann die Persönlichkeit nach der Erkrankung stabiler und gereifter sein, so daß die Psychose als Chance anzusehen ist. Nicht selten aber führen die Bewältigungsstrategien und Selbstheilungsversuche des Betroffenen, insbesondere wenn sie nicht psychotherapeutisch geleitet werden, eher in Richtung von pathologischer Adaptation, autistischem Verhalten und Einengung im Sinne eines Residualzustandes.

Einschränkend muß angemerkt werden, daß auch diese klinisch relevanten Persönlichkeit-Psychose-Beziehungen so schwer zum Zwecke systematischer Untersuchungen zu operationalisieren sind, daß die wissenschaftliche Verifizierung größtenteils noch aussteht.

Zu den Psychosen

Die psychiatrische Diskussion zum Thema Persönlichkeit und *Schizophrenie* ist seit hundert Jahren kontrovers (Übersicht bei Fritsch 1976), sie führte bis heute nicht zu einer klaren Vorstellung. Sowohl das dimensionale Modell von Kretschmer (1921) sowie die ähnliche nosologische Vorstellung von Bleuler (1922, 1975) und nicht wesentlich anders das Modell, das DSM III zugrundeliegt, lassen mehr begriffliche Deduktionen als empirisches Wissen erkennen. Das ist auch an den verwirrenden terminologischen Variationen abzulesen: schizothym, schizoid, Schizoid, Schizoidie, Schizopathie, schizotypal.

Es fehlt noch an prospektiven Untersuchungen, welche die Persönlichkeit prämorbid erfassen. Die Untersuchungen von Angst et al. (1985 und in diesem Band) zeigen, wie aufwendig und kompliziert solche Untersuchungen sind und wie schwer klinisch relevante Befunde beizubringen sind. Soweit bisher zu erkennen, gibt es keine einheitliche Persönlichkeitsstruktur der Schizophrenen. Man findet bei Schizophrenen prämorbid unter anderem auch typisch neurotische Persönlichkeitsstrukturen (nicht anders als bei Neurosekranken, betont Blankenburg 1986). Hier zeigen sich die Grenzen der strukturellen Persönlichkeitsdiagnostik in der Psychiatrie.

Die *affektiven Psychosen* werden traditionell mit den Schizophrenien als endogene Psychosen zusammengefaßt. Wir müssen heute überlegen, welchen Sinn diese Klammer hat. Zwar lassen sich gewisse Gemeinsamkeiten aufzeigen, so hinsichtlich eines hereditären Teilfaktors im Rahmen einer multikonditionalen Entstehung. Aber schon an dieser Stelle ist zu fragen, ob die gleichen ätiologischen Vorstellungen auf Schizophrenien und affektive Psychosen anwendbar sind (das Vulnerabilitätsmodell der

Schizophrenien z. B. läßt sich kaum auf affektive Psychosen übertragen). *Klinisch* treten die Unterschiede schizophrener und affektiver Psychosen deutlich hervor.

Psychopathologisch sind Schizophrenien ausgesprochen vielgestaltig. Die affektiven Psychosen, insbesondere die Melancholien, sind hingegen bemerkenswert uniform, so daß der Patient seinen Krankheitszustand und seine Erlebnisveränderung sogar in der abstrahierenden Lehrbuchbeschreibung überzeugend wiederfindet, was sonst kaum einem psychisch Kranken gelingen kann.

Das Erstmanifestationsalter affektiver Psychosen liegt, von Ausnahmen abgesehen, deutlich später als das der Schizophrenien. Im mittleren Lebensalter zeigen die meisten Schizophrenien bereits eine Mitigierung, während der Verlauf affektiver Psychosen eher eine Verschärfung erkennen läßt. Different sind auch Häufigkeit und Schweregrad von Residualzuständen.

Der phasische Verlauf ist nur in affektiven Psychosen eigentümlich. Die Sinnkontinuität des Lebens wird durch eine Phase unterbrochen, aber nicht zerstört.

Melancholien kommen nicht selten als Zweitkrankheit vor, d. h., eine Melancholie tritt zu einer bereits bestehenden psychischen Krankheit (Neurose, Schizophrenie usw.) hinzu, was in dieser Form sonst nicht beobachtet wird (im einzelnen: Tölle 1987 b, 1988).

Die Persönlichkeit wird durch die affektive Psychose in der Regel nicht verändert, während Schizophrenie Krankheit der Person schlechthin ist. Nicht bei affektiven Psychosen (soweit bisher untersucht), wohl aber bei Schizophrenen sind im familiären Umkreis bei klinisch gesunden Angehörigen auffällige Persönlichkeitsstörungen gehäuft anzutreffen.

Die Unterschiede betreffen also nicht zuletzt die Persönlichkeit und ihre Beziehungen zur Psychose und legen es nahe, mehr zu differenzieren und weniger nach jenem gleichförmigen Denkmuster vorzugehen, das vom schizoiden oder schizotypischen Persönlichkeitstypus auf der einen und nicht wesentlich anders vom Typus melancholicus sowie Typus maniacus auf der anderen Seite spricht.

Unterschiedlich ist auch die Aussicht auf *Verifizierbarkeit* der gemeinten Beziehungen zwischen Persönlichkeit und Krankheit. Die Schizophrenie greift so tief in die Persönlichkeit ein, daß bei Untersuchungen, die im allgemeinen erst nach Ausbruch der Krankheit stattfinden, die prämorbide Persönlichkeit kaum mehr bestimmt werden kann. Bei affektiven Psychosen hingegen sind die Untersuchungsmöglichkeiten insofern günstiger, als die Intervall-Persönlichkeit bei den meisten Patienten im wesentlichen der prämorbiden Persönlichkeit entspricht. Daher besteht noch nach Ausbruch der Krankheit die Möglichkeit, die „eigentliche" Persönlichkeit zu untersuchen. Von dieser Möglichkeit ist allerdings wenig Gebrauch gemacht worden; denn es erwies sich als unerwartet schwierig, Persönlichkeitsuntersuchungen im Intervall zu organisieren, die Patienten zu erreichen und zu motivieren.

Persönlichkeitsstrukturen und -störungen bei Patienten mit affektiven Psychosen

Unsere Untersuchungen (Tölle, Peikert, Rieke 1987) der Persönlichkeitsstruktur von 52 stationär behandelten Melancholiekranken (30 monopolar, 22 bipolar) im symptomfreien Intervall mittels des Freiburger Persönlichkeitsinventars ergab eine breitgestreute Verteilung von Persönlichkeitsmerkmalen ohne Hervortreten bestimmter Persönlichkeitszüge. Bei der Untersuchung auf Persönlichkeits*störungen* waren nur bei 11 von 52 Patienten keine ausgeprägten Persönlichkeitsanomalien festzustellen, während 41 Kranke (78,8 %) Persönlichkeitsstörungen aufwiesen (von ihnen die Hälfte aus mehreren Kategorien der Typologie), darunter erfüllten sechs voll die strengen Kriterien des DSM III. Diese Befunde stimmen mit den Ergebnissen der neueren Literatur im wesentlichen überein (Übersicht: Tölle 1987 a) – Ordentlichkeit im Sinne des Angewiesenseins auf Ordnung, entsprechend dem Typus melancholicus (Tellenbach 1961, 1983) und nach den Kriterien von v. Zerssen (1976) zeigten 19 (36,5 %) dieser Melancholiekranken in starker oder zumindest deutlicher Ausprägung, und zwar nur in Verbindung mit einer Persönlichkeitsstörung. Die Häufigkeit liegt in der Größenordnung anderer Autoren. Unsere Interpretation ist jedoch anders als die Bewertung durch Tellenbach und v. Zerssen (im einzelnen Tölle 1987 a). Diese Befunde stimmen mit den Ergebnissen der neueren Literatur im wesentlichen überein (Tölle 1987 a).

Zu folgern ist hieraus: Melancholien kommen bei Menschen mit unterschiedlichen Persönlichkeitsstrukturen vor, auch bei ausgeprägten Persönlichkeitsstörungen und zwar bei verschiedenen Typen von Persönlichkeitsstörung.

Entsprechende Erhebungen sind bei *Maniekranken* geplant. Da aber bei diesen Patienten eine Untersuchung während der Phase noch problematischer und im symptomfreien Intervall noch schwieriger als bei Melancholiepatienten durchzuführen ist, haben wir zunächst eine Voruntersuchung anhand von Krankengeschichten vorgenommen. Natürlich kann so nicht die Prävalenz von Persönlichkeitsmerkmalen und Persönlichkeitsstörungen ermittelt werden; denn selbst sorgfältig angelegte Krankengeschichten enthalten nicht durchgehend hinreichend vollständige Aufzeichnungen zur prämorbiden Persönlichkeit. Wieweit Krankengeschichtserhebungen dennoch aufschlußreich sein können, haben wir im Rahmen unserer Melancholiestudie (Tölle, Peikert, Rieke 1987) ermittelt.

Nachdem die erwähnten 52 Melancholiekranken im Intervall auf ihre Persönlichkeitsstruktur untersucht worden waren, wurden diese Befunde mit den früheren Krankenblatteinträgen zur Persönlichkeit verglichen und auf Übereinstimmung geprüft. Dabei ergab sich zusammenfassend: Im Krankenblatt werden Persönlichkeitsauffälligkeiten und Persönlichkeitsstörungen insgesamt seltener vermerkt, der Ausprägungsgrad erscheint im Mittel geringer und das Spektrum festgestellter Merkmale kleiner als bei der systematischen Persönlichkeitsuntersuchung im Intervall. Was aber qualitativ festgestellt und im Krankenblatt verzeichnet wurde, korreliert gut mit den späteren Untersuchungsergebnissen. Zumindest bei deutlicher Ausprägung einer Persönlichkeitsstruktur ist überwiegend Übereinstimmung zwischen klinischer und systematischer Diagnostik festzustellen, bei leichterer Ausprägung erwartungsgemäß weniger.

Demnach ist damit zu rechnen, daß aufgrund von Krankengeschichten die Persönlichkeitsstrukturen und -störungen affektpsychotischer Patienten zwar nicht quantitativ vollständig, wohl aber qualitativ im wesentlichen zutreffend erfaßt werden können. Die so ermittelten Zahlen liegen also zu niedrig, können aber ein ungefähres Bild der Verteilung der Persönlichkeitsstrukturen vermitteln.

Bei 100 manischen Patienten (27 monopolar, 73 bipolar) fanden wir in den Krankengeschichten 3 Mal auffällige Persönlichkeitszüge ausdrücklich negiert, 53 Mal ausdrücklich festgestellt; in 44 Krankengeschichten war nichts oder zu wenig über die Persönlichkeit vermerkt. Bei den genannten 53 war die hyperthyme Persönlichkeitsstörung zwar öfter anzutreffen als andere Persönlichkeitsstörungen, absolut genommen aber nicht häufig. Auffallend oft wurde das Fehlen hyperthymer Merkmale ausdrücklich erwähnt. Nicht selten waren sensitive Persönlichkeitszüge, meist leichter Art. Legierungen verschiedener definierter Typen waren bei 12 dieser 53 Patienten festzustellen.

Auch wenn diese Voruntersuchung noch unzulänglich ist und die Ergebnisse nur als vorläufig zu betrachten sind, zeigen sie doch, daß nicht eine regelhafte Beziehung zwi-

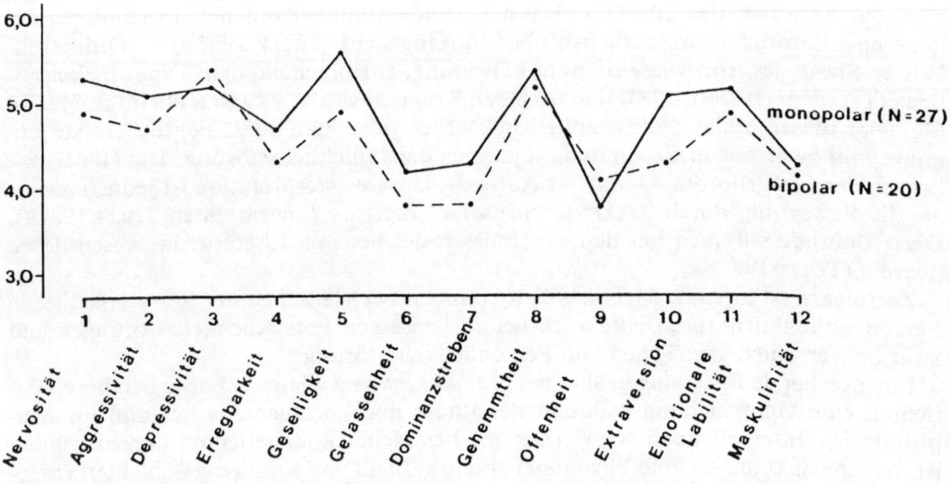

Abb. 1 Freiburger Persönlichkeitsinventar bei Melancholiekranken (im freien Intervall) nach der Verlaufsform

schen hyperthymer Persönlichkeitsstruktur und manischer Psychose besteht, sondern daß auch bei diesen Kranken (wie bei Melancholiepatienten) eine Mehrzahl, wenn nicht Vielzahl von Persönlichkeitsstrukturen und Persönlichkeitsstörungen vorkommt. Es scheint nicht zu gelingen, einen Typus maniacus (v. Zerssen 1980) im Sinne einer einheitlichen prämorbiden Persönlichkeitsstruktur zu beweisen (so auch Blankenburg 1967).

Von der Verlaufsform, *monopolar versus bipolar*, ist in unseren Untersuchungen die Verteilung der Persönlichkeitsstrukturen und -störungen kaum abhängig. Die FPI-Profile weichen nur unwesentlich voneinander ab (Abb. 1). Die Auszählung der Persönlichkeits*störungen* ergab, daß die geläufigen Formen sowohl bei monopolar-melancholischer wie auch bei monopolar-manischer und bipolarer Verlaufsform vorkommen, mit Ausnahme der hyperthymen Struktur, die wir bei jedem dritten monopolar-manischen und bei jedem fünften bipolar-affektpsychotischen Patienten fanden, jedoch bei keinem monopolar-melancholischen Patienten. Hingegen scheint asthenische und dependente Persönlichkeitsstruktur bei monopolar-melancholischen Patienten häufiger zu sein (nicht signifikant). Sensitive, anankastische, depressive und hysterische Persönlichkeitsstörung sind nicht unterschiedlich verteilt. Auch in der Summe der verzeichneten Persönlichkeitsstörungen unterscheiden sich die Gruppen nicht.

Folgerungen

Wenn wir zum Schluß auf die eingangs gestellte Frage „typische Persönlichkeitsstruktur oder individuelle Persönlichkeit" zurückkommen, muß zunächst eingeräumt werden, daß auch unsere Studien von bestimmten Persönlichkeitstypen ausgingen; denn systematische Persönlichkeitsuntersuchungen sind nicht anders denkbar als auf der Basis vorgegebener Kategorien. Nur definierte Persönlichkeitstypen sind „abfragbar".

Das muß jedoch nicht bedeuten, die individuelle Persönlichkeit bleibe unbeachtet; denn aus den referierten Ergebnissen ist zu folgern: Es gibt nicht *eine* spezifische Persönlichkeitsstörung bei affektpsychotischen Patienten (speziell bei Melancholiekranken), sondern vielfältige Strukturen nebeneinander. Dabei handelt es sich keineswegs durchgehend um definierte typische Strukturen, sondern vielfach um Persönlichkeitsmerkmale aus mehreren verschiedenen Kategorien. Die Persönlichkeiten dieser Kranken sind also sehr unterschiedlich und dabei geradezu atypisch – eben individuell.

Zudem ist methodologisch folgendes zu bedenken: Was zur Persönlichkeitsstruktur erfragt, durch Inventare ermittelt, aus Krankengeschichten extrahiert wird, geht von Angaben zu persönlichen Einstellungen, Erlebnis- und Verhaltensweisen, also von ausgesprochen individuellen Daten aus. Das konkret Individuelle des einzelnen Patienten ist also das Ausgangsmaterial der Persönlichkeitsuntersuchungen, auch der typologisch orientierten Studien. Erst in einem weiteren Schritt, nämlich durch Abstraktion, wird die Zuordnung zu einem definierten Typus vorgenommen. So gesehen kann es keinen Gegensatz zwischen typologischer und individuell-psychologischer Persönlichkeitsdiagnostik geben; denn das Individuelle ist grundsätzlich das Primäre. Deshalb sollen bei psychiatrischen Persönlichkeitsuntersuchungen die systematischen Erhebungen durch kasuistische Studien ergänzt werden.

Wenn aber die Persönlichkeitsdiagnostik auf das sogenannte Typische beschränkt bleibt, ohne auf die Befunde zur Individualität der Patientenpersönlichkeit zurückzugreifen, können Nachteile für die therapeutische Führung des Kranken und ggf. für die Psychotherapieindikation entstehen. Wenn man ausschließlich *einen* Persönlichkeitstypus bei Melancholiekranken postuliert und an dieser Auffassung die Diagnostik orientiert, läuft man Gefahr, die Krankheit bei Patienten mit anderer Persönlichkeitsstruktur zu übersehen. Wenn aber einseitig die Persönlichkeitsdynamik und die prämorbide Lebenssituation herausgestellt werden, ohne zugleich psychopathologisch zu untersuchen, entsteht bekanntlich das Risiko, daß fälschlich eine reaktive oder neurotische Depression diagnostiziert wird, die Melancholie also unerkannt und unbehandelt bleibt.

Die Beziehungen zwischen Melancholie und Persönlichkeit sind offensichtlich derart, daß in jedem Fall die psychopathologische Diagnose der Melancholie *und* die strukturelle sowie dynamische Persönlichkeitsdiagnostik so vorgenommen werden müssen, daß sich diese diagnostischen Prozesse nicht gegenseitig beeinflussen. Nur mehrgliedrige bzw. mehrschichtige Diagnosen können die Basis für eine optimale Therapie abgeben.

Literatur

Akiskal, H. S., R. M. A. Hirschfeld (1983): The relationship of personality to affective disorders. A critical review. Arch. Gen. Psychiatry 40, 801 – 810

Angst, J., R. Iseler, C. Scharfetter, P. Scheidegger (1985): Zur prämorbiden Persönlichkeit Schizophrener. Schweiz. Arch. Neurol. Neurochir. Psychiatr. 136, 45 – 53

Beringer, K. (1932): Das Schizoid. In: O. Bumke (Hrsg.), Handbuch der Geisteskrankheiten, Bd. IX, Teil 5: Die Schizophrenien. Springer, Berlin 86 – 112

Blankenburg, W. (1967): Die Manie. In: W. Schulte (Hrsg.), Almanach für Neurologie und Psychiatrie. Lehmanns, München

– (1986): Prämorbide Persönlichkeit. In: C. Müller (Hrsg.), Lexikon der Psychiatrie, 2. Aufl. Springer, Berlin – Heidelberg – New York

Bleuler, E. (1922): Die Probleme der Schizoide und der Syntonie. Z. Neurol. Psychiatr. 78, 373 – 388

Bleuler, E., M. Bleuler (1975): Lehrbuch der Psychiatrie, 13. Aufl. Springer, Berlin – Heidelberg – New York

Fritsch, W. (1976): Die prämorbide Persönlichkeit der Schizophrenen in der Literatur der letzten hundert Jahre. Fortschr. Neurol. Psychiatr. 44, 323–372

Klerman, G. L. (1984): Andere spezifische affektive Erkrankungen. In: Freedman et al. (Hrsg.), Psychiatrie in Praxis und Klinik. Thieme, Stuttgart – New York

Kraepelin, E. (1915): Psychiatrie, 8. Aufl. Barth, Leipzig

Kretschmer, E. (1918): Der sensitive Beziehungswahn. Springer, Berlin (4. Aufl. 1966)

– (1921): Körperbau und Charakter. Springer, Berlin (25. Aufl. 1967)

Künkel, F. W. (1920): Die Kindheitsentwicklung der Schizophrenen. Monatsschr. Psychiatr. Neurol. 48, 254–272

Lempp, R. (1984): Psychische Entwicklung und Schizophrenie. Die Schizophrenien als funktionelle Regressionen und Reaktionen. Huber, Bern – Stuttgart – Toronto

Mauz, F. (1930): Die Prognostik der endogenen Psychosen. Thieme, Leipzig

Meyer, J.-E. (1963): Das Sozialverhalten des Querulanten. Monatsschr. Kriminol. 46, 250–258

Oberlandesgericht Hamm: 3 U 50/81

Pauleikhoff, B. (Hrsg.) (1968): Situation und Persönlichkeit in Diagnostik und Therapie. Karger, Basel – New York

Reiss, E. (1910): Konstitutionelle Verstimmung und manisch-depressives Irresein. Klinische Untersuchungen über den Zusammenhang von Anlage und Psychose. Z. ges. Neurol. Psychiatr. 2, 347–628

Sauer, A., H. Lauter (1987): Elektrokrampftherapie. Wirksamkeit und Nebenwirkungen. Nervenarzt 58, 201–209

Tellenbach, H. (1961): Melancholie, 4. erw. Aufl. 1983. Springer, Berlin – Heidelberg – New York

Thomas, A., S. Chess (1977): Temperament and development. Parterson, New York. Deutsch: Temperament und Entwicklung. Enke, Stuttgart 1980

Tölle, R. (1987 a): Persönlichkeit und Melancholie. Nervenarzt 58, 327–339

– (1988): Neurose und Melancholie. Schweiz. Arch. Neurol. Psychiatr. im Druck

– (1987 b): Melancholie als Zweitkrankheit. Fortschr. Neurol. Psychiatr. 55, 335–342

Tölle, R., A. Peikert, A. Rieke (1987): Persönlichkeitsstörungen bei Melancholiekranken. Nervenarzt 58, 227–236

Winkler, W. T. (1981): Plädoyer für die Entwicklung einer dynamischen Psychopathologie. In: R. Battegay (Hrsg.), Herausforderung und Begegnung in der Psychiatrie. Huber, Bern

Zerssen, D. v. (1976): Der „Typus melancholicus" in psychometrischer Sicht. Z. Klin. Psychol. Psychopathol. Psychother. 24, 200–220 und 305–316

– (1977): Konstitutionstypologische Forschung. In: Die Psychologie des 20. Jahrhunderts, Bd. 5. 545–616. Kindler, Zürich

– (1980): Konstitution. In: K. P. Kisker, J. E. Meyer, C. Müller, E. Strömgren (Hrsg.), Psychiatrie der Gegenwart, Bd. I/2. Springer, Berlin – Heidelberg – New York

Gibt es eine Konvergenz der Schizophrenie-Hypothesen?

Christoph Mundt

Einleitung

Die Schizophrenie-Forschung hat sich im letzten Vierteljahrhundert in einige Spezialrichtungen gegliedert und eine solche Fülle von interessanten Detailbefunden hervorgebracht, daß sie der Einzelne kaum noch überblicken kann. Die daraus generierten Hypothesen über Pathogenese und evtl. auch Ätiologie, die ihrerseits weitere Forschungsaktivitäten leiten, tragen oft den Stempel der Spezialdisziplin, aus der sie kommen, mit einseitiger Gewichtung ihrer Befunde. Es scheint daher geboten, von Zeit zu Zeit gewissermaßen innezuhalten und statt auf eigene Detailergebnisse auf die sich abzeichnenden Gesamttendenzen zu blicken.

Dieser schwierige Versuch soll aus der Sicht des Psychopathologen unternommen werden. Der Psychopathologie mag insofern eine besondere Verantwortung für die Integration von Befunden aus Spezialrichtungen zufallen, als sie Ausgangs- und Endpunkt darstellt, an dem sich diese Befunde immer wieder bewähren müssen, indem sie zu pathologisch abgewandeltem Befinden und Verhalten in Bezug gesetzt werden. Die weiterhin in Bewegung befindliche Diagnostik basiert auf ihr und eine ganzheitliche Sicht ist nur von ihr aus möglich.

Es wurde folgendermaßen vorgegangen:

Zunächst werden in einem ersten Schritt die meistdiskutierten psychopathologischen Schizophrenie-Modelle auf Gemeinsamkeiten ihrer Kernsätze und auf ihre Widersprüche hin angesehen. In einem zweiten Schritt soll die Validität der Konstrukte anhand ihrer Fähigkeit überprüft werden, einige empirisch gut abgesicherte Grundtatsachen der Schizophrenie-Lehre zu integrieren.

Gegenwärtige psychopathologische Schizophrenie-Modelle

Die älteren Konzeptbildungen der anthropologischen Schulen lassen sich hinsichtlich ihrer Aussage zwanglos mit den neueren linguistisch-strukturalen Ansätzen und dem eigenen Konzept der Intentionalitätsstörung zusammenfassen. Binswanger, v. Gebsattel, Zutt, Kisker, Blankenburg in seiner Monographie von 1971, sahen den Kern der schizophrenen Störung in der Unfähigkeit der Patienten zu einer konsistenten und doch für die Dialektik mit dem sozialen Anderen notwendig offenen Sinngestalt der eigenen Person, des Lebensentwurfs. Das Wort vom Standverlust des Wahnkranken, die Beschreibung der Alienation durch das Leiden am sozialen Anderen, das Zwischen bei Tellenbach, Kimura, Glatzel oder die Beschreibung der schizophrenen Offenheit durch den holländischen Psychiater van der Drift (s. Mundt, Lang 1987) lenken den Blick auf die soziale Einbettung der schizophrenen Störung. Sie nehmen Bezug auf die Gesamtpersönlichkeit als dem Zentrum von Selbstgefühl und Willensbildung. Damit rückt die Erlebens- und auch die Leidensdimension der Erkrankung in den Mittelpunkt. Die linguistisch-strukturalen Konzeptbildungen, wie sie etwa von PETERS mit seinen sprachanalytischen Arbeiten, oder von LANG in Anlehnung an LACAN vertreten werden, lassen sich als Versuch einer Konkretisierung der vorgenannten Autoren auffassen. Die Formulierung LANGS (s. MUNDT, LANG, a. a. O.) von der Fehlstelle, gewissermaßen dem „Loch" in den Objektrepräsentanzen des Schizophrenen, sein Scheitern an der Triangulierung und Öffnung zur Welt aus der dyadischen Primärbeziehung, zielen auf die nämliche Aussage.

Behandelt man die genannten Arbeiten als Variationen eines Themas, so läßt sich dieses Krankheitsmodell folgendermaßen charakterisieren: Der von KIMURA als Grundstörung bezeichnete psychopathologische Kern des Syndroms besteht im Verlust des dialektisch offenen, beweglichen gemeinsamen Sinnbezugs des Patienten mit seiner sozialen Referenzgruppe. Die Störung betrifft in einer globalen Weise die gesamte Persönlichkeit mit ihrem Selbst- und Weltverhältnis. Das Modell verbleibt mit seinen direkten Aussagen im Anschauungsraum von Erleben, Befinden, Verhalten, also im Paradigma der Psychopathologie. Zwar macht es zur Ätiologie praktisch keine Aussagen, wohl aber zur Pathogenese. Es kann Merkmale bekömmlicher und unbekömmlicher Beziehungen und sozialer Konstellationen für Schizophrene erläutern und damit präventive und Auslösefaktoren.

Das Vulnerabilitäts-Modell, wie es sich bei seinem Urheber ZUBIN, bei NUECHTERLEIN und DAWSON (s. HÄFNER et al. 1987) als Diathese-Streß-Modell und in der jüngsten Übersichtsarbeit zu diesem Thema von OLBRICH (1987) darstellt, ist kein paradigmentreues psychopathologisches Konstrukt, sondern als ein Auffangbecken zur Integration einer Vielzahl von Befunden konzipiert. Die Kernaussage bezieht sich auf die Schwellenkonzeption nach dem Epilepsie-Modell für den Ausbruch der Psychose. Der erniedrigten Krampfschwelle entspricht eine erniedrigte Psychoseschwelle. Den iktaffinen Einflüssen entsprechen soziale Stressoren. Die niedrige Schwelle gegenüber solchen als Stressoren konzipierten sozialen Reizen stellt die Vulnerabilität dar, deren Trait-Marker u. a. in den bekannten neurophysiologischen Normabweichungen gesehen werden und anderen Faktorenbündeln, die nach ZUBIN Ätiotypen der Schizophrenie ergeben. Die Persönlichkeit wird in diesem Modell als eine „Moderator-Variable" der Vulnerabilität nach Maßgabe ihrer sozialen Kompetenz und ihres Coping-Verhaltens bestimmt. Sie ist nicht selbst Träger und Ort der Vulnerabilität. Chronische Verläufe werden in diesem Modell durch fortwährende Einwirkung der sozialen Stressoren erklärt. Nach ihrem Rückzug kehre die Persönlichkeit zum prämorbiden Niveau zurück.

Das Modell der Basisstörungen der Arbeitsgruppe um HUBER (SÜLLWOLD, HUBER 1986), bereits früher formuliert als das Vulnerabilitätsmodell, zeigt weitgehende Gemeinsamkeiten mit ihm, so die Stützung auf neurophysiologische und experimental-psychologische Befunde, die Steigerung des Krankheitsgeschehens mit oder ohne Schwelleneffekt aus den Basissymptomen zu den Endephänomenen. Die theoretische Einbindung der Befunde um die ursprünglich reiner Defekt genannten Verfassungen wechselte über die Jahre, griff aber immer – Erbe von JASPERS und KURT SCHNEIDER – auf die biologische Grundlage eines Prozeßgeschehens zurück und verließ damit ebenfalls das psychopathologische Paradigma. Mit dem Prozeßbegriff erscheint hier eine stärkere Gewichtung der Endogenität gegenüber der Reaktivität, die sich in der Funktion der sozialen Stressoren in ZUBINS Modell ausdrückt.

Das strukturdynamische Modell JANZARIK's (1968), ursprünglich ausgehend von der Annahme einer unsteten Dynamik der Thymopsyche, also eines elementaren Stimmungs- und Antriebsbereichs des Seelenlebens, hat später in mehreren Schritten eine wesentlich stärkere Beteiligung der Persönlichkeitsstruktur am Krankheitsgeschehen in Betracht gezogen. Wesentlich für den Vergleich mit den anderen Modellen erscheint die explizite Beteiligung affektiver Vorgänge für die Krankheitsentstehung, die in den kognitivistisch orientierten Modellen „Vulnerabilität" und „Basisstörungen" in den Hintergrund rückt, sowie die Präzisierung von zirkulären Kausalketten zwischen Affektivität und strukturell-kognitiven Vorgängen im Seelenleben. Dieses Modell bleibt seinem Paradigma treu, insofern es sich pathogenetischer Kausalverknüpfungen nur innerhalb seines strukturdynamischen Persönlichkeitskonzeptes bedient.

Als ein eigenständiges Modell kann das systemisch-kybernetische angesehen werden, im deutschen Sprachraum am bekanntesten ausgefaltet in CIOMPI's (1982) Buch Affektlogik, im Rahmen dieser Symposienreihe hat vor 3 Jahren HUBSCHMID darüber berichtet. Für unsere Belange seien nur einige wenige Aspekte des Modells noch einmal hervorgehoben. Es wird am stärksten geprägt von den zwei Grundgedanken 1. Verbindung von Affekt und Kognitionen zu untrennbaren Funktionseinheiten und 2. Integration einer Vielzahl von biologischen und sozialen Einflußfaktoren auf Stabilisierung oder Destabilisierung seelischen Lebens. Gesundes Seelenleben erscheint hier als aktive Leistung der Äquilibrierung. Der von MATURANA entlehnte Begriff der Autopoiese steht für die Fähigkeit des Systems, sich unter bestimmten Gegebenheiten und in bestimmten Grenzen selbst zu gestalten.

Eine Reihe weiterer Modelle, die aus interessanten biologischen Detailbefunden hervorgegangen sind, stehen außerhalb des psychopathologischen Paradigmas und bieten keine Elaborierung zu präzisen Pathogenese-Prozeß-Modellen an. Dazu gehört z. B. die Dopamin-Hypothese ebenso wie die Virus-Hypothese, die von TORREY (1980) gegen die heute vorherrschende Meinung der Epidemiologen noch mit Verve vertreten wird, indem er sich auf geringe geographische Prävalenz-Differenzen bezieht. CROW (in HÄFNER et al. a. a. O.) hat sie, gestützt u. a. auf die Abfolge der Erkrankung in Geschwisterreihen, neu belebt. Diese aus Detailbefunden entwickelten Hypothesen können insofern zusammengefaßt werden, als sie meist monokausal die Wirksamkeit eines Faktors nachzuweisen versuchen, ohne daß der Weg bis zur Abwandlung von Befinden, Erleben und Verhalten von der Hypothese nachgezeichnet wird. Eine gewisse Ausnahme stellt unter diesen aus der naturwissenschaftlichen Medizin stammenden Hypothesen das alte Schichtenmodell von JACKSON dar, das zuletzt von HEINRICH (1987) auf die Schizophrenie hin ausgelegt und mit Störungen im limbischen System in Verbindung gebracht wurde. Halluzinationen und Wahn als Plussymptome werden interpretiert als neokortikale Leerlaufvorgänge durch Wegfall der steuernden thymopsychischen Basis des mesenzephalen limbischen Systems, das psychopathologisch mit Minussymptomatik assoziiert sei. Schon H. EY hatte sich mit seinem psychopathologischen Schichtenmodell an diese aus den Enthemmungsphänomenen neurologischer Prozeßerkrankungen entwikkelten Anschauungen angelehnt. In jüngerer Zeit haben sich CROW und ANDREASEN JACKSONS bzw. des älteren und einfacheren Modells von REYNOLDS zur Explikation ihres dichotomen Schizophreniekonzepts bedient (s. MUNDT 1985).

In diesen Konzepten steckt sehr viel klinische und Forschungserfahrung und oft eine lebenslange Beschäftigung mit schizophrenen Patienten. Läßt sich aus Konvergenzen und Divergenzen dieser Modelle Erkenntnisgewinn ziehen?

Gemeinsamkeiten und Unterschiede der Modelle

Zunächst ist festzustellen, daß ein unmittelbarer Vergleich der Modelle dadurch erschwert ist, daß sie sich unterschiedlicher Methoden, nämlich hermeneutisch-deduktiver und empirisch-induktiver bedienen und sich dadurch z. T. nicht alternativ, sondern ergänzend oder in einer funktionalen Hierarchie zueinander verhalten. So wäre z. B. eine funktionale und methodologische Hierarchie zwischen dem Schichtenmodell und dem strukturdynamischen Modell denkbar als zweier Entsprechungen eines lebensweltlichen Zugangs zur nämlichen pathogenetischen Grundfigur.

Mit dieser Problematik im Auge kann eine Gemeinsamkeit der Mehrzahl der Modelle darin gesehen werden, daß in ihnen in unterschiedlicher Weise die Entordnung von Sinngestalten in Leben und Person der Schizophrenen oder deren primäres Mißlingen thematisiert wird; allerdings mit ganz unterschiedlichen pathogenetischen Akzentsetzungen. Modell 1 (s. Tab. 1) sieht den Ausgangspunkt in den immateriell-lebensweltlichen Strukturen der Persönlichkeit, sieht die Irritierung von Sinngestalten damit entsprechend als global existentiell, die Modelle 2 und 3 hingegen sehen den Ausgangspunkt ganz wesentlich in den materiellen biologischen Funktionsgrundlagen des Seelenlebens und sehen das Mißlingen von Sinngestalten zunächst als etwas partikuläres, Mikro-, nicht globale Makrostrukturen das Seelenleben betreffendes. Die Persönlichkeit wird hier allenfalls sekundär betroffen, fast könnten Basisstörungen und Vulnerabilität in diesen Konzepten wie neuropsychologische Werkzeugstörungen gesehen werden. Insbesondere Zubin (s. Olbrich a. a. O.) hebt die Strukturaspekte der Persönlichkeit ganz klar von der eigentlichen Psychosepathogenese ab. Geschichtlichkeit und Zeitlichkeit der Existenz, der Mensch als handelndes Wesen, das in Zukunft und Vergangenheit lebt, sich zu sich selbst verhält und gezwungen ist, sich seelisch und sozial hervorzubringen, bleiben unbeachtet.

Die Modelle 4 und 5 tuen den Schritt zu einer Verbindung der beiden Ansichten. Janzarik sieht die biologisch fundierte thymopathische Anlage des erwachsenen Schizophrenen verschränkt mit einer auf ihr aufruhenden „gefährdeten Struktur",

Tabelle 1 Psychopathologische Schizophreniemodelle

Psychopathologisches Konstrukt	*Aussage*
1. Störung der personalen Sinnentwürfe (Anthropologische Psychiatrie; linguistisch-strukturaler Ansatz; Intentionalitätsstörung)	Sinngestalten destrukturieren (Entordnung) oder überstrukturieren (Wahn). Selbst- und Weltverhältnis der Gesamtpersönlichkeit betroffen.
2. Vulnerabilitätsmodell	Erniedrigte „Reiz"-Schwelle gegenüber „sozialen Stressoren". Subsumption beliebiger Faktoren als „Moderatorvariable" der Reizschwelle.
3. Basisstörungen	Diskrete Entfremdungs- und Entordnungsphänomene, durch biologischen „Prozeß" erzeugt. Grundlage von „Endphänomenen".
4. Strukturdynamisches Modell	Schwäche der Thymopsyche. Durch strukturell-dynamische Kohärenz gefährdete Strukturen, Residualsyndrom. Bei dynamischer Entgleisung Produktivsymptomatik.
5. Systemisch-kybernetisches Modell	Zirkuläre Kausalketten biologischer und psychosozialer Faktoren. Durch gesamte psychophysische Entwicklung wirksam. Autopoiese des Systems.
6. Schichtmodell	Leerlaufende neokortikale Aktivitäten als Plussymptomatik durch mesenzephal-limbische Minderaktivität (Minussymptomatik).

eine Verschränkung, aus der sich sowohl die akute Psychose wie das Residuum ableiten lassen. Und CIOMPI vertritt explizit unter Einbeziehung von SCHEFLEN, PIAGET und neuroanatomischen und -physiologischen Arbeiten zirkuläre Kausalbeziehungen zwischen biologischer Fundierung und Persönlichkeitsentwicklung, die beim erwachsenen Präschizophrenen zu einer psychophysischen Erkrankungsdisposition geführt haben.

Lag eine erste Gemeinsamkeit der Mehrzahl der Modelle in einer Fokussierung auf die Labilität von Sinngestalten, so läßt sich als zweiter Fokus konsequenterweise die Beschäftigung mit Übergangsbedingungen zur manifesten psychotischen Entordnung sehen. Dies wiederum setzt die Beschäftigung mit den nicht oder noch nicht krankhaften Verfassungen außerhalb der akuten Psychose voraus. Am wenigsten explizit aber doch enthalten ist dieses Thema in Modell 1. Schon KISKER und JANZARIK hatten Situationsanalysen des Vorfelds von Psychosen gegeben. In jüngerer Zeit hat sich LANG im Rahmen seiner Triangulierungshypothese ausführlich mit dem Psychosemanifestationspotential des Übergangs von der dyadischen Beziehung in die „Öffnung zur Welt" befaßt. Auch der Begriff der dynamischen Entgleisung im strukturdynamischen Modell thematisiert den Kipp-Vorgang, mit dem erst die Psychosespezifität der psychopathologischen Phänomene erreicht wird. Ganz explizit schließlich haben ZUBIN und CIOMPI ein komplexes Faktorenmodell entwickelt, das unausgesprochen letztlich auf das Ziel hinstrebt, die Psychosemanifestation vorauszusagen und aus der Analyse bahnender und schützender Faktoren Prävention und Therapie zu befruchten.

Zusammenfassend zum bisher Gesagten kann festgestellt werden, daß die thematische Eingrenzung hermeneutischer wie empirischer Schizophrenieforschung in psychopathologischer Sicht eine gewisse Konvergenz zeigt, nämlich auf die Themen Sinngestalten und ihre Störung sowie auf das Thema Kipp-Vorgänge von noch im Gesunden anzusiedelnder Labilität der Sinngestalten zu manifest psychotisch destrukturierten oder umstrukturierten Sinngestalten.

Inhaltlich zeigen sich hingegen erhebliche Divergenzen, aber auch Ansätze zu ihrer Überwindung. Die Divergenzen betreffen die Stellung der Persönlichkeit, die in den hermeneutischen Modellen im Mittelpunkt der Pathogenese steht, womit auch stets Explikationsmöglichkeiten für die Defektsyndrome entstehen; während die Persönlichkeit in den empirischen Ansätzen eher als losgelöst, von Vulnerabilität und Psychose wie von einem Unfall betroffen, erscheint. Damit entsteht eine gewisse Hilflosigkeit vor der Explikation der Defektphänomene. Suggestivwirkungen der unterschiedlichen methodischen Zugänge mögen für diese Diskrepanz mitverantwortlich sein. Die Modelle 4 und 5 bieten für diese Diskrepanz eine Lösung an, indem sie die Persönlichkeit als Mediator der biologischen Fundierung und als Ort präsentieren, an dem sich biologische und psychosoziale Einflüsse zu einer nicht mehr auflösbaren Disposition verbinden.

Versuch einer Validitätsprüfung der Modelle

Anhand der Integrationsfähigkeit der Modelle für einige als gesichert anzusehende Grundtatsachen der Schizophrenielehre und die jüngeren biologischen Befunde sei versucht, zu einer Aussage über ihre Validität zu kommen. Als gesicherte Befunde, an denen sich Krankheitsmodelle der Schizophrenie zu bewähren haben, wurden folgende ausgewählt:

1. Die psychopathologische Vielgestaltigkeit des Ausdrucks der Erkrankung mit dennoch einem gewissen regelhaften Stadiencharakter, nämlich prämorbider Zustand, Akuterkrankung, Residuum.

2. Die etwa gleichgewichtige biologisch-genetische und psychosoziale Fundierung der Erkrankungsdisposition. Hierzu gehört auch die zunehmende Zahl unspezifischer, aber in vielen Replikationsstudien doch konsistent aufgefundener Detailbefunde aus dem Bereich der biologischen Schizophrenieforschung.

3. Die verglichen mit anderen endogenen Erkrankungen bemerkenswert ebenmäßige epidemiologische Verteilung der Erkrankung durch verschiedene Kulturen und Zeitepochen.

Der psychopathologische Problemkreis der ersten Fragestellung wird wohl am besten von den Modellen 1, 4 und 5 beantwortet, denn es bedarf dafür der Einbeziehung der Persönlichkeit mit ihren immanenten Entwicklungsgesetzen, ihrer Geschichtlichkeit und ihrer sozialen Referenz. Alle drei erklären den Stadiencharakter der Erkrankung durch eine in ihrer Integriertheit bereits in der prämorbiden Entwicklung geschwächte Persönlichkeit, die während der Herausforderung durch notwendige Reifungsschritte desintegriert und im Residuum den Rückschritt auf eine vita minor zur relativen Restabilisierung bei Verzicht auf weitere Entwicklung tut. Damit tritt die Fähigkeit zur internen Konflikt-, Spannungs- und Angstverarbeitung als eine Grundbedingung für Persönlichkeitsentwicklung hervor. Dem Vulnerabilitätsmodell fehlt für die Erklärung des Stadiencharakters die Einbeziehung der Persönlichkeit mit dem Aspekt der dem Individuum auferlegten Selbstentfaltungsaufgabe und damit der Dimension Intentionalität. Das Modell bleibt letztlich einem behaviouristischen Reiz-Reaktionsschema verhaftet.

Die Frage nach der Integrationsfähigkeit der Modelle für die biologische Fundierung der Disposition und die Vielzahl disparat erscheinender, unspezifischer aber dennoch konsistenter Mikrobefunde aus der biologischen Psychiatrie macht eine Vorüberlegung erforderlich.

Es mehren sich die Hinweise darauf, daß die biologische Ermöglichung schizophrener Entordnung genauso heterogen sein könnte wie die lebensweltlichen Herausforderungen, die zur Manifestierung der Psychose beitragen können. Als Beispiele für solche Hinweise seien aufgeführt die Disparatheit von mittlerweile vielfach replizierten Befunden, wie Substanzverlust im limbischen System, der Hippocampus-Region, der Fissura Sylvii, der Amygdala, des locus coeruleus, von Dichteunterschieden der Hemisphären und der frontalen und okzipitalen Hirnpole; weiter die Disparatheit von Funktionsabweichungen, wie die verlängerten und varianteren Kurvenabläufe evozierter Potentiale bei Schizophrenen, gehäufter sakkadischer Augenbewegungen, die Hinweise auf mangelnde oder inverse Hemisphärenspezialisierung, auf Hypofrontalität, oder auf Liquor-Zirkulationsstörungen ganz verschiedener Mechanismen. Mögen in einigen dieser Befunde möglicherweise auch Entsprechungen zu sehen sein, wie vielleicht zwischen den Hemisphärendichtedifferenzen in CT-Studien und den EEG-Power Analysen der Hemisphären, so imponiert doch die Vielfalt der Befunde und es stellt sich die Frage, ob wirklich alle einer definierten biologischen Grundstörung zuzuordnen sind. Im Sinne dieser Frage interpretiert z. B. auch der Genetiker PROPPING (1985) die CT-Befunde an Zwillingen von REVELEY und MURRAY dahingehend, daß Heredität und perinatale Hirnschädigung alternativ disponieren können, also zwei ganz verschiedene biologische Vorgaben zur nämlichen Erkrankung hinleiten können. Wäre nicht denkbar, daß hier wie im lebensweltlichen Kausalgefüge heterogene Einflüsse, die die Entwicklung des Substrats zu einer stabilen Funktionenhierarchie behindern, zur späteren Psychosemanifestation korrelieren?

Denkt man diesen Gedanken konsequent weiter, würde das die Auflösung des Nosos Schizophrenie bedeuten, das Auffinden eines biologischen Markers wäre nicht mehr zu erwarten, die Einheit der Erkrankung bestünde nur noch auf der psychopathologischen Ebene als Syndrom, nicht als Nosos. In eine solche Richtung könnten auch die neuen molekulargenetischen Befunde von Hodgkinson et al. (1987) weisen, die – allerdings an Affektpsychosen, die biologisch wie psychopathologisch wohl als homogener gelten dürfen – genetische Heterogeneität nachweisen konnten.

In die gleiche Richtung könnte auch die Auseinandersetzung der Modelle mit dem epidemiologischen Befund relativer Gleichverteilung der Schizophrenie-Inzidenz in verschiedenen Kulturen und Zeitepochen weisen. Häfner (s. Häfner et al. a. a. O.) hat jüngst darauf aufmerksam gemacht, daß die größte Ähnlichkeit mit der Verteilung der Oligophrenie besteht, ebenfalls einer Störung von Syndromcharakter mit fließenden Übergängen zur Norm, ein Syndrom, in dem sich auch definierbare Nosoi, wie Trisomie 21 oder PkU finden. Eine ähnliche Parallele hat Propping mit dem Diabetes mellitus gezogen, dessen vertiefte pathogenetische Erforschung ebenfalls eine Vielzahl heterogener Störungen herausarbeiten konnte, so daß der frühere Morbus zu einem Syndrom geworden sei.

Zurück zur Validierung unserer psychopathologischen Schizophreniemodelle. Es liegt auf der Hand, daß die geschilderte Befundlage nur integriert werden kann von Modellen, die sich 1. von der Einengung auf ein pathogenetisches Faktorenbündel oder gar eine monokausale Hypothese lösen und in Rechnung stellen, daß sie nicht einen Nosos, sondern ein Syndrom zu explizieren haben, in dem freilich einzelne definierbare Nosoi enthalten sein mögen. 2. Es muß ein Modell die Vermitteltheit schizophrener Psychopathologie und der Stadienabläufe aus einer eingeengten biologischen Grundausstattung des zerebralen Funktionsgefüges über die biographisch gewordene Struktur der lebensweltlichen intentionalen Vollzüge explizieren können. Denn: Je direkter, kurzschlüssiger, unvermittelter der Sprung von einer biologischen causa zur manifesten Psychopathologie ist, desto mehr organischen, exogenen Charakter gewinnt sie bei aller Schizophrenieähnlichkeit, je vermittelter, um so endogener erscheint sie, man denke allein an den Stadienablauf (s. Abb. 1).

Diesen Anforderungen scheinen z. Zt. die systemischen Modelle am besten gerecht zu werden.

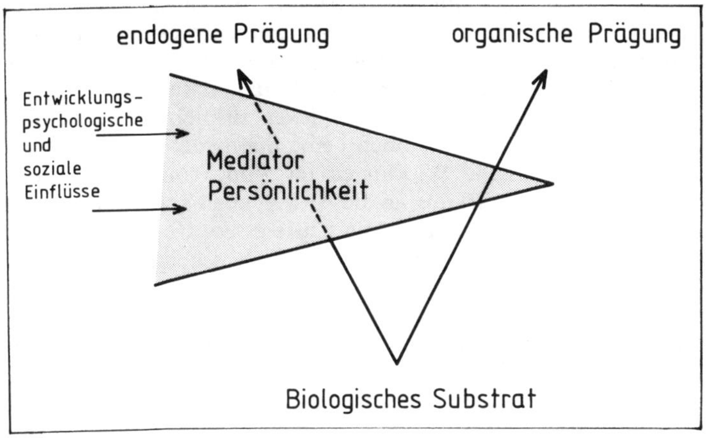

Abb. 1 Persönlichkeit und Psychose. Manifeste psychotische Psychopathologie

Schlußbemerkung

Versucht man, die hermeneutisch erschlossenen und systemischen psychopathologischen Modelle einer weiteren empirischen Forschung zu öffnen, so ergeben sich einige Probleme. Was könnte Psychopathologie zu ihrer Lösung beitragen?

1. Unsere psychopathologischen Deskriptionen und die auf ihr aufbauende kategorial konzipierte Diagnostik focussieren vor allem auf die klinisch manifeste psychotische Symptomatik, obwohl sich die Forschung zu Recht mehr und mehr auf die nicht im Krankhaften liegenden Vorbedingungen der Psychose konzentriert. Ein dimensionales Maß, wie es analog für die genannten Parallelen des Diabetes mellitus mit dem Zuckerwert und für die Parallele der Oligophrenien mit dem IQ existiert mit Gültigkeit für den krankhaften und Normbereich, gibt es für das Desintegrationssyndrom Schizophrenie bislang nicht. Ansätze dazu können vielleicht in FBF, BSABS, auch SANS und InSka gesehen werden, die allerdings nur Ausschnitte und stadienspezifische Aspekte einer solchen dimensionalen Psychopathologie abbilden können. Unsystematisch finden sich in einigen High-risk-Studien (s. z. B. Watt et al. 1982) Ansätze zu einer solchen Deskription von Desintegrationsphänomenen außerhalb definitiv pathologischer Erscheinungen. Eine solche Psychopathometrie müßte sich von der kategorialen Diagnostik lösen und könnte mit einem dimensionalen Ansatz im Sinne einer Biometrie (s. Propping 1985) auch für biologische Forschung interessant sein. Eine psychopathologische Isolierung von sehr basalen thymopathischen Konstitutionsradikalen zur Untergruppenbildung – der entgegengesetzte Weg – wird vor allem von dem strukturdynamischen Modell nahegelegt. Auch die Untergruppenbildung kann für biologische Forschung interessant sein, wie die Wirkungen des dichotomen Schizophreniekonzeptes von Crow zeigen. Es könnten damit z. B. heterogene Erbgänge und heterogene biologisch pathogenetische Wege differenzierbar werden. Von Bleuler und von Leonhard (s. Mundt 1985) sowie in den eigenen Untersuchungen der Weinsberger Studie wurden Möglichkeiten einer solchen Isolierung thymopathischer Radikale ventiliert. Dieser Weg erscheint aber äußerst schwierig, wie schon die alten, empirischer Überprüfung nicht standhaltenden Versuche von Kretschmer zeigten, weil sich solche thymopathischen Radikale nur in ihrer lebensgeschichtlich geprägten Realisierung fassen lassen, so wie sich z. B. die biologisch gegebene Sprachlichkeit nur anhand der konkret erworbenen Sprache untersuchen läßt. Die High-risk-Studie von Watt et al. zeigt, wie früh sich mit Introversion Reaktionsbildungen als Coping-Mechanismen auf noch basalere Funktionsstörungen entwickeln und sich mit ihnen amalgamieren. Eine solche Forschungsrichtung wäre also sinnvollerweise nur in Form von High-risk-Studien und gemeinsam mit Kinderpsychiatern zu realisieren.

2. Für die Beschreibung der äußerst komplexen zirkulären Kausalverknüpfungen der systemischen Ansätze scheint es noch keine mathematischen Modelle zu geben. Insbesondere diskontinuierliche Wirkungen im Sinne von Kippphänomenen oder Kausalfaktoren, die in ihrer Wirkung an die Anwesenheit anderer Faktoren gebunden und von Entwicklungsphasen abhängig sind, wie es etwa bei Prägungsphänomenen während bestimmter Entwicklungsstadien der Fall ist, scheinen mathematisch schwer beschreibbar zu sein Mac Culloch und Woddington (1979) haben mit einer Katastrophentheorie ein solches Modell angeboten, neuerdings sollen mathematische Chaostheorien auf ihre Brauchbarkeit für Schizophreniemodelle geprüft werden.

Eine spekulative Überlegung sei zum Abschluß der Validitätsprüfung erlaubt: Soweit wir wissen, gibt es Schizophrenie beim durch ethologische Gesetze in seinem Verhalten und Befinden stärker determinierten Tier nicht. Vielleicht bezahlt der Mensch mit der Möglichkeit zu diesem Syndrom die größtmögliche Offenheit zu Lernfähigkeit und Selbstgestaltung, die die Natur hervorgebracht hat. Dem unter einem teleologisch-evolutionären Gesichtspunkt beobachtbaren Ziel größtmöglicher Offenheit des Systems wohnt notwendig ein erhöhtes Risiko seiner Desintegration inne. Die zur Funktionstüchtigkeit aber unabdingbare Ganzheitlichkeit stellt sich in dieser Sicht nicht ohne weiteres als Selbstverständlichkeit dar, sondern will als funktionales Gegenstück zur Offenheit phylogenetisch und ontogenetisch im Sinne eines Gleichgewichtsaktes immer wieder neu hervorgebracht und bewahrt sein.

Ich fasse zusammen:

Die besprochenen Schizophreniemodelle beschäftigen sich inhaltlich konvergent mit Phänomenen der Entordnung auf unterschiedlichen Funktionsebenen des biologischen Substrats und der lebensweltlich erschließbaren intentionalen Strukturen. Dies führte wiederum zur Fokussierung auf Übergangs- und Kippphänomene einer noch funktionalen labilen Ordnung zur Manifestation psychotischer Entordnung auf den genannten unterschiedlichen Ebenen.

Gibt es in den Forschungsfoci eine gewisse Konvergenz, so fallen die pathogenetischen Aussagen weit auseinander; am deutlichsten hinsichtlich der Rolle der Persönlichkeit, die einmal als eigentlicher Ort einer Grundstörung, einmal als nur sekundär betroffen erscheint. Der Versuch einer Validitätsprüfung der Modelle anhand ihrer Integrationsfähigkeit für gesicherte Befunde muß einem für eine Vielzahl biologischer und psychosozialer Einflüsse offenen systemischen Modell den Vorzug geben, in dem die Vermittlung biologischer Faktoren in das lebensweltlich wirksame intentionale Gefüge der Persönlichkeit expliziert werden kann. Schizophrenie würde sich in einem solchen Modell nicht als Nosos, sondern als nur noch psychopathologisch durch Konvention definierbares, hinsichtlich seiner Grenzen zur Norm diskretes Syndrom darstellen.

Literatur

Blankenburg, W. (1971): Der Verlust der natürlichen Selbstverständlichkeit. Ein Beitrag zur Psychopathologie symptomarmer Schizophrenien. Enke, Stuttgart

Ciompi, L. (1982): Affektlogik. Klett-Cotta, Stuttgart

Häfner, H. et al. (Ed.) (1987): Search for the Causes of Schizophrenia. Springer, Heidelberg – Berlin

Heinrich, K. (1987): Möglichkeiten und Folgen neuroleptischer Einwirkungen auf paranoid-halluzinatorische Syndrome. In: H. M. Olbrich (Hrsg.): Halluzination und Wahn. Springer, Berlin – Heidelberg

Hodgkinson, S. et al. (1987): Molecular genetic evidence for heterogeneity in manic depression. Nature 325, 805 – 806

Janzarik, W. (1968): Schizophrene Verläufe. Springer, Berlin – Heidelberg

Kendler, K. S., A. M. Gruenberg (1982): Genetic Relationship Between Paranoid Personality Disorder and the „Schizophrenic Spectrum“ Disorders. Am. J. Psychiatry 139: 9, 1185 – 1186

Kisker, K. P. (1970): Dialogik der Verrücktheit. Ein Versuch an den Grenzen der Anthropologie. Nijhoff, Den Haag

Koukkou-Lehmann, M. (1987): Hirnmechanismen normalen und schizophrenen Denkens. Eine Synthese von Theorien und Daten. Springer, Berlin – Heidelberg

MacCulloch, M. J., J. L. Waddington (1979): Catastrophe Theory: a Model Interaction between Neurochemical and Environmental Influences in the Control of Schizophrenia. Neuropsychology 5, 87 – 93

Mundt, Ch. (1985): Das Apathiesyndrom der Schizophrenen. Eine psychopathologische und computertomographische Untersuchung. Springer, Berlin – Heidelberg

– (1986): Zum gegenwärtigen Stand hirnmorphologischer und „benachbarter" Funktionsdiagnostik bei Schizophrenen. Fortschr. Neurol. Psychiatr. 54, 84 – 91

Mundt, Ch., H. Lang (1987): Die Psychopathologie der Schizophrenien. In: K. P. Kisker, H. Lauter, J.-E. Meyer, C. Müller, E. Strömgren (Hrsg.): Psychiatrie der Gegenwart 4, Schizophrenien. Springer, Berlin – Heidelberg

Olbrich, H. M. (1987): Ereigniskorrelierte Hirnpotentiale und Psychopathologie. Nervenarzt 58, 471 – 480

Olbrich, R. (1987): Die Verletzbarkeit des Schizophrenen: J. Zubins Konzept der Vulnerabilität. Nervenarzt 58, 65 – 71

Propping, P. (1985): Psychiatrische Genetik. Nervenarzt 56, 658 – 665

Robertson, M. (1987): Molecular genetics of the mind. Nature 325, 755

Straus, E., J. Zutt (Hrsg.) (1963): Die Wahnwelten (Endogene Psychosen). Akademische Verlagsgesellschaft, Ffm.

Süllwold, L., G. Huber (1986): Schizophrene Basisstörungen. Springer, Berlin – Heidelberg – New York – Tokyo

Torrey, E. F. (1980): Schizophrenia and Civilization. Aronson, New York

Watt, N. F. et al. (1982): Social, emotional and intellectual behaviour at school among children at high risk for schizophrenia. J. Cons. Clin. Psychol. 50, 171 – 181

Die affektlogische Interpretation des Persönlichkeitswandels in schizophrenen Langzeitverläufen

Luc Ciompi

Zu allererst möchte ich mich ganz herzlich für die Einladung bedanken, nun schon zum zweiten Mal an diesem interessanten Heidelberger-Symposium über psychopathologische Fragen aus der Sicht meiner „Affektlogik“ mitdenken und -wirken zu dürfen. Das aus der Sicht der Affektlogik zu behandelnde Problem des Persönlichkeitswandels, des Wandels überhaupt, ist, wie namentlich auch die langfristige Verlaufsforschung zeigt, zweifellos zentral zum Verständnis der schizophrenen Psychose. Ich will mich ihm über einige Umwege nähern. Mein Beitrag hat den folgenden Aufbau:

Vorab möchte ich – auf die Gefahr hin, mich zu wiederholen – die wichtigsten Elemente des Konzepts der „Affektlogik“ kurz in Erinnerung rufen. Zweitens werde ich über systemtheoretische Grundlagen zum Verständnis des Phänomens des Wandels an sich berichten, und drittens will ich versuchen, diese Konzepte auf das schizophrene Langzeitgeschehen anzuwenden.

Zum Konzept der Affektlogik

In meinem 1982 veröffentlichen Buch „Affektlogik“ habe ich versucht, Freudsche, und Piagetsche Erkenntnisse zur Entstehung und Funktionsweise des „psychischen Apparates“ von einem systemischen Denkansatz aus mit klassischen psychopathologisch-psychiatrischen Befunden in Verbindung zu bringen und für ein vertieftes Verständnis der Schizophrenie nutzbar zu machen. Kernstück ist die – vielfach begründbare – Annahme, daß die „Psyche“ aus einer komplexen Hierarchie von „affektiv-kognitiven Bezugssystemen“ (oder „Fühl-, Denk- und Verhaltensprogrammen“) besteht, die sich von Geburt an als Niederschlag der Erfahrung bilden und eine Internalisierung von konkreten, sensori-motorischen Aktionen und zwischenmenschlichen Transaktionen darstellen. Als solche enthalten sie untrennbar verbunden mit kognitiven immer auch *affektive* Elemente; dem kognitiven Bezugssystem „Mutter“ z. B. wird früh schon eine ganz bestimmte Skala von – günstigenfalls überwiegend positiven – Affekten zugeordnet; im Phänomen der Übertragung (im Freudschen Sinn) bleiben solche Bahnungen bis ins Erwachsenenleben hinein wirksam.

Die genannten affektiv-kognitiven Bezugssysteme sind somit als entscheidende, operationale Funktionseinheiten des „psychischen Apparates“ zu betrachten, die als vorgegebene Raster oder „Brillen“ alles Denken, Fühlen und Verhalten mit Einschluß der sozialen Wahrnehmung und Kommunikation nicht nur kognitiv bestimmen, sondern auch emotional „einstimmen“ bzw. „einfärben“. Indem sie diachrone Abläufe aus der Vergangenheit zu einem synchronen „Programm“ verdichten, das sich dann immer wieder in diachrones Verhalten entrollt (oder „zeitigt“), sind sie zugleich der Garant der psychischen Kontinuität, d. h. der kontinuierlichen Verwertung der Erfahrung zu sinnvollem künftigem Verhalten in ähnlichem Kontext. Ihr zerebrales Substrat sind, wie insbesondere das Phänomen der neuronalen Plastizität nahelegt (HARACZ 1984, 1985), mit größter Wahrscheinlichkeit durch die „Aktion", d. h. das laufende Erleben gebahnte neuronale Assoziationssysteme.

Als guter Vergleich bietet sich ein ebenfalls durch die „Aktion", d. h. den effektiven Gebrauch gebahntes System von Pfaden, Wegen und Straßen in einem zunächst unwegsamen Gelände an. Die funktionelle Verbindung von emotionalen mit kognitiven Elementen – oder, einfacher gesagt, von Fühlen und Denken – setzt evidenterweise entsprechende Bahnen (respektive zirkuläre, aequilibrierte Funktionssysteme) von den ältern Hirnregionen, die man als „Fühlhirn" bezeichnen könnte, zum „Denkhirn", d. h. vom Hirnstamm und limbischen System zum Neokortex (und wieder zurück) voraus. Daß bestimmte Neurotransmitter, darunter bemerkenswerterweise das dopaminerge System gerade diese Hirnregionen miteinander verbinden, paßt vorzüglich zur „Affektlogik" und könnte – was ich mir hier allerdings versagen muß – zu allerhand weitergehenden Vermutungen führen.

Jedenfalls erweist sich, wie man sieht, das einfache Schlüsselkonzept und -element der Affektlogik, nämlich der aus der Aktion entstehenden „affektiv-kognitiven Bezugssysteme" als wichtigste Bausteine der Psyche als erstaunlich tragfähig: Diese eine Annahme vermag ökonomisch unser Verständnis nicht nur für das Zusammenwirken von Fühlen und Denken, sondern auch von zwischenmenschlichen und innerpsychischen, ja von psychischen und neurophysiologischen Prozessen zu einem kohärenten Ganzen zu verbinden. Bevor wir sie auch auf ihr Erklärungspotential für den schizophrenen Persönlichkeitswandel hin prüfen, müssen indessen noch einige weitere theoretische Grundlagen erläutert werden.

Systemtheoretische Grundlagen

Das Konzept der „Affektlogik" – das übrigens, obzwar von ganz anderen Voraussetzungen ausgehend, manche Ähnlichkeit mit der von JANZARIK (1957, 1959, 1980) schon viel früher entwickelten Strukturdynamik hat – beruht wie gesagt auf einem systemtheoretischen Denkansatz. Die entscheidende Brücke zur Systemtheorie liefert dabei PIAGETS Erkenntnis, daß alle psychischen Bezugssysteme (oder „Schemata", wie er sich ausdrückt), typische „Systeme" im modernen, systemtheoretischen Sinn darstellen: Vom einfachsten bis zum kompliziertesten sind alle psychischen Begriffe und Konzepte nichts anderes als fein aequilibrierte Ganze, deren einzelne Teile in einem langwierigen, assimilatorisch-akkommodatorischen Prozeß im handelnden Erleben aufeinander abgestimmt und zu einer funktionellen Einheit höherer Ordnung abgeschliffen wurden (PIAGET 1976). Unter Assimilation versteht PIAGET den Einbau neuer Elemente in die schon bestehenden Schemata, unter Akkommodation die Anpassung dieser Schemata an die Außenwelt; beide Prozesse sind untrennbar miteinander verbunden. Sie entsprechen genau den gleichnamigen, grundlegenden biologischen Vorgängen, die analog schon bei der Entstehung von sensori-motorischen Programmen beim Kleinkind, und darüber hinaus bei vielen andern Lebenserscheinungen (z. B. der Nahrungsaufnahme) zu beobachten sind.

Die Wichtigkeit dieser von PIAGET geschlagenen Brücke kann nicht hoch genug veranschlagt werden. Sie erst macht es möglich, zentrale systemtheoretische und kybernetische Begriffe wie diejenigen der Homöostase, der positiven und negativen Feedbackwirkungen, der Morphogenese usw. vom physikalischen und biologischen auf den mentalen und sozialen Bereich zu übertragen. Wie ich in einem neuen Buch unter

Weiterentwicklung der „Affektlogik" dargestellt habe (CIOMPI 1988), besitzen psychische Systeme, bzw. Denk-, Fühl- und Verhaltensprogramme beispielsweise gleich wie alle physischen, chemischen oder biologischen Systeme eine spezifische Trägheit und eine Schwerkraft; sie sind durchgehend „zeitlich und räumlich gemustert"; ihre Aufrechterhaltung oder Veränderung gehorcht gleichen, grundsätzlichen Mechanismen wie die Aufrechterhaltung oder Veränderung anderer, äquilibrierter Systeme. Von besonderer Bedeutung ist ferner die Erkenntnis, daß – wie schon an anderer Stelle (CIOMPI 1986, 1987) ausführlich dargelegt – die von Biologen wie MATURANA, VARELA und andern entwickelten, fundamentalen Begriffe der *Autopoiese* und der *„strukturellen Koppelung"* auch auf psychische und soziale Systeme vorzüglich anwendbar sind (vgl. MATURANA 1982). Unter ersterer sind auf Aufrechterhaltung der Eigenstruktur gerichtete, selbstorganisatorische Prozesse zu verstehen, denen sämtliche Lebensäußerungen untergeordnet sind, unter letzterer enge struk turelle Verschränkungen zwischen benachbarten, interagierenden Systemen, so insbesondere zwischen Individuum und Umwelt. Noch bedeutsamer aber ist, zumal für unser Thema, die Tatsache, daß ebenfalls die neuen Erkenntnisse des belgischen Thermodynamikers und Nobelpreisträgers ILYA PRIGOGINE (vgl. PRIGOGINE, STENGERS 1980) zur Dynamik komplexer Systeme höchstwahrscheinlich für mentale Prozesse mit Einschluß der Schizophrenie von beträchtlichem Interesse sind. Lassen Sie mich diese Behauptung kurz begründen:

Wenn die Dynamik mentaler Funktionssysteme gleichen Gesetzen wie die Dynamik anderer Systeme unterliegt, so ist auch in ihnen einerseits mit linearen, andererseits mit nicht-linearen, zeitlichen Entwicklungen zu rechnen. Ein Beispiel für erstere wäre etwa eine stetig steigende psychische Spannung proportional zu einer zunehmenden Belastung, ein Beispiel für letztere dagegen ein plötzlicher Umschlag – eine „dynamische Entgleisung", wie JANZARIK zweifellos sagen würde – in ein ganz anderes affektiv-kognitives „Regime", beispielsweise in offene Aggression, Manie, Depression, oder eben in eine schizophrene Psychose. Derartige nicht-lineare Entwicklungssprünge kommen, wie PRIGOGINE und seine Mitarbeiter nachweisen konnten, nicht nur in einfachen physikalischen und chemischen, sondern auch in biologischen, sozialen und sozioökonomischen Systemen vor. Sie entstehen unter dem Einfluß von grundsätzlich immer wieder ähnlichen, abweichungsverstärkenden positiven Rückkoppelungen unter fortwährender Energiezufuhr. Die Systementwicklung durchläuft dabei kritische, labile Punkte mit irreversiblen Entscheidungsmöglichkeiten zwischen verschiedenen Entwicklungswegen, sogenannten „Bifurkationen". Welche Richtung dort eingeschlagen wird, scheint weitgehend von Zufallsfluktuationen in der Umgebung abzuhängen (vgl. NICOLIS 1983, 1984; ALLEN et al. 1986, BABLOYANTZ 1986).

Die dabei entstehende Neuverteilung (Dissipation) der Energie in komplexere zeiträumliche Muster nennt PRIGOGINE „dissipative Strukturen"; ein gutes Beispiel hierfür wäre aus dem physiko-chemischen Bereich etwa das unter dem Namen Bénard-Instabilität bekannte Muster von rechts- oder linksdrehenden, hexagonalen Konvektionszellen, das beim Erwärmen einer flachen Flüssigkeitsschicht entsteht. Andere Exempel sind die Belousov-Zabotinskyschen „chemischen Uhren", die plötzlichen Aggregationen von großen Amöbenpopulationen zu komplexen, plurizellulären Gebilden, oder das Hochschießen von cityartigen Stadtorganisationen unter ganz bestimmten ökonomischen und demographischen Bedingungen. Viel näher bei unsern unmittelbaren Interessen sind ähnliche Entwicklungssprünge auch bereits in der Familiendynamik (ELKAIM et al. 1980), im Dopaminstoffwechsel (KING et al. 1984) und in der epileptogenen Aktivität des Gehirns (DESTEXHE 1985) beschrieben worden. Die

Vermutung scheint deshalb nicht unberechtigt, daß schizophrene „Regimes“ ebenfalls eine Art von „dissipativen Strukturen“ sein könnten.

Der schizophrene Persönlichkeitswandel

Fragen wir uns nun, was diese systemtheoretischen Grundlagen zum Verständnis des schizophrenen Langzeitgeschehens mit Einschluß des Persönlichkeitswandels beizutragen haben. Als „Persönlichkeit“ möchte ich hier einmal ganz pragmatisch ein spezifisches, weitgehend stabil gewordenes Muster von Verhaltensweisen definieren, als dessen Basis die genannte, von Geburt an aufgebaute Hierarchie von affektiv-kognitiven Bezugssystemen (bzw. Denk-, Fühl- und Verhaltensprogrammen) anzusehen ist. Unter „schizophrenem Persönlichkeitswandel“ dagegen verstehe ich dauerhafte Veränderungen dieser Verhaltensprogramme als Krankheitsfolge. Dazu gehört sowohl die Chronifizierung von akut-psychotischen Erscheinungen (z. B. von Wahn und Halluzinationen), die Entwicklung von Negativsymptomen wie Potentialeinbuße, Affektverflachung und sozialem Rückzug, wie auch die Janzarik-Hubersche „Strukturverformung“ der Persönlichkeit im Sinn von fixierten, sonderlingshaften Schrullen und Stereotypien. Zur Veranschaulichung diene eine typische Entwicklung von einer verletzlichen, „dünnhäutigen“ und leicht überforderten, selbstunsicher-identitätsgestörten prämorbiden Persönlichkeit über mehrere akut-psychotische Episoden bis zu einem mittelgradigen Residualzustand mit vorwiegender Negativsymptomatik, einigen persistierenden Wahnideen und Halluzinationen sowie allerhand Verschrobenheiten und Manierismen.

Nach dem *biologisch-psychosozialen Dreiphasenmodell des Langzeitverlaufs der Schizophrenie* (Abb. 1), das ich auf der Basis von fremden und eigenen Langzeituntersuchungen, von Überlegungen aus der Affektlogik und der Vulnerabilitätshypothese nach Zubin und Spring (1977) schon mehrfach vorgeschlagen habe (vgl. Ciompi 1981, 1982, 1986 b, 1987 a), kommt es in einer *ersten, prämorbiden Phase*, die von der Geburt (bzw. Konzeption) bis zum Ausbruch der Psychose reicht, bei spätern Schizophrenen zunächst nur zur Ausbildung eines in besonderer Weise verletzlichen „Terrains“. Die Natur dieser „Verletzlichkeit“ ist noch nicht klar. Vieles deutet indessen darauf hin, daß sie namentlich in konfusen, labilen und mehrdeutigen affektiv-

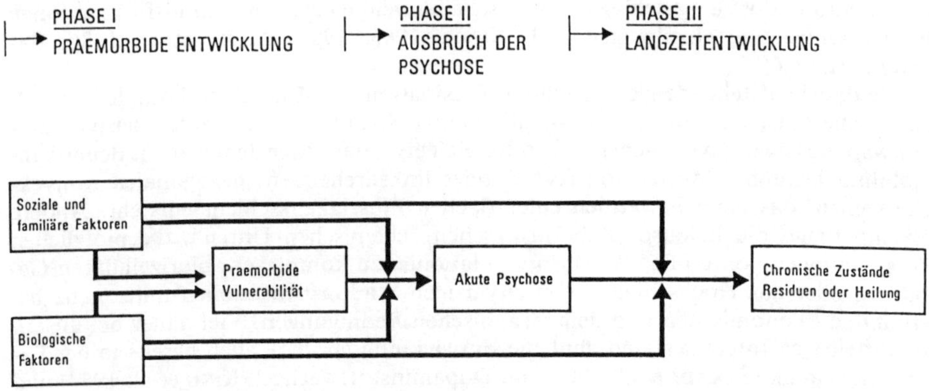

Abb. 1 Dreiphasiges biologisch-psychosoziales Modell zum Langzeitverlauf der Schizophrenie

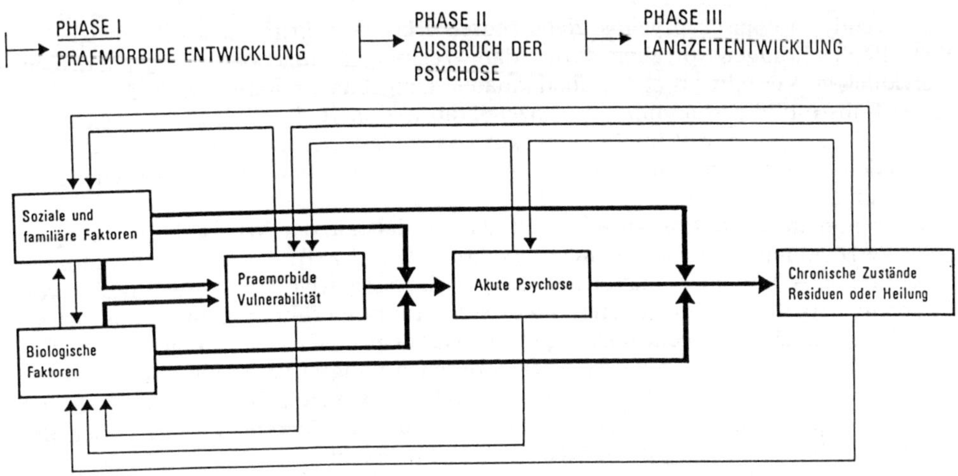

Abb. 2 Dreiphasiges biologisch-psychosoziales Modell zum Langzeitverlauf der Schizophrenie mit Feedback-Schlaufen

kognitiven Verhaltensprogrammen besteht, wie sie sowohl unter dem Einfluß genetischer und perinataler Störfaktoren – z. B. einer angeborenen Übererregbarkeit und Überempfindlichkeit – wie auch von schwerwiegend diskontinuierlichen und widersprüchlichen Umwelteinflüssen (bzw. Kommunikationen oder „Informationen" im weitesten Sinn) zustandekommen können. Besonders wichtig scheinen dabei Defekte im Bereich der affektiv-kognitiven Bezugssysteme zu sein, welche die Identitätsgefühle und die zwischenmenschlichen Beziehungen regulieren. Nach Kernberg (1979, 1980) sind diesen „Selbst- und Objektrepräsentanzen", wie sie die psychoanalytische Ich- und Objektpsychologie nennt, bei Schizophreniegefährdeten schlecht voneinander gesondert. Damit aber verwischen sich nicht nur die Grenzen zwischen Ich und Du, sondern zwischen Ich und Außenwelt überhaupt. Zugleich erklärt diese „Durchlässigkeit der Ich-Grenzen", daß Außenreize aller Art ohne genügende Filterung und Bremsung auf das sensitive Individuum hereinprasseln. Auch der projektiven Realitätsverkennung bis zu Wahn und Halluzinationen sind damit Tür und Tor geöffnet. Spezifische Störungen scheinen ebenfalls im Bereich der zeit-räumlichen Musterung solcher Bezugssysteme vorzuliegen (vgl. Ciompi 1988).

Unter dem Einfluß von Lebensereignissen, die als zusätzliche Stressoren wirken (z. B. Ablösung vom Elternhaus, Berufs- und Partnerwahl, Ortswechsel, Schwangerschaft, Geburt, familiäre Kommunikationsstörungen u. a. im Sinn der „high-expressed-emotions" u. a. m.) kann es (aber *muß* nicht obligat) in einer *zweiten Phase* zu einer progressiven Überforderung der beschränkten Kanalkapazität dieses gestörten Informationsverarbeitungssystems kommen. Unter solchen Umständen treten gemäß den Ergebnissen der Krisenforschung (vgl. Caplan 1964, Jacobson 1974) praktisch ubiquitär, aber mit ganz verschiedenen Schwellenwerten zunehmende Krisensymptome, bzw. psychopathologische Störungen in Form von Spannung, Angst, Unsicherheit, Ambivalenz, affektiv-kognitiver Verwirrung bis hin zu Depersonalisations- und Derealisationsphänomenen und schließlich zu Wahn und Halluzinationen auf. Gerade hier nun scheinen unter der Wirkung von positiven psychosozialen und biologischen Feedbackeffekten, wie sie im Laufe der Langzeitentwicklung der Schizophrenie in multipler Weise auftreten können (vgl. Abb. 2), eskalierende biologisch-psychosoziale Teufelszirkel eine kritische Rolle zu spielen: Viele Beobachtungen sprechen dafür, daß Wechselwirkungen zwischen abnormen, individuellen Verhaltensweisen, inadäquaten Umgebungsreaktionen und „biologischem Substrat“ die Spannung im ganzen Transaktionsfeld immer mehr hochschaukeln, bis das ganze psychische Funktionssystem an einem Punkt, den BLEULER (1984) den „*point of no return*“ nennt, schließlich in ein manifest psychotisches „Regime“ umkippt.

Wie schon angedeutet, ist zu vermuten, daß die dabei in der Art von kaleidoskopartigen Verrückungen neu auftretenden psychotischen – z. B. paranoiden, katatonen, hebephrenen – Organisationsformen als typische dissipative Strukturen im Sinn von Prigogine aufgefaßt werden dürfen. Zu dieser Vermutung führen nicht nur die vielfältigen Möglichkeiten zu nicht-linearen Entwicklungssprüngen, die infolge der erwähnten, multiplen Feedbackschlaufen in schizophrenen Langzeitverläufen auftreten können. Sehr bedeutsam ist darüber hinaus ebenfalls die Erkenntnis, daß „Information“ im psychischen Bereich offensichtlich ein Analogon zu „Energie“ im physischen Bereich darstellt (vgl. hierzu CIOMPI 1988), und daß Schizophrene schon wegen der reduzierten Kapazität ihres Verarbeitungssystems fortwährend ein relatives Übermaß an Information (im weitesten Sinn) zu verkraften haben. Muß aber ein dynamisches System zu viel Energie – oder hier Information – verarbeiten, so beginnt es nach PRIGOGINE diese Energie plötzlich in neuer und komplexerer Weise zu organisieren, bzw. zu „dissipieren“*.

Einmal aufgetretene Funktions-bzw. Fühl-, Denk- und Verhaltensmuster neigen in der Folge schon aufgrund von psychologischen und sozialen, aber auch von neuronalen Bahnungseffekten (im Sinne der neuronalen Plastizität) zur Wiederholung. Deshalb wird sich die Rückfallneigung erhöhen, je länger und je öfter solche psychotische „Regimes“ in Erscheinung treten. Sehr interessant ist in diesem Zusammenhang ebenfalls das Janzariksche Postulat eines eigengesetzlichen Realisierungsdrucks einmal geformter, psychischer Strukturen (vgl. JANZARIK 1980). Zugleich aber kommt es in einer *dritten Phase*, die die eigentliche *Langzeitentwicklung* einleitet, immer mehr zu vielfältigen Anpassungs-, Abwehr- und Vermeidungsstrategien, die z. T. sicher als eine Art von Selbstheilungsversuchen des defizienten psychischen Systems unter der Herrschaft von übergeordneten autopoietischen Mechanismen verstanden werden dürfen. Hierzu rechne ich nicht nur die der Psychodynamik geläufigen Bewältigungs- und Abwehrmechanismen wie Verdrängung, Verleugnung, Abspaltung oder Projektion von schmerzhaften Erlebnissen oder Sachverhalten aller Art, sondern ebenfalls einen guten Teil dessen, was gewöhnlich unter den Begriffen der „Negativsymptomatik“ und des „Potentialverlusts“ segelt (vgl. CIOMPI 1980). Denn was wäre denn ein wirksamerer Schutz vor emotional-kognitiver Überforderung als ein dicker Abwehrpanzer aus Gleichgültigkeit, sozialem Rückzug und sog. „Affektverflachung“? Daß dahinter die alte Überempfindlichkeit oft virulent weiterbesteht, kann sich, wie jeder erfahrene Kliniker weiß, an plötzlichen, überschießenden Reaktionen zeigen: So erinnere ich mich z. B. an einen alten, angeblich völlig „ausgebrannten“ Katatoniker auf einer ehemaligen Waldau-Abteilung, der jahraus-jahrein unbeweglich und mutistisch in einer Ecke stand, aber alle paar Monate einmal höchst gezielt einem ihm nicht genehmen Pfleger oder Arzt eine gewaltige Ohrfeige herunterhaute! Auf ihn, wie auch auf manche andere Fälle, wollen Begriffe wie „Potentialverlust“ und „Affektverfla-

* Daß psychotische Organisationsformen in gewissem Sinn komplexer sind als normale, geht schon aus der Tatsache hervor, daß letztere eine rationellere, ökonomischere und damit *einfachere* Verstehensweise der Wirklichkeit darstellen

chung“ nicht recht passen, jedenfalls wenn wir ihnen eine irreversible organische Grundlage unterschieben.

Wie wir dank fremden und eigenen *Verlaufsuntersuchungen* über mehrere Jahrzehnte überdies heute wissen, ist der Langzeitverlauf der schizophrenen Psychose sehr viel formenreicher und auch günstiger, als man lange Zeit immer annahm. Bleuler (1972), Müller und ich selbst (1976), ebenso wie Huber, Gross und Schüttler (1979) fanden bekanntlich ganz unabhängig voneinander mit erstaunlicher Übereinstimmung nach 2–4 Jahrzehnten bei insgesamt an die 1000 Fällen etwa ein Viertel völlige Heilungen, ein Drittel Residualzustände leichten bis mittleren Grades, und nur etwa ein Viertel bis ein Drittel schwer invalidisierende Chronifizierungen (vgl. Abb. 3). Über ganz ähnliche Befunde selbst bei DSM-III-Schizophrenien berichtet neuerdings auch Harding (1987 a und b) aus den USA.

Janzarik (1968), Huber et al. (1979) und andere Autoren unterscheiden dabei Ausgänge mit oder ohne einfache, quantitative Potentialeinbuße von solchen mit oder ohne „Strukturverformung“ im Sinn eines qualitativen Persönlichkeitswandels; Huber listet bis zu 15 verschiedene, mögliche Verlaufsformen auf; Bleuler und wir selber unterteilten die Verläufe nach Beginn, Verlaufstypus und Endzustand schematisch in immerhin noch acht verschiedene Typen (Abb. 4). Dabei ist nach unseren Befunden, wenn nicht Heilung eintritt, eine Entwicklung von einer multiform-produktiven – z. B. paranoiden, hebephrenen, katatonen – Positivsymptomatik zu einer recht uniformen, negativ-unproduktiven Residualsymptomatik mit Affektverfla-

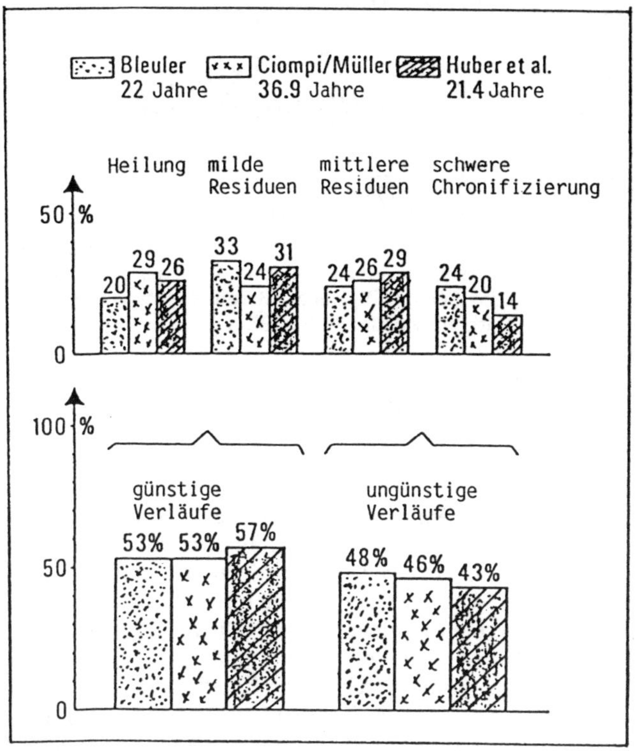

Abb. 3 Langfristige Krankheitsausgänge („Endzustände“)

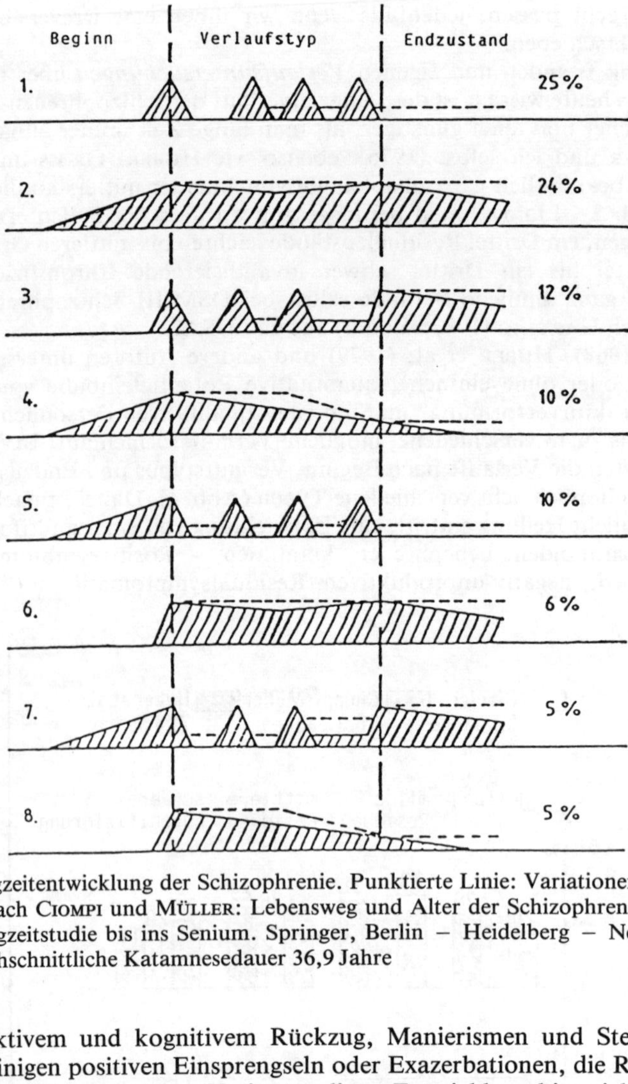

Abb. 4 Langzeitentwicklung der Schizophrenie. Punktierte Linie: Variationen desselben Verlaufstypus. Nach Ciompi und Müller: Lebensweg und Alter der Schizophrenen. Eine katamnestische Langzeitstudie bis ins Senium. Springer, Berlin – Heidelberg – New York (1976). n = 228, durchschnittliche Katamnesedauer 36,9 Jahre

chung, affektivem und kognitivem Rückzug, Manierismen und Stereotypien, gemischt mit einigen positiven Einsprengseln oder Exazerbationen, die Regel.

Ich kann auf die zahlreichen Varianten dieser Entwicklung hier nicht im einzelnen eingehen, sondern muß zum Grundsätzlichen zurückkehren, wie es sich aus der Sicht der Affektlogik darbietet. Wenn man die Ergebnisse jüngerer Verlaufsstudien mit Einschluß der life-events- und high-expressed-emotions-Forschung, der Prognostik und Prädiktorforschung sowie der längerfristigen Rehabilitationsergebnisse überblickt (vgl. Ciompi 1984, 1987b), so ist zusammenfassend festzustellen, daß der Langzeitverlauf der Schizophrenie in keiner Weise mehr als „schicksalshaft vorgegeben" gelten darf. Im Einzelfall ist eine Voraussage sogar praktisch unmöglich, da selbst statistisch ganz ungünstige Fälle nach jahrzehntelangem, schwerem Verlauf sich manchmal noch überraschend bessern können (vgl. Müller 1985). Dazu erscheint die Korrelation genetischer Faktoren mit dem Langzeitverlauf in allen genannten Langzeituntersuchungen als gering oder überhaupt fehlend. Viel mehr als einem schicksalshaft vorgezeichneten, irreversiblen Krankheitsprozeß gleicht der Schizophrenieverlauf auf die Dauer deshalb einem *offenen Lebensprozeß bei in besonderer Weise verletzlichen Menschen unter dem Einfluß einer Vielzahl von (in jedem Fall wieder anders kombinierten) biologischen und psychosozialen Faktoren*, – darunter das Ausmaß der vorbestehenden Vulnerabilität, die Zahl und Dauer von Hospitalisationen, die verfügbare Versorgungsstruktur bzw. die Behandlungs- und Rehabilitationsmöglichkeiten, die Familienatmosphäre, die Zukunftserwartungen von Betreuern, Angehörigen und Patienten selbst, sowie sozio-ökonomische und kulturelle Faktoren.

Genau zu diesem Schluß führt neben der Verlaufsforschung auch die Verstehensweise der Affektlogik. Eine solcherart flexible, systemisch-multikonditionale Betrachtungsweise vermag m. E. den jeder Schematisierung trotzenden Formenreichtum schizophrener Verläufe weit besser zu erklären als das, wie ich meine, antiquierte, weil viel zu rigide Konzept einer fixen „Krankheitseinheit Schizophrenie", bzw. einer Mehrzahl von fixen Untereinheiten im Sinn der „Gruppe der Schizophrenien" mit je immer gleichen Ursachen, Erscheinungsbildern und Verläufen. Gleichzeitig eröffnet sie – insbesondere bei gebührender Berücksichtigung der erwähnten, multiplen Feedback-Schlaufen – eine große Zahl von therapeutischen und prophylaktischen Einflußmöglichkeiten sowohl auf biologischem wie auf psychosozialem Gebiet, die ungünstige Wechselwirkungen zu dämpfen bzw. günstige zu fördern versprechen. Ich kann auf sie hier nicht näher eingehen; manches darüber habe ich bereits an anderer Stelle gesagt (Ciompi 1981, 1982, 1986 a). Ein auf den hier entwickelten Konzepten basierendes, unter dem Namen „Soteria Bern" bekanntes milieutherapeutisches Experiment mit einer neuartigen, offenen therapeutisch-rehabilitativen Wohngemeinschaft für akute, junge Schizophrene ist übrigens seit über 3 Jahren im Gang und zeitigt bisher ermutigende Ergebnisse (vgl. Ciompi und Bernasconi 1986).

Ich komme – vielleicht etwas abrupt – zum *Abschluß* und möchte zusammenfassend feststellen, daß aus der Sicht der Affektlogik der schizophrene Persönlichkeitswandel als *ein* Aspekt unter anderen eines hochgradig komplexen Langzeitgeschehens erscheint, in welchem das eminent plastische, psychische System sich in kontinuierlicher Wechselwirkung mit biologischem Substrat und Umwelt unter der Herrschaft von autopoietischen Mechanismen stets so spannungs- bzw. unlustarm wie nur möglich zu verhalten bzw. zu organisieren sucht. Langsame, lineare Entwicklungen und plötzliche, nicht-lineare Entwicklungssprünge kombinieren, kompensieren und äquilibrieren sich in diesem ungeheuer komplexen Gesamtprozeß in vielfältigster Weise. Die Erkenntnis aber, daß nicht nur selbstorganisatorische, sondern auch *selbstheilende* Mechanismen (vgl. Böker 1986) dabei eine bedeutsame Rolle spielen, führt im Verein mit neuen Befunden zur Langzeitentwicklung und zu den Rehabilitationschancen (vgl. Ciompi 1987 b) zu einem erheblichen Wandel unseres Schizophrenieverständnisses überhaupt: Eine schwerwiegende Erkrankung bleibt die Schizophrenie zwar zweifellos nach wie vor, aber eine hoffnungslose ist sie nicht mehr!

Literatur

Allen, P. M., G. Engelen, M. Sanglier (1986): Self-organizing systems and the „laws of socio-economic geography". Europ. J. Operational Res. 25, 177 – 140

Babloyantz, A. (1986): Molecules, dynamics and life. An introduction to self-organization of matter. Wiley, New York – Chichester – Brisbane – Toronto – Singapore

Bleuler, M. (1972): Die schizophrenen Geistesstörungen im Lichte langjähriger Kranken- und Familiengeschichten. Thieme, Stuttgart

Böker, W. (1986): Zur Selbsthilfe Schizophrener: Problemanalyse und eigene Untersuchungen. In: W. Böker, H. D. Brenner: Bewältigung der Schizophrenie. 176 – 188. Huber, Bern – Stuttgart – Toronto

Caplan, G. (1964): Principles of preventive psychiatry. Basic Books, New York

Ciompi, L. (1980): Ist die chronische Schizophrenie ein Artefakt? Argumente und Gegenargumente. Fortschr. Neurol. Psychiatr. 48, 237 – 248

– (1981): Wie können wir die Schizophrenen besser behandeln? Eine Synthese neuer Krankheits- und Therapiekonzepte. Nervenarzt 52, 506 – 515

– (1982): Affektlogik. Über die Struktur der Psyche und ihre Entwicklung. Ein Beitrag zur Schizophrenieforschung. Klett-Cotta, Stuttgart

– (1984): Zum Einfluß sozialer Faktoren auf den Langzeitverlauf der Schizophrenie. Schweiz. Arch. Neurol. Neurochir. Psychiatr. 135, 101 – 113

– (1986 a): Zur Integration von Fühlen und Denken im Licht der „Affektlogik". Die Psyche als Teil eines autopoietischen Systems. In: Psychiatrie der Gegenwart, Bd. 1, 373 – 410. Springer, Berlin – Heidelberg – New York – Tokyo

– (1986 b): Auf dem Weg zu einem kohärenten multidimensionalen Krankheits- und Therapieverständnis der Schizophrenie: Konvergierende neue Konzepte. In: W. Böker, H. D. Brenner: Bewältigung der Schizophrenie. 47 – 61. Huber, Bern – Stuttgart – Toronto

– (1987 a): Toward a more comprehensive biological-psychosocial unterstanding and treatment of schizophrenia. 25th Dean Award Lecture, Annual Meeting of the American College of Psychiatrists, Maui/Hawaii, USA. (im Druck)

– (1987 b): Resultate und Prädiktoren der Rehabilitation. Vortrag am Internationalen Symposium „Rehabilitation in der Psychiatrie". München (im Druck)

– (1988): Außenwelt – Innenwelt. Die Entstehung von Zeit, Raum und psychischen Strukturen. Vandenhoeck und Ruprecht, Göttingen

Compi L., C. Müller (1976): Lebensweg und Alter der Schizophrenen. Eine katamnestische Langzeitstudie bis ins Senium. Springer, Berlin – Heidelberg – New York

Compi L., R. Bernasconi (1986): Erste Erfahrungen mit einer neuartigen therapeutischen Wohngemeinschaft für akute Schizophrene. Psychiatr. Praxis 13, 172 – 176

Destexhe, A. (1984 – 1985): Restitution de la dynamique de l'activité cérébrale épileptique. Dissertation, Université Libre de Bruxelles, Année Académique

Elkaim, M., A. Goldbeter, E. Goldbeter (1980): Analyse des transactions de comportement dans un système familial en termes de bifurcation. Cahiers Critiques de Thérapie Familiale et de Pratique des Réseaux, (Paris, Ed. Gamma) 3, 18 – 34

Haracz, J. L. (1984): A neural plasticity hypothesis of schizophrenia. Neurosci. Biobehav. Rev. 8, 55 – 71

– (1985): Neural plasticity in schizophrenia. Schizophr. Bull. 11, 191 – 229

Harding, C. M., G. W. Brooks, T. Ashikaga, J. S. Strauss, A. Breier (1987 a): The Vermont Longitudinal Study of persons with severe mental illness, I: Methodology, Study Sample, and Overall Status 32 years later. Am. J. Psychiatry 144, 718 – 726

– – – – – (1987 b): The Vermont Longitudinal Study of persons with severe mental illness, II: Long-Term Outcome of subjects who retrospektively met DSM – III criteria for schizophrenia. Am. J. Psychiatry 144, 727 – 735

Huber, G. (1983): Das Konzept substratnaher Basisstörungen und seine Bedeutung für Theorie und Therapie schizophrener Erkrankungen. Nervenarzt 54, 23 – 32

Huber, G., G. Gross, G. Schüttler (1979): Schizophrenie, eine Verlaufs- und sozialpsychiatrische Studie. Springer, Berlin – Heidelberg – New York

Jacobson, G. F. (1974): Programs and technics of crisis intervention. In: S. Arieti (ed.), American Handbook of Psychiatry. Basic Books, New York

Janzarik, W. (1957): Die zyklothyme Schuldthematik und das individuelle Wertgefüge. Schweiz. Arch. Neurol. Psychiatr. 80, 173 – 208

– (1959): Dynamische Grundkonstellationen in endogenen Psychosen. Springer, Berlin – Göttingen – Heidelberg

– (1968): Schizophrene Verläufe. Springer, Berlin – Heidelberg – New York

– (1980): Strukturdynamik. In: Die Psychologie des 20. Jahrhunderts, Bd. X (Psychiatrie), Kindler, Zürich
Kernberg, O. F. (1980): Internal world and external reality. Object relations theory applied. Jason Aronson, New York – London
– (1981): Objektbeziehungen und Praxis der Psychoanalyse. Klett-Cotta, Stuttgart
King, R., J. D. Barchas, B. A. Huberman (1984): Chaotic behavior in dopamine neurodynamics. Proc. Nat. Acad. Sci. USA. 81, 1244 – 1247
Maturana, H. R. (1982): Erkennen: Die Organisation und Verkörperung von Wirklichkeit. Vieweg, Braunschweig – Wiesbaden
Müller, C. (1985): Über späte Besserungen bei chronischen Schizophrenen. Schweiz. Archiv. Neurol. Psychiatr. 136, 17 – 22
Nicolis, C. (1983): Thermodynamique de l'évolution. In: J. Reisse (ed.), Evolution. Editions de l'Université Libre de Bruxelles pp. 91 – 126
Nicolis, G. (1984): L'écart à l'équilibre, source de comportements complexes de la matière. Nouvelles de la science et des technologies, Vol. 2, pp. 11 – 15
Piaget, J. (1976): Die Aequilibration der kognitiven Strukturen. Klett, Stuttgart
Prigogine, I., I. Stengers (1981): Dialog mit der Natur. Neue Wege naturwissenschaftlichen Denkens. Piper, München
Zubin, J., B. Spring (1977): Vulnerability – a new view on schizophrenia. J. Abnorm. Psychol. 86, 103 – 126

Übergänge oder Grenzen zwischen Persönlichkeitsvarianten und Schizophrenien

JOACHIM KLOSTERKÖTTER

Vorbemerkungen

Wer früher – vielleicht in den 30er Jahren – bei einer Veranstaltung wie dieser von fließenden Übergängen zwischen Persönlichkeitsvarianten und Schizophrenien sprach, bezog damit wohl immer zugleich schon eine ganz bestimmte, für alle Zuhörer leicht identifizierbare Position. Danach stellt die „negative" (1) Grundsymptomatik der Schizophrenien nichts anderes als eine Zuspitzung von schizoiden Erlebnis- und Verhaltensweisen dar, die ihrerseits aus letztlich ganz normalen – nach E. KRETSCHMER (37) und später auch E. BLEULER (5,6) – „schizothymen" Persönlichkeitsmerkmalen erwachsen sind. Entsprechend soll denn der Psychoseeinsatz auch nicht auf dem Wirkungseintritt zusätzlicher, qualitativ andersartiger Generierungsfaktoren, sondern allein einer „quantitativen Variation" (50, S. 45) der zugehörigen Konstitution beruhen.

Demgegenüber hob die Gegenposition – von K. JASPERS mehr methodologisch-theoretisch (35) und von K. SCHNEIDER mehr klinisch-empirisch (51) begründet – vor allem auf die „positive" (1) Erstrangsymptomatik ab. Wenn die Schizophrenien durch ein derartiges symptomatologisches „Novum" (3, 8, 35, 50) von allen nur möglichen Auffälligkeiten der Primärpersönlichkeit abgegrenzt werden, dann – so lautet vereinfacht gesagt das Argument – kann ihr Einsatz auch nur auf dem Wirkungseintritt von ihrerseits qualitativ neuartigen, nämlich krankhaft-somatischen Bedingungsfaktoren beruhen. Diese Grenzziehung sprach übrigens primärpersönlichen Normvarianten nicht etwa eindimensional jede Bedeutung für die Schizophrenieentstehung ab, sondern gestand ihnen potentiell durchaus den Stellenwert eines „prädisponierenden Faktors" (50, S. 45) zu.

Fragestellung

Übergang oder Grenze, welche der beiden Positionen hat denn nun eigentlich recht? Ist diese von JASPERS zur Würde der „psychopathologischen Grundfrage" (35, S. 590) erhobene Konfrontation überhaupt heute noch aufschlußreich; und, wenn ja, läßt sie dann inzwischen vielleicht eine empirisch fundierte Beantwortung zu? Immerhin kann man aus den großen psychopathologischen Kontroversen der Vergangenheit schon das Folgende ersehen:

Zur vollen Bestätigung der Übergangshypothese genügt es nicht, retro- oder besser prospektiv überzufällig häufig schizoide Persönlichkeitsvarianten nachzuweisen bei den später an Schizophrenie Erkrankten und womöglich auch ihren Blutsverwandten. Solche Strukturmerkmale dominieren – vor allem nach den drei großen europäischen Langzeitstudien von M. BLEULER (7), CIOMPI und MÜLLER (12), HUBER, GROSS und SCHÜTTLER (30) – in der Tat sehr klar unter den prämorbid anzutreffenden Persönlichkeitsauffälligkeiten und mit den methodischen Verbesserungen ihrer Erfassung durch ANGST (2) und v. ZERSSEN (56) wächst diesem Resultat noch weitere Aussagekraft zu. Gleichwohl spricht das zunächst einmal nur für eine mögliche prädisponierende Funktion, wie sie ja eben – was oft verkannt wird – auch die Grenzhypothese den Persönlichkeitsvoraussetzungen zugesteht.

Weiter sagt streng genommen auch die Abhängigkeit gewisser ungünstiger Krankheitsausgänge von bestimmten Persönlichkeitsvarianten – etwa der „residualen Apathie" i.S. MUNDTS vornehmlich von prämorbider „Adynamie" (42) oder fixierter Strukturverformungen i.S. JANZARIKS nach der Bonn-Studie (30) vor allem von primärpersönlichen Zügen schizoider Gehemmtheit – noch nicht genug aus. Denn zur Widerlegung der Grenzhypothese wäre ja noch mehr zu zeigen, nämlich daß und wie die Psychose selber, das angebliche produktive „Novum" auf kontinuierlichem Wege aus persönlichkeitsbedingten Vorläuferphänomenen entsteht. „Es müßte" – um mit den Worten von BOSTROEM, einem der frühesten und zugleich scharfsinnigsten Grenzverteidiger, zu sprechen – „vielmehr verlangt werden, daß man gerade die Erscheinungen, die das vorliegende Bild zum psychotischen stempeln, aus den Charaktereigentümlichkeiten des Individuums sich herausentwickeln sieht" (8, S. 42).

Übergangsanalyse

So „undenkbar", wie BOSTROEM und mit ihm damals noch alle an den psychopathologischen Grundsätzen von JASPERS orientierten Forscher meinten, scheint dies indessen keineswegs zu sein. Insbesondere die langjährige Forschungsarbeit von G. HUBER (19, 24, 25, 26, 27, 28) läßt sich als groß angelegter Versuch einer empirischen Freilegung, Differenzierung und operationalen Definition von selber noch uncharakteristischen Vorläuferphänomenen des schizophrenietypischen „Andersseins" verstehen. Daß „es phänomenologisch fließende Übergänge gibt" und somit dem „Sprung ins qualitative" (28, S. 26) Novum vielmehr eine kontinuierliche Quantitätssteigerung zugrundeliegt, darin, in dieser Annahme ist geradezu der argumentative Kern des – seit den 70er Jahren dann unter integrativem Zusammenschluß mit den Forschungsergebnissen von L. SÜLLWOLD (52, 53) – entwickelten Basisstörungskonzepts zu sehen.

Reihenbefunde

Wir haben deshalb kürzlich an insgesamt 461 Selbstschilderungen von 121 Patienten mit einer paranoid-halluzinatorischen Schizophrenie – gemäß ICD- und in 94 % auch DSM-III-Kriterien – herauszufinden versucht (36), ob sich diese Hypothese bestätigen und den von HUBER vorgezeichneten Ausbildungswegen der Erstrangsymptome in der Tat eine gewisse Regelhaftigkeit zuschreiben läßt. Die Anteile, zu denen dabei noch mehr oder weniger schizophrenieuncharakteristische „Vorbereitungsfelder" (51, S. 53) erfaßt und nach den Richtlinien des Bonner Dokumentationsinstruments für Basissymptome (21) analysiert werden konnten, gehen aus Tab. 1 hervor.

Im einzelnen erwiesen sich – um mit der zweiten der angegebenen Symptomgruppen zu beginnen – die Gedankeneingebungs-, -entzugs- und -ausbreitungserlebnisse in 33 % durch eine Übergangsreihe generiert, an deren Anfang die plötzliche, irritierende Manifestation von Beschwerdekomplexen aus kognitiven Denkstörungen der Basissymptomkategorie C. 1 steht (Abb. 1). Hieraus treten zunehmend qualitativ als

Tabelle 1 Anteile der als Übergangsreihenendphänomene erfaßten Symptome 1. Ranges (unter Einschluß wahnhafter Personenverkennungen und imperativer Stimmen)

Symptome 1. Ranges	im Gesamtverlauf	davon als Endphänomene erfaßt
Wahnwahrnehmungen	111 100 %	45 41 %
wahnhafte Personenverkennungen	21 100 %	12 57 %
Gedankeneingebungserlebnisse Gedankenentzugserlebnisse genuine Gedankenausbreitungserlebnisse	109 100 %	36 33 %
Gedankenlautwerden imperative Stimmen kommentierende Stimmen dialogische Stimmen	118 100 %	48 41 %
Willensbeeinflussungserlebnisse	37 100 %	24 65 %
leibliche Beeinflussungserlebnisse	65 100 %	51 78 %
n	461 100 %	216 47 %

eigenartig und beängstigend erlebte Phänomene der Gedankeninterferenz, des zwangähnlichen Perseverierens oder der Gedankenblockierung hervor und lassen die eigenen Denkvorgänge schließlich so erscheinen, „als ob" sie gar nicht mehr von den Betroffenen selber, sondern „von anderswoher" (35, S. 101) vollzogen würden. Ihre anwachsende Aufdringlichkeit überwältigt im nächsten Schritt den in solchen autopsychischen Depersonalisationserlebnissen noch gelegenen Vorbehalt des „als ob", so daß nunmehr der Eindruck des „von anderswoher Gemachten" ein volles Realitätsurteil beigelegt bekommt. Seine Ausformung zu den entsprechenden Erstrangsymptomen wird am Ende durch aktiv betriebene Bemühungen um eine inhaltliche Konkretisierung des „wie" und „wozu" der „Eingabe", des „Entzuges" oder der „Gedankenenteignung" (51, S. 49) herbeigeführt.

Schreitet der kognitive Leitbarkeitsverlust dagegen bis zu einem Gedankendrängen fort, dann nimmt der Ausbildungsgang jene andere Richtung, die sich für 48 % der akustischen Halluzinationen 1. Ranges nachweisen ließ. Hier setzt der pausenlose, ununterdrückbare Wechsel von unterschiedlichen Bewußtseinsinhalten schließlich das Diskriminationsvermögen der Gedanken von auditiven Vorstellungen bis zur völligen Ununterscheidbarkeit herab. Daraus resultiert ein Gedankenlautwerden, das seinerseits das immanent Gehörte bereits so erscheinen läßt, „als ob" es von „äußeren Stimmen" ausgesprochen würde. Mit der Überwältigung dieser Erlebnismodalität des „als ob" durch zunehmende Aufdringlichkeit der akustischen Versinnlichungseindrücke

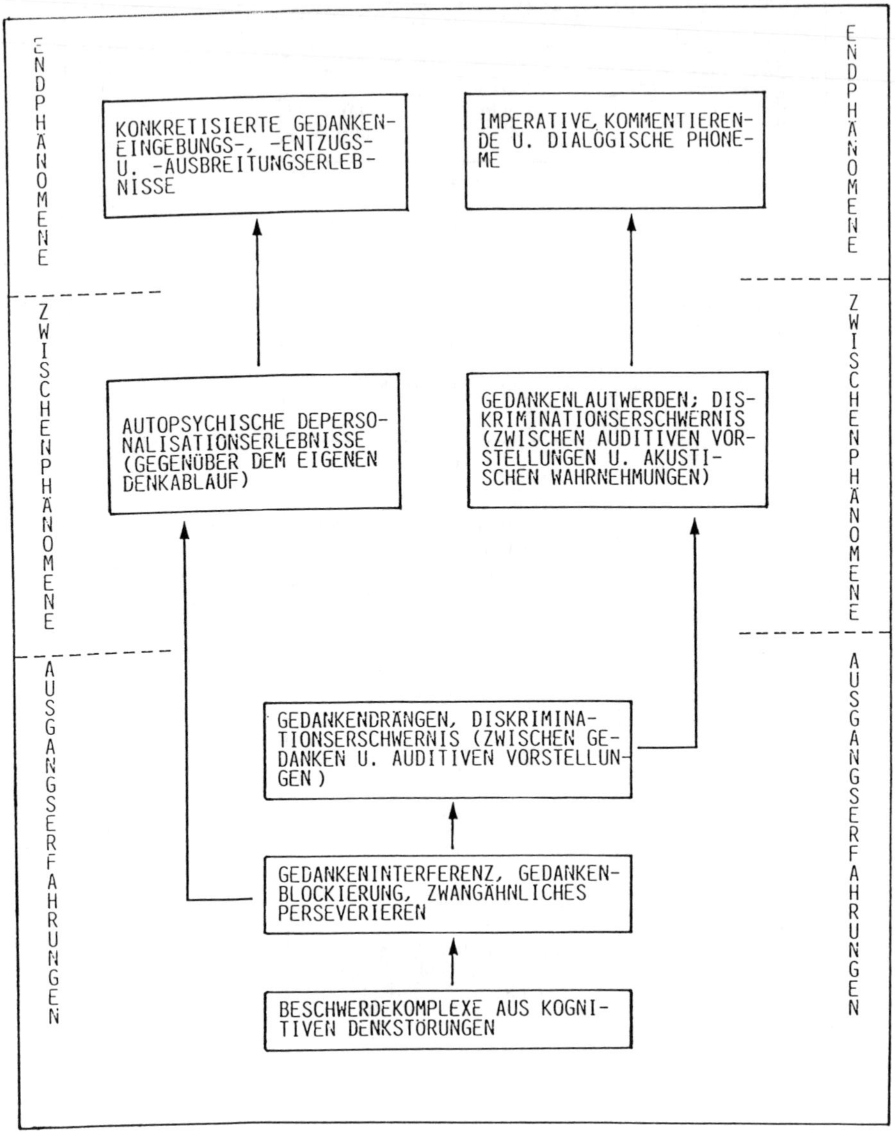

Abb. 1 Prägnanztypische Übergangsreihe zu Gedankenbeeinflussungs- bzw. -ausbreitungserlebnissen und akustischen Erstranghalluzinationen

mündet der Übergang – je nach Vorprägung des Gedankendrängens – dann in imperative, kommentierende oder dialogische Phoneme ein.

Für die Wahnwahrnehmungen war in 41 % ein Ausbildungsweg dokumentierbar, der mit dem plötzlichen, irritierenden Einsatz von Beschwerdekomplexen aus kognitiven Wahrnehmungsstörungen der Basissymptomkategorie C. 2 beginnt (Abb. 2). Unter den hierdurch bewirkten – optischen, akustischen, olfaktorischen, gustatorischen

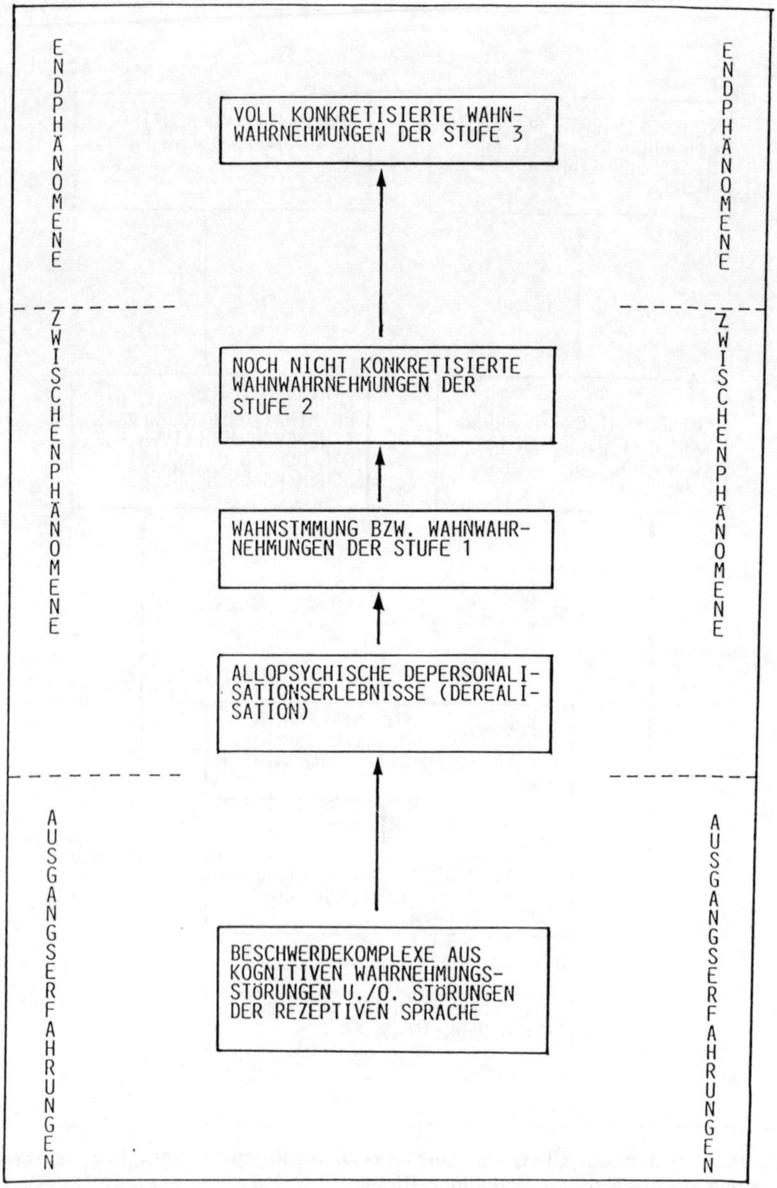

Abb. 2 Prägnanztypische Übergangsreihe zu Wahnwahrnehmungen

und taktilen – Veränderungserlebnissen nimmt sich die alltäglich-vertraute Umgebung allmählich so „entfremdet" aus, „als ob" sie gar nicht mehr „wirklich", sondern „unecht" sei. Auch dieses derealistische, allopsychisch gerichtete „als ob" hält dem anwachsenden Neu-, Anders- und Eigenartigkeitserleben und der mit ihm einhergehenden affektiven Spannungserhöhung schließlich nicht mehr stand. Von nun an

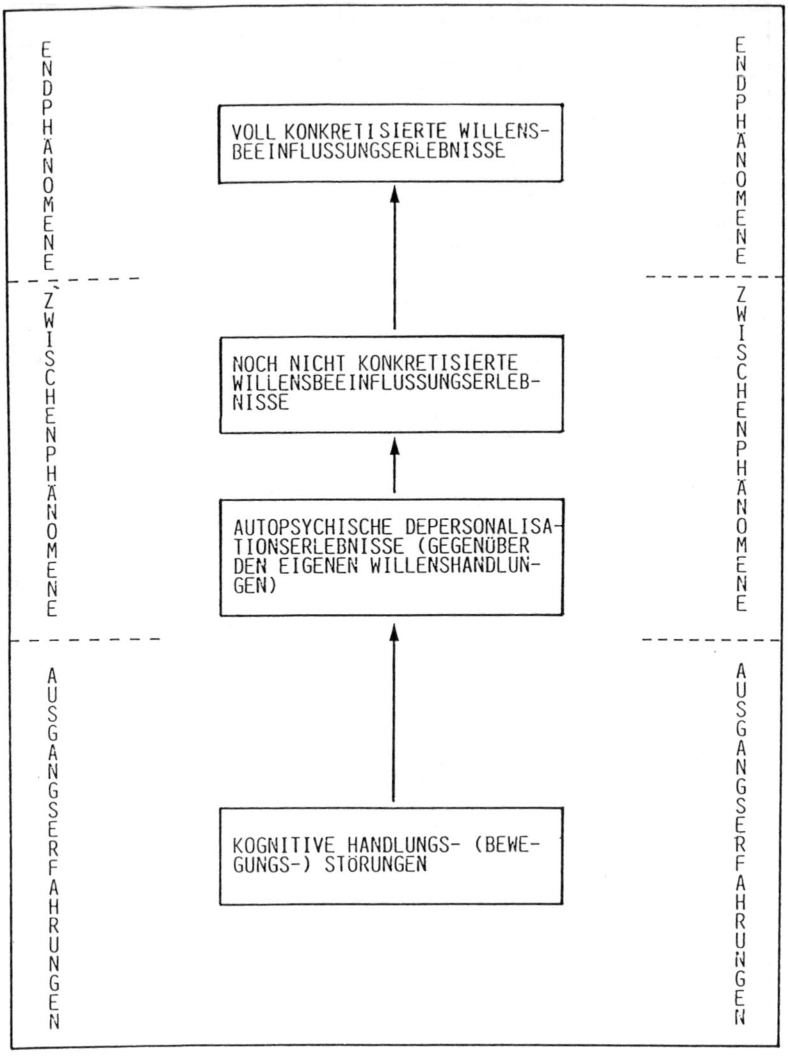

Abb. 3 Prägnanztypische Übergangsreihe zu Willensbeeinflussungserlebnissen

wird die umgebende Wirklichkeit tatsächlich als „unecht" angesehen und zwar zunächst nach Art des „vagen" (51, S. 59) Wahnstimmungsverdachts, der seinerseits rasch eine Präzisierung zu Eindrücken der absichtsvollen Gestellt- oder anderweitigen Gemachtheit für die eigene Person erfährt. Die Ausformung dieser zweit- zu drittstufigen Wahnwahrnehmungen i. S. von Conrad (13), Huber und Gross (29) erfolgt wieder – genauso wie bei den Gedankenbeeinflussungserlebnissen – durch aktive Überprüfungsbemühungen mit dem Ziel einer konkretisierenden „Aufdeckung" oder „Enträtselung" dessen, was sich hinter der unheimlichen Gemachtheit an Manipulationstechniken und Beeinträchtigungszwecken verbirgt.

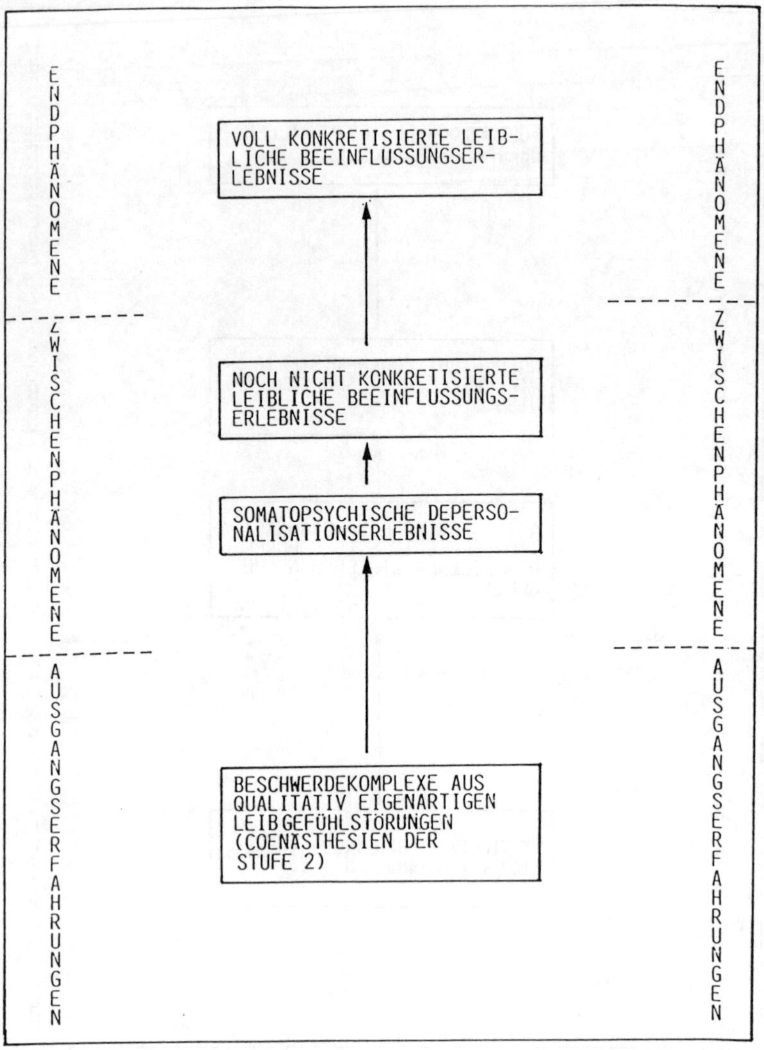

Abb. 4 Prägnanztypische Übergangsreihe zu leiblichen Beeinflussungserlebnissen

Für die Willensbeeinflussungserlebnisse fand sich in 65 % ein Ausbildungskontinuum, das mit motorischen Interferenzen oder Blockierungen, Automatosesyndromen oder Bannungszuständen sämtlich aus der Basissymptomkategorie C. 3 seinen Anfang nimmt und wieder über autopsychische Depersonalisationserlebnisse, diesmal der eigenen Handlungsabläufe, weiterführt (Abb. 3). Die leiblichen Beeinflussungserlebnisse schließlich standen zu 78 % am Ende einer entsprechenden Übergangsreihe mit qualitativ eigenartigen Leibgefühlstörungen der Basissymptomkategorie D am Anfang und – nur folgerichtig – Eindrücken der somatopsychischen Depersonalisation als erstem Zwischenphänomen (Abb. 4). Wieder ist es die mit allen Anzeichen der affektiven Betroffenheit registrierte und auf ihrem Höhepunkt mit einer wahren Rat-

und Fassungslosigkeit einhergehende Intensitätssteigerung der basalen Veränderungserlebnisse, der auch hier die für die konsekutive Depersonalisation durchweg bezeichnende Gegebenheitsweise im Modus des „als ob" dann jeweils erliegt.

Produktivität als regressiv-reaktive Defizienzbewältigung

Den „Ausschluß des Zufalls" i. S. von Berner (4) für die resultierenden Außenbeeinflussungseindrücke insgesamt – oder eben den „Überstiegsverlust" nach Conrad (13) – kann freilich diese Intensitätssteigerung allein noch nicht ausreichend begreiflich machen. Er scheint vielmehr auf der Reaktivierung eines phylo- und ontogenetisch älteren Realitätsbezugssystems mit sonst im Erwachsenenalter gar nicht mehr zur Verfügung stehenden Verarbeitungsmöglichkeiten für derart befremdliche „Informationen" wie die dargestellten Ausgangserfahrungen zu beruhen. Ob man dies nun mit Conrad als „Freilegung der solipsistisch-ptolemäischen Einstellung" (13) oder mit Janzarik als „impressive Entzügelung" (32, 33) zu charakterisieren versuch, oder wie Huber und Gross (29) im Anschluß an Weitbrecht (54) von einer „Amalgamierung der Basissymptome mit der anthropologischen Matrix" spricht, macht in der Sache keinen so großen Unterschied aus. Entscheidend kommt es nach dem Basisstörungskonzept nur – wie das übrigens auch Hemsley (23) kürzlich bei dem von Häfner veranstalteten Schizophreniesymposion sehr ähnlich hervorgehoben hat – auf den funktionalen Zusammenhang mit den basalen Veränderungserlebnissen an. Erlebnisimmanent gesehen jedenfalls ist es deren zunehmende Neu- und Andersartigkeit gegenüber der Alltagserfahrung Erwachsener, ihre schließliche Inkongruenz mit jeder normalpsychologisch verfügbaren „Attribution" (44), die auf dem Höhepunkt quasi automatisch zur Regression auf die eigen- und außenbezügliche Matrix zwingt. Was dabei die Attribution gemäß diesem sonst desaktualisierten, entwicklungspsychologisch jedoch wohl jederzeit in Verfügungsbereitschaft stehenden Bezugssystem leisten könnte, zeigen die immer wieder geschilderten Gefühle des endgültigen „Durchblicks" und der Spannungslösung beim Eintritt der produktiv-psychotischen „Standarderlebnisse" (54, S. 395) an. Der tatsächliche Rückbezug auf Außeneinflüsse verleiht den irritierenden Denk-, Wahrnehmungs-, Handlungs- und Leibgefühlveränderungen plötzlich „Sinn", der – wie immer auch wahnhaft – offenbar autoregulatorisch doch die unerträgliche Komplexitäts- (11, 28, 36) und Spannungserhöhung senkt.

Mit dem letzten, in allen Übergangsreihen durchgängig nachweisbaren Ausbildungsschritt tritt zu dieser regressiv-überindividuellen noch eine weitere, diesmal reaktive und individuelle Amalgamierung hinzu. Die Eigenaktivitäten zur Konkretisierung des „wie" und „wozu" der Außenbeeinflussung greifen nämlich ganz unverkennbar auf lebensgeschichtlich geprägte, persönlichkeitseigene Bedeutsamkeiten und Wissensbestände zurück. Hierin zeigt sich demnach ein erster Zusammenhang mit der Primärpersönlichkeit und ihrer Entwicklung, der jedoch von deren möglichen Normvarianten noch unabhängig ist. Insoweit also – im Hinblick auf diese beiden Amalgamierungsvorgänge – kann man auch aus der Sicht der Basisstörungstheorie die schizophrene Produktivität mit Lempp als „eine Reaktionsform" ansprechen, „die bei jedem Menschen im Bereich des Möglichen liegt" (39, S. 11), wenn – und diese Bedingung gilt es nun allerdings im Unterschied zu anderen Konzepten festzuhalten – er von den basalen Veränderungserlebnissen irritiert und schließlich überwältigt wird.

Diskussion

Was aber hat es mit der basalen Irritation selber auf sich? Läßt sie sich – so wäre jetzt in der Konsequenz des von Bostroem geforderten Beweisgangs weiter zu fragen – vielleicht tatsächlich mit Erlebnisweisen gleichsetzen, die auf Besonderheiten der individuellen Grundausstattung beruhen?

Verhältnis zu Persönlichkeitsvarianten

Zur leichteren Beurteilung dieser Fragestellung führt Tab. 2 noch einmal die wichtigsten selbst erlebten und selber auch als Beschwerde verbalisierten Defizienzen an, denen nach den Übergangsreihenbefunden eine Fundierungsbedeutung für die Erstrangsymptomentwicklung zugeschrieben werden kann. Gibt es für diese übergangsrelevante Basissymptomatik phänomenal identische Entsprechungen unter den psychopathisch bedingten Beschwerdeschilderungen und, wenn ja, welche der typologisch voneinander abgrenzbaren Persönlichkeitsstörungen hätte man dann als mögliche Entstehungsgrundlage schizophrener Produktivität in Betracht zu ziehen? Die Antwort fällt im Blick auf die folgende, nur zur groben Orientierung gedachte Zusammenstellung nicht schwer (Tab. 3). Denn eigentlich ist es zunächst einmal nur der auch von Sass (49) wieder – entgegen den Nachfolgekategorien des DSM-III – mit berücksichtigte asthenische Typus, der zumal bei psychasthenischer oder leibhypochondrischer Prägung überhaupt in ähnlichen Beschwerdeschilderungen zum Ausdruck kommen kann. Energetisch-dynamisch betrachtet dürfte diese Normvariante noch am ehesten dem entsprechen, was Janzarik mit „Schwächen der Vitalität, des

Tabelle 2 Ausgangserfahrungen der Erstrangsymptomentwicklung (Einteilung nach BSABS)

Übergangsrelevante Basissymptome			
1. Denkstörungskomplex	(C.1)	*3. Handlungsstörungskomplex*	(C.3)
– Gedankeninterferenz	(C.1.1)	– motorische Interferenz	(C.3.1)
– zwangähnliches Perseverieren	(C.1.2)	– Automatosesyndrom	(C.3.1)
– Gedankendrängen	(C.1,3)	– motorische Blockierung	(C.3.2)
– Gedankenblockierung	(C.1.4)	– Bannungszustände	(C.3.2)
– Störungen der rezeptiven Sprache*	(C.1.6)		
– Störungen der Diskriminierung von Vorstellungen und Wahrnehmungen	(C.1.15)		
Erlebnisfolge		*Erlebnisfolge*	
Autopsychische Depersonalisation bzw. Gedankenlautwerden	(B.3.4)	Autopsychische Depersonalisation	(B.3.4)
2. Wahrnehmungsstörungskomplex	(C.2)	*4. Leibgefühlstörungskomplex*	(D)
Insgesamt 25 Einzeltypen von kognitiven Wahrnehmungsstörungen auf optischem, akustischem, olfaktorischem, gustatorischem und taktilem Gebiet (z. B. Mikropsien, Makropsien, Metamorphopsien u. a.)		Insgesamt 11 Einzeltypen von qualitativ eigenartigen Coenästhesien der Stufe 2	
Erlebnisfolge		*Erlebnisfolge*	
Allopsychische Depersonalisation (Derealisation)	(C.2.11)	Somatopsychische Depersonaliation	(D.1.1)

* Besondere Ausgangserfahrung der Wahnwahrnehmungsentwicklung mit Erlebnisfolge der Derealisation

Tabelle 3 Persönlichkeitstypologien

E. Kretschmer (1918, 1921) E. Bleuler (1922, 1929)	K. Schneider (1923, 1950) G. Huber (1974, 1987)	ICD-9 (1978)	DSM-III (1980)	H. Sass (1987)
	gemütlos, gemütsarm explosibel	soziopathisch erregbar	antisozial	antisozial
zyklothym/zykloid (Kretschmer) synton/zykloid (Bleuler)	hyperthym depressiv	zyklothym (thymopathisch)	(zyklothym) (dysthym)	subaffektiv
	stimmungslabil geltungsbedürftig	hysterisch	histrionisch narzißtisch Borderline	emotional instabil
sensitiv	selbstunsicher-anankastisch selbstunsicher-sensitiv (willenlos)	anankastisch	zwanghaft (hypersensitiv) (dependent)	zwanghaft
expansiv schizothym/schizoid	fanatisch schizoid (Huber)	schizoid paranoid	schizoid paranoid schizotypisch	schizoid paranoid
asthenisch	asthenisch (hypochondrisch, „neurasthenisch", „psychasthenisch")	asthenisch		asthenisch

☐ Zusammenhang mit Schizophrenie traditionell u./o. aktuell in der Diskussion
☐ Phänomenale Überlappung mit übergangsrelevanten Basissymptomen

Antriebs, der emotionalen Ausstattung, der Durchsetzungskraft und der seelischen Belastbarkeit" (34, S. 129) meint, allerdings in einer weiteren, nicht typologisch umschriebenen Fassung, die den Aspekt der indirekten Minussymptomatik i. S. von Huber (34, S. 127) einschließt und so beispielsweise auch den Typus des „reizbaren" oder des „offenen Charakters" nach Mundt (42) übergreift. Demgemäß sind denn anläßlich der „Revision des Basisstörungskonzepts mit strukturdynamischen Mitteln" (34) auch einige von den übergangsrelevanten Basissymptomen auf eine vorauslaufende „dynamische Insuffizienz" der Primärpersönlichkeit zurückgeführt worden: einerseits „das Blockiertwerden von bis dahin selbstverständlich und unbemerkt ablaufenden motorischen und kognitiven Sequenzen" mitsamt „den intermittierend erscheinenden Entfremdungserlebnissen" als „Phänomene des Fading" (34, S. 125); und andererseits „..befremdliche Handlungen, ..Gedankendrängen, Vorstellungszwang, ..Gedankeninterferenz" als „Phänomene der strukturellen Verselbständigung" (34, S. 128), wie sie dann entsteht, wenn die insuffizienzbedingte „Desaktualisierungsschwäche" (34, S. 127) auch sonst unterdrückbare „strukturelle Bestände" in das psychische Feld eindringen läßt. Dagegen hat man nach dem Basisstörungskonzept die fundierend wirksamen Blockierungs- und Interferenzerscheinungen beim Denken wie beim Handeln den beiden anderen übergangsrelevanten Symptomenkomplexen beiseitezustellen, den kognitiven Wahrnehmungs- und den qualitativ eigenartigen Leibgefühlstörungen eben, die ja auch Janzarik als „Phänomene der Substrataktivität" (34, S. 124) begreift. Zur Begründung für diesen gemeinsamen hypothetischen Rückbezug auf die Aktivität eines somatischen Substrats sollen hier nur die drei folgenden Gesichtspunkte angeführt werden:

Erstens mögen noch völlig uncharakteristische Basissymptome der Stufe 1 – und darunter auch bestimmte kognitive Denk-, Wahrnehmungs- (18), Handlungs- und Leibgefühlstörungen – zwar von asthenischen Klagen beispielsweise über „schlechtes Gedächtnis", Konzentrationsschwäche oder leibliche Mißempfindungen mitunter nicht differenzierbar sein. Diese Schwierigkeit entfällt jedoch, sobald das Niveau qualitativer Eigenartigkeit erreicht ist, und eben dieser Basissymptomstufe 2 gehören die hier vorgestellten übergangsrelevanten Defizienzen ja schon durchweg an. Das gleiche trifft wohl auch für die konsekutiven Depersonalisationserlebnisse zu. Bei ihnen scheint in der Tat genau, wie das K. Schneider schon vermutet hat, „die Psychologie meist eine andere“ (50, S. 110) als bei den persönlichkeitsstörungs- oder neurotisch bedingten Entfremdungsphänomenen zu sein; und eine zukünftig noch zu überprüfende Operationalisierungsmöglichkeit für diesen Unterschied wäre nach den Übergangsreihenbefunden in dem Fundierungszusammenhang mit den basalen Denk-, Wahrnehmungs-, Handlungs- und Leibgefühlveränderungen zu sehen.

Zweitens paßt die qualitative Eigenartigkeit gut zu der von Huber (21, 24, 26, 28) immer wieder betonten ebenso selbst erlebten und selber auch verbalisierten Neu- und Andersartigkeit im intraindividuellen Vergleich. Auch die dargestellten Ausgangserfahrungen der Erstrangsymptomentwicklung traten jeweils klar von einer zumeist völlig beschwerdefreien Vorgeschichte abgesetzt und zudem oft noch geradezu paroxysmal, mit einem psychomotorischen Anfallsgeschehen vergleichbar, auf. Diese Analogie ist durchaus aufschlußreich, wie nicht nur der von Huber und Penin (31), Penin, Gross und Huber (47) geführte Nachweis von „parenrhythmischen“ EEG-Korrelaten zeigt. Die von Wieser (55) durch Reizung unterschiedlicher limbischer Funktionsbereiche provozierten Beschwerdephänomene beispielsweise stimmen nämlich mit den übergangsrelevanten Basissymptomen teilweise bis zur vollkommenen Deckungsgleichheit überein (36). Im übrigen scheinen alle fundierend wirksamen Beschwerdekomplexe, nicht nur die qualitativ eigenartigen Wahrnehmungsstörungen und Zönästhesien mitsamt ihren vegetativen Begleiterscheinungen, oft rasch auf Neuroleptika anzusprechen; ein Effekt allerdings, der gleichfalls durch weitere Untersuchungen noch methodisch einwandfrei bestätigt werden muß.

Drittens haben Huber, Gross und Schüttler (30) zumindest für die postpsychotische Basissymptomatik in den 202 reinen Residuen der Bonn-Studie keinen statistisch signifikanten Zusammenhang mit Normvarianten der prämorbiden Persönlichkeit oder Intelligenz ermitteln können. Dem steht die von Mundt (42) herausgearbeitete Abhängigkeit residualer „Apathie“ vor allem von prämorbider „Adynamie“ zwar partiell – vornehmlich im Hinblick auf die dynamischen Basisdefizienzen nämlich – entgegen. Gerade die übergangsrelevante Basissymptomatik aber nimmt anscheinend auch hierbei eine Sonderstellung ein, die durch ihre Einschätzung bereits als „Feinproduktivität“ zum Ausdruck gebracht wird.

Was schließlich noch die DSM-III-Kategorie der schizotypischen Persönlichkeitsstörung und den ihr nach den „Spektrum“-Annahmen (46) zukommenden Status anbelangt, so schließt sie eine Reihe schon sehr deutlich über Depersonalisation und Derealisation in Richtung psychotischer Produktivität hinausgehende Erlebnisweisen mit ein. Dies rechtfertigt es u. E. (36, 53), in der empirisch abgesicherten engen Beziehung zur sog. Kernschizophrenie (46) nicht ein Indiz für Persönlichkeits-Psychose-Übergänge, sondern umgekehrt für den „subschizophrenen“ Formes-frustes-Charakter dieser Störung, für ihre Zugehörigkeit zu den Erscheinungsweisen der „latenten“ oder „larvierten Schizophrenie“ (20) zu sehen.

Verhältnis zur „schizophrenen Verletzlichkeit“

Nun könnte es allerdings sein, daß die Schizophrenieforschung von den möglichen präpsychotischen Auffälligkeiten seit der Geburt bis zur Erstmanifestation bislang nur die gröberen Zuspitzungen in den Blick bekommen hat. Auch mit dem „Paradoxon des vorauslaufenden Defekts" (32, 33) waren ja schon nicht so sehr prononciert psychopathische Wesensarten als vielmehr Vitalitätsschwächen gemeint, „die sich sehr wohl mit hohem Anspruch, guter Begabung und Sensibilität vertragen können" (34, S. 129). Vor allem die sog. „High-risk-Studien" (15, 40, 46) scheinen heute in diese Richtung zu weisen, zumal, wenn man ihre Resultate mit denen der experimentalpsycho- und psychophysiologischen Korrelations- (9, 23, 48, 52), der psychosozialen „Stressor"-Forschung (38) und nicht zuletzt auch den aufschlußreichen Befunden der Kinder- und Jugendpsychiatrie zur Entwicklung der Erwachsenenschizophrenie (14, 39) zusammennimmt. Was sich hier abzuzeichnen beginnt, ist – aus der Sicht des Basisstörungskonzepts gesagt – ein zunehmender Plausibilitätsnachweis für die Hypothese, daß der zuvor dargestellte produktiv-psychotische Wechsel des Realitätsbezugssystems jeweils durch die Überforderung einer schon lange vorher störanfälligen Informationsverarbeitung in Gang gebracht wird. Denn einmal dürfte man gerade in den übergangsrelevanten Basissymptomkomplexen – nach L. Süllwold (52, 53) und den früheren, derzeit weitergeführten Korrelationsuntersuchungen der Bonner Arbeitsgruppe (22) – jene für den klinischen Bezug so wichtige „subjektive Seite" von grundlegenden Basisstörungen der Informationsverarbeitung vor sich haben – wie beispielsweise der „Erfahrungshierarchie-Nivellierung" nach der Interferenztheorie (10) oder sehr ähnlich der „Redundanznutzungsschwäche" nach dem jüngsten experimental-psychologischen Kenntnisstand (23). Zum anderen erwies sich ihre Fortentwicklung zu den jeweiligen Erstrangsymptomgruppen in den 216 analysierten Übergangsreihen von bestimmten situativen Überforderungsfaktoren provoziert, wenn auch nur zu etwas mehr als 10 % (36). Grundsätzlich ist jedenfalls nicht nur mit Basissymptomauslösungen und -verschlimmerungen, sondern auch solchen Übergangsprovokationen durch diejenigen Stressoren zu rechnen, die das Bonner Untersuchungsinstrument vor allem durch die Items „Minderung der psychischen Belastungsfähigkeit" (A. 8; B. 1) und „erhöhte Beeindruckbarkeit" (B. 2) kenntlich macht (21). Beides zusammengenommen – die Indikatorfunktion für kognitiv-affektive Basisstörungen und die Provozierbarkeit gerade durch Situationen, von denen das Informationsverarbeitungsvermögen ganz besonders in Anspruch genommen wird, deutet auch von der Seite der Basissymptomforschung her auf eine vorbestehende Störanfälligkeit hin. In den von Gross (17) herausgearbeiteten Vorpostensyndromen etwa oder den von Huber zusammen mit Glatzel (16) beschriebenen „juvenil-asthenischen Versagenszuständen" hätte man dann den kognitiv-affektiven Auffälligkeiten der „High-risk"-Kinder entsprechende Äußerungsformen schon lange vor der psychotischen Erstmanifestation zu sehen.

Wenn sich somit die Ausgangserfahrungen der Erstrangsymptomentwicklung wohl von den erlebnismäßigen Manifestationsweisen der zuvor überblickten Persönlichkeitsstörungen abgrenzen lassen, nicht aber auch von denen einer derart möglicherweise vorauslaufenden Instabilität des normalpsychologischen Bezugssystems, heißt dies vielleicht doch, daß sie im Sinne der Bostroemschen Forderung auf „Charaktereigentümlichkeiten" beruhen? Wir meinen nein, weil man eine solche „Vulnerabilität" (43, 45) dann jedenfalls nicht einfach mit dem Entwicklungsresultat einer anlagebedingten Normvariante der Primärpersönlichkeit gleichsetzen kann. Zwar mögen an ihrer Entstehung – wie entwicklungspsychologisch nicht anders zu erwarten und vor allem durch die Konzeptionen von Lempp (39) und Ciompi (11) betont – auch Umwelteinflüsse auf dem Wege der negativen Rückwirkung mit beteiligt sein. Der Anstoß zu derart ungünstigen Potenzierungskreisen geht aber wohl – und weithin auch unbestritten – von den Wirkungen genetisch tradierter und/oder erworbener organischer Faktoren aus, ob man sie nun als „neurovegetative Integrationsschwäche" (40), als Irritation des „feinabgestimmten Wechselspiels zwischen neokortikalen und limbischen Funktionen" (14, S. 107) zu bestimmen versucht oder – wie HUBER zuletzt – arbeitshypothetisch einfach von „fluktuierenden", zu Zeiten bloßer Störanfälligkeit eben inaktiven, zu Anfang der Basis-Erstrangsymptom-Übergänge aber hochaktiven „neurobiochemischen" Störungen im limbischen Integrationssystem (53, S. 99) spricht. Nicht von ungefähr haben ja auch ZUBIN (57) oder NUECHTERLEIN (43) ganz überwiegend biologische „Vulnerabilitätsmarker" im Auge und rechnen demgegenüber die prämorbiden Persönlichkeitsvoraussetzungen – klar von der „schizophrenen Verletzlichkeit" abgesetzt – zusammen mit dem sozialen Netzwerk des jeweiligen Individuums den sog. „Moderatorvariablen" zu. Schizoidie beispielsweise würde so gesehen ein eingeschränktes Repertoire an persönlichkeitseigenen Bewältigungsmöglichkeiten bedeuten, mit dem sich einer Überforderung der vorwiegend aus somatischen Gründen störanfälligen Informationsverarbeitung nur sehr unzulänglich entgegenwirken läßt. Ersichtlich könnte eine solche Annahme durchaus zwanglos plausibel machen, daß gerade diese Normvariante nach den anfangs schon genannten Untersuchungsergebnissen prämorbid dominiert, daß sie jedoch nicht immer nachweisbar und auch keineswegs die einzige prämorbid überzufällig häufig anzutreffende Persönlichkeitsauffälligkeit ist (41), und schließlich auch, daß prämorbid ausgeprägte abnorme Persönlichkeitsstrukturen überhaupt hochsignifikant ungünstigere Ausgänge nach sich ziehen.

Neue Grenzziehung durch das Basisstörungskonzept

JANZARIK hätte demnach mit dem „Paradoxon des vorauslaufenden Defekts" etwas sehr Richtiges getroffen und zwar schon lange vor der heutigen Reaktualisierung des traditionsreichen Vulnerabilitätskonstrukts. Nur gilt dabei aus der Sicht des Basisstörungskonzepts in dem mehrdimensionalen präpsychotischen Bedingungsgefüge der Schizophrenen eben doch eine für Forschung, Diagnostik und Therapie gleichermaßen wichtige Grenze zu ziehen: zwischen den basalen Indikatoren der kognitiv-affektiven Störanfälligkeit einerseits als den eigentlichen Krankheitsäußerungen im somatischen Sinn des Begriffs und dynamisch-strukturellen Persönlichkeitsinsuffizienzen andererseits, denen möglicherweise nicht nur ein ungünstiger Einfluß auf die Ausgänge, sondern auch ein Bahnungseffekt für die produktivitätsbedingende Dekompensation instabiler Bezugssysteme zuzuschreiben ist.

Verglichen mit der alten kommt diese neue Differenzierung gewissermaßen einer Vorverlagerung der Grenze zwischen Persönlichkeitsvarianten und Schizophrenien gleich. Nicht erst der regressiv-reaktive Bezugssystemwechsel und somit die schizophrene Psychose im konventionellen Sinn, sondern der sie fundierende Basissymptom-Basisstörungszusammenhang macht danach jenes „Novum" aus, das sich nur unter Berücksichtigung organischer Bedingungsfaktoren voll erklären läßt. In dieser revidierten Form behielte somit die Grenzhypothese auch heute noch – und gerade im Blick auf die Übergangsreihenbefunde – gegenüber der Übergangshypothese recht.

Literatur

1 ANDREASEN, N. C., S. OLSEN (1982): Negative versus positive schizophrenia, Arch. Gen. Psychiatr. 39, 789–794

2 Angst, J., R. Isele, Ch. Scharfetter, P. Scheidegger (1985): Zur prämorbiden Persönlichkeit Schizophrener. Schweiz. Arch. Neurol. Neurochir. Psychiatr. 136, 45–53
3 Beringer, K. (1932): Das Schizoid. In: O. Bumke (Hrsg.), Handbuch der Geisteskrankheiten, Bd. IX. Spez. Teil V. Die Schizophrenie. Springer, Berlin
4 Berner, P. (1982): Psychiatrische Systematik. Huber, Bern – Stuttgart – Wien
5 Bleuler, E. (1922): Die Probleme der Schizoidie und der Syntonie. Z. ges. Neurol. 78, 373–399
6 – (1929): Syntonie-Schizoidie-Schizophrenie. J. Psychol. Neurol. 38, 47–57
7 Bleuler, M. (1972): Die schizophrenen Geistesstörungen im Lichte langjähriger Kranken- und Familiengeschichten. Thieme, Stuttgart
8 Bostroem, A. (1926): Zur Frage des Schizoids. Arch. Psychiatr. 77, 32–60
9 Brenner, H. D. (1986): Zur Bedeutung von Basisstörungen für Behandlung und Rehabilitation. In: W. Böker, H. D. Brenner (Hrsg.), Bewältigung der Schizophrenie. Huber, Bern – Stuttgart – Toronto
10 Broen, W. E., L. H. Storms (1967): A theory of response-interference in schizophrenia. In: B. A. Maher (ed.), Progress in experimental personality research. Academic Press, New York – London
11 Ciompi, L. (1982): Affektlogik. Klett-Cotta, Stuttgart
12 Ciompi, L., C. Müller (1976): Lebensweg und Alter der Schizophrenen. Eine katamnestische Langzeitstudie bis ins Senium. Springer, Berlin – Heidelberg – New York
13 Conrad, K. (1979): Die beginnende Schizophrenie. Versuch einer Gestaltanalyse des Wahns, 4. Aufl. Thieme, Stuttgart
14 Eggers, C. (1981): Die Bedeutung limbischer Funktionsstörungen für die Ätiologie kindlicher Schizophrenien. Fortschr. Neurol. Psychiatr. 49, 101–108
15 Erlenmeyer-Kimling, L., Y. Marcuse, B. Cornblatt, D. Friedman, B. D. Rainer, J. Rutschmann (1984): The New York high-risk project. In: N. F. Watt, E. J. Anthony (eds.), Children at risk for schizophrenia. Cambridge University Press, Cambridge
16 Glatzel, J., G. Huber (1968): Zur Phänomenologie eines Typs endogener juvenil-asthenischer Versagenssyndrome. Psychiatr. Clin. 1, 15–31
17 Gross, G. (1969): Prodrome und Vorpostensyndrome schizophrener Erkrankungen. In: G. Huber (Hrsg.), Schizophrenie und Zyklothymie. Ergebnisse und Probleme. Thieme, Stuttgart
18 Gross, G., G. Huber (1972): Sensorische Störungen bei Schizophrenien. Arch. Psychiatr. Nervenkr. 216, 119–130
19 – – (1985): Das Konzept der Basissymptome in der klinischen Anwendung. In: W. Janzarik (Hrsg.), Psychopathologie und Praxis. Enke, Stuttgart
20 Gross, G., G. Huber, R. Schüttler (1982): Larvierte Schizophrenie? In: K. Heinrich (Hrsg.), Der Schizophrene außerhalb der Klinik. Huber, Bern – Stuttgart – Wien
21 Gross, G., G. Huber, J. Klosterkötter, M. Linz: (1987): BSABS: Bonner Skala für die Beurteilung von Basissymptomen (Bonn Scale for the Assessment of Basic Symptoms). Springer, Berlin – Heidelberg – New York
22 Hasse-Sander, I., G. Gross, G. Huber, S. Peters, R. Schüttler (1982): Testpsychologische Untersuchungen in Basisstadien und reinen Residualzuständen schizophrener Erkrankungen. Arch. Psychiatr. Nervenkr. 231, 235–249
23 Hemsley, D. R. (1987): An experimental psychological model for schizophrenia. In: H. Häfner, W. E. Gattaz, W. Janzarik (eds.), Search for the causes of schizophrenia. Springer, Berlin – Heidelberg – New York – London – Paris – Tokyo
24 Huber, G. (1957): Pneumencephalographische und psychopathologische Bilder bei endogenen Psychosen. Springer, Berlin – Göttingen – Heidelberg
25 – (1961): Chronische Schizophrenie. Synopsis klinischer und neuroradiologischer Untersuchungen an defektschizophrenen Anstaltspatienten. Hüthig, Heidelberg
26 – (1966): Reine Defektsyndrome und Basisstadien endogener Psychosen. Fortschr. Neurol. Psychiatr. 34, 409–426
27 – (1976): Indizien für die Somatosehypothese bei den Schizophrenen. Fortschr. Neurol. Psychiatr. 44, 77–94

28 – (1983): Das Konzept substratnaher Basissymptome und seine Bedeutung für Theorie und Therapie schizophrener Erkrankungen. Nervenarzt 54, 23–32
29 Huber, G., G. Gross (1977): Wahn. Eine deskriptiv-phänomenologische Untersuchung schizophrenen Wahns. Enke, Stuttgart
30 Huber, G., G. Gross, R. Schüttler (1979): Schizophrenie. Eine verlaufs- und sozialpsychiatrische Langzeitstudie. Springer, Berlin – Heidelberg – New York
31 Huber, G., H. Penin (1968): Klinisch-elekroencephalographische Korrelationsuntersuchungen bei Schizophrenen. Fortschr. Neurol. Psychiatr. 36, 641–659
32 Janzarik, W. (1959): Dynamische Grundkonstellationen in endogenen Psychosen. Ein Beitrag zur Differentialtypologie der Wahnphänomene. Springer, Berlin – Göttingen – Heidelberg
33 – (1968): Schizophrene Verläufe. Eine strukturdynamische Interpretation. Springer, Berlin – Heidelberg – New York
34 – (1983): Basisstörungen. Eine Revision mit strukturdynamischen Mitteln. Nervenarzt 54, 122–130
35 Jaspers, K. (1973): Allgemeine Psychopathologie, 9. Aufl. Springer, Berlin – Heidelberg – New York
36 Klosterkötter, J. (1988 im Druck): Basissymptome und Endphänomene der Schizophrenie. Eine empirische Untersuchung der psychopathologischen Übergangsreihen zwischen defizitären und produktiven Schizophreniesymptomen. Springer, Berlin – Heidelberg – New York – London – Paris – Tokyo
37 Kretschmer, E. (1977): Körperbau und Charakter. Untersuchungen zum Konstitutionsproblem und zur Lehre von den Temperamenten. 26. Aufl. Springer, Berlin – Heidelberg – New York
38 Leff, J. (1987): A model of schizophrenic vulnerability to environmental factors. In H. Häfner, W. F. Gattaz, W. Janzarik (eds.), Search for the causes of schizophrenia. Springer, Berlin – Heidelberg – New York – London – Paris – Tokyo
39 Lempp, R. (1984): Psychische Entwicklung und Schizophrenie. Einführung und Zusammenfassung. In: R. Lempp (Hrsg.), Psychische Entwicklung und Schizophrenie. Huber, Bern – Stuttgart – Toronto
40 Marcus, J., J. Auerbach, L. Wilkinson, C. Burack (1981): Infants at risk for schizophrenia. The Jerusalem infant development study. Arch. Gen. Psychiatr. 38, 703–713
41 Möller, H. J., D. v. Zerssen (1986): Der Verlauf schizophrener Psychosen unter den gegenwärtigen Behandlungsbedingungen. Springer, Berlin – Heidelberg – New York – Tokyo
42 Mundt, Ch. (1985): Das Apathiesyndrom der Schizophrenen. Springer, Berlin – Heidelberg – New York – Tokyo
43 Nuechterlein, K. H. (1987): Vulnerability models for schizophrenia: state of the art. In: H. Häfner, W. F. Gattaz, W. Janzarik (eds.), Search for the causes of schizophrenia. Springer, Berlin – Heidelberg – New York – London – Paris – Tokyo
44 Olbrich, R. (1986): Ein attributionspsychologischer Ansatz zur Erklärung produktiv-psychotischer Symptome. Fortschr. Neurol. Psychiatr. 54, 402–407
45 – (1987): Die Verletzbarkeit des Schizophrenen. J. Zubins Konzept der Vulnerabilität. Nervenarzt 58, 65–71
46 Parnas, J., F. Schulsinger, H. Schulsinger, S. A. Mednick, T. W. Teasdale (1982): Behavioral precursors of schizophrenia spectrum. A prospective study. Arch. Gen. Psychiatr. 39, 658–664
47 Penin, H., G. Gross, G. Huber (1982): Electroencephalographisch-psychopathologische Untersuchungen in Basisstadien endogener Psychosen. In: G. Huber (Hrsg.), Endogene Psychosen: Diagnostik, Basissymptome und biologische Parameter. Schattauer, Stuttgart – New York
48 Rey, E. R., J. Oldigs (1982): Ergebnisse einer experimentellen zweijährigen Verlaufsuntersuchung zu Störungen der Informationsverarbeitung Schizophrener. In: G. Huber (Hrsg.), Endogene Psychosen: Diagnostik, Basissymptome und biologische Parameter. Schattauer, Stuttgart – New York

49 SASS, H. (1987): Psychopathie, Soziopathie, Dissozialität. Zur Differentialtypologie der Persönlichkeitsstörungen. Springer, Berlin – Heidelberg – New York – London – Paris – Tokyo
50 SCHNEIDER, K. (1944): Die psychopathischen Persönlichkeiten, 7. Aufl. Deuticke
51 – (1987): Klinische Psychopathologie, 13. Aufl. mit einem Kommentar von G. HUBER und G. GROSS. Thieme, Stuttgart
52 SÜLLWOLD, L. (1977): Symptome schizophrener Erkrankungen. Uncharakteristische Basisstörungen. Springer, Berlin – Heidelberg – New York
53 SÜLLWOLD, L., G. HUBER (1986): Schizophrene Basisstörungen. Springer, Berlin – Heidelberg – New York
54 WEITBRECHT, H. J. (1973): Psychiatrie im Grundriß, 3. Aufl. Springer, Berlin – Heidelberg – New York
55 WIESER, H. G. (1982): Zur Frage der lokalisatorischen Bedeutung epileptischer Halluzinationen. In: K. KARBOWSKI (Hrsg.), Halluzinationen bei Epilepsien und ihre Differentialdiagnose. Huber, Bern – Stuttgart – Wien
56 ZERSSEN, D. v. (1979): Klinisch-psychiatrische Selbstbeurteilungs-Fragebögen. In: U. BAUMANN, H. BERBACK, G. SEIDENSTÜCKER (Hrsg.), Klinische Psychologie. Trends in Forschung und Praxis. II. Huber, Bern – Stuttgart – Wien
57 ZUBIN, J., S. R. STEINHAUER (1981): How to break the logjam in schizophrenia: a look beyond genetics. J. Nerv. Ment. Dis. 169, 477–492

Stellenwert persönlichkeitsbezogener, psychosozialer und somatischer Bedingungsfaktoren in aktuellen Schizophreniekonzepten

Gerd Huber

Betrachtet man die kaum mehr übersehbare Fülle von Beiträgen und Modellen zur Frage der Ätiopathogenese idiopathischer Psychosen, zeigt sich sehr bald, daß die Grundproblematik der Multikonditionalität schizophrener Erkrankungen nach wie vor ungelöst ist und sich von hier aus zwangsläufig ein Pluralismus der Ansätze ergibt. Auch wenn die multifaktorielle Genese der Schizophrenien praktisch unbestritten ist und nicht erst seit heute eine linear-monokausale Betrachtungsweise durch multikausale Konzepte ersetzt wurde, sind wir doch weit davon entfernt, das Zusammenspiel zwischen biologisch-somatischen, persönlichkeitsbedingten und psychosozialen Faktoren differenziert zu verstehen (s. hierzu Weitbrecht 1971). Zahlreiche Autoren hatten in den letzten Jahrzehnten versucht, präzisere Konzepte und Modellvorstellungen über die Ätiopathogenese der Schizophrenien zu entwickeln (s. Heimann 1988, Huber 1980).

Nach älteren *anthropologischen Modellen*, linguistisch-strukturalen Ansätzen und dem Konzept der Intentionalitätsstörung ist der Kern der schizophrenen Störung die Unfähigkeit zu einer konsistenten und dennoch für die Dialektik mit dem sozialen Anderen offenen Sinngestalt der eigenen Person (s. Mundt in diesem Band). „Standverlust", „Alienation", das „Zwischen", die „schizophrene Offenheit", die Störung der Selbst-Objekt-Differenzierung, das „Loch" in den Objektrepräsentanzen, das Scheitern an der Triangulierung und Öffnung zur Welt aus der dyadischen Primärbeziehung, nehmen Bezug auf die Gesamtpersönlichkeit mit ihrem Selbst- und Weltverhältnis. Grundstörung ist der Verlust des dialektisch offenen, beweglichen, gemeinsamen Sinnbezugs des Patienten mit seiner sozialen Referenzgruppe.

Im Unterschied zu diesen Konzeptbildungen bleiben einige aktuelle Schizophreniemodelle nicht im Paradigma der Psychopathologie. Hierher gehört neben dem Basissymptomkonzept das *Vulnerabilitäts- oder Diathese-Streß-Modell,* das eine möglichst große Zahl von Befunden der Schizophrenieforschung zu integrieren versucht (Zubin, Spring 1977, Nuechterlein, Dawson 1984). Kernaussage ist die Schwellenkonzeption nach dem Epilepsiemodell: den iktaffinen Einflüssen entsprechen soziale Stressoren, der erniedrigten Krampfschwelle eine erniedrigte Psychoseschwelle; die erniedrigte Schwelle gegenüber den „Stressoren" ist die Vulnerabilität oder Diathese, als deren „Trait"-Marker u. a. neurophysiologische Normabweichungen gelten. Die Persönlichkeit ist im Diathese-Streß-Modell nur eine „Moderator-Variable" der Diathese bzw. Vulnerabilität, die als Resultat variabler Wechselwirkungen zwischen biologischen und psychosozialen Faktoren angesehen wird. Die Persönlichkeit ist also nicht selbst Träger und Ort der Vulnerabilität. Unter Bezugnahme auf die Ergebnisse der europäischen Langzeitstudien (s. Huber et al. 1979), nach denen der Verlauf und

Ausgang der Schizophrenien weit günstiger sei als bisher angenommen wurde, werden chronische Verläufe durch fortwährende Einwirkung sozialer Stressoren erklärt, nach deren Wegfall Rückkehr zum prämorbiden Persönlichkeitsniveau erfolge (s. ZUBIN, SPRING 1977).

Das Vulnerabilitätsmodell hat enge Beziehungen zum sog. *integrativen psycho-biologischen oder zirkulären Modell* von CIOMPI, das eine zirkuläre Kausalität zwischen biologischen und psychosozialen Faktoren annimmt. Wechselwirkungen zwischen ihnen führen zu einer prämorbiden Vulnerabilität, die auf gestörten kognitiv-affektiven Bezugssystemen beruht und eine erhöhte Neigung zu psychotischen Dekompensationen unter Streß impliziert. Dieses Modell kann nach CIOMPI auch die enorme Vielfalt der Langzeitentwicklungen und des Persönlichkeitswandels in den Verläufen (s. BLEULER 1972; CIOMPI, MÜLLER 1976; HUBER et al. 1979) am besten erklären. Dieses zirkuläre, systemisch-kybernetische Modell von CIOMPI ist durch die enge Verbindung von Affekt und Kognition („Affektlogik"), die Integration einer Vielzahl von biologischen und sozialen, Stabilisierung oder Destabilisierung beeinflussenden Faktoren und die Bedeutung der Autopoiese (i. S. von MATURANA), die Fähigkeit des Systems zur Äquilibrierung und Selbstgestaltung gekennzeichnet. So wie jeder Mensch epilepsiefähig ist, ist nach dem Konzept der Affektlogik jeder – bei unterschiedlichen individuellen Schwellenwerten – psychosefähig; bei wachsender Überforderung unter ubiquitärem „Streß" kann es zu psychopathologischen Störungen kommen, von Unsicherheit und Spannung über affektiv-kognitive Verwirrung und Depersonalisation bis zur Psychose.

Bei der Erklärung der „Vulnerabilität" durch Wechselwirkungen bzw. zirkuläre Kausalität zwischen biologischen und psychosozialen Faktoren bleibt, abgesehen von der Frage nach dem Wesen der biologischen Faktoren, die Frage, wie diese Interaktionen eigentlich vor sich gehen, offen. Bei der Multikonditionalität, von der alle Autoren ausgehen, liegt das Problem im komplizierten Zusammenspiel und auch im unterschiedlichen Gewicht der Bedingungsfaktoren (s. WEITBRECHT 1971). Inwieweit bestehen Beziehungen dieser Schizophreniemodelle zur Konzeption einer „leib-seelischen Zweieinheit" (v. WEIZSÄCKER), in der Körper und Seele miteinander umgehen und sich wechselweise darstellen und ersetzen können, zu der Idee der psychosomatischen Simultaneität, mit der sich bereits WEITBRECHT (1955) kritisch auseinandersetzte? Trotz der möglichen „Ausdrucksgemeinschaft" (v. WEIZSÄCKER) beider Phänomenreihen ist es hier vermutlich doch möglich und notwendig, das Nacheinander der gegenseitigen Beziehungen zwischen den Reihen leiblicher und psychopathologischer Phänomene und das unterschiedliche Gewicht der ätiopathogenetischen Faktoren (s. K. SCHNEIDER 1987, S. 35, S. 96 f.) zu berücksichtigen und zu versuchen, das „Primum movens" zu identifizieren.

Auch für das *Basissymptomkonzept* gilt, daß kognitive Bezugssysteme, Denk- und Verhaltensprogramme, die auch Wahrnehmung und Kommunikation bestimmen, stets auch affektive Komponenten beinhalten und man insofern von kognitiv-affektiven Bezugssystemen sprechen kann. Auch hinsichtlich des chronifizierten Persönlichkeitswandels in schizophrenen Verläufen i. S. typisch schizophrener Strukturverformungen stimmt das Basissymptomkonzept mit dem von CIOMPI überein: diese typisch schizophrenen Persönlichkeitswandlungen hängen in weitem Umfang von psychosozialen Einflüssen, z. B. chronischer Unterstimulation, und, wie die Zürich-, Lausanne- und Bonn-Studie und früher schon die Wieslocher Verlaufsstudie von JANZARIK (1968) zeigten, vor allem von der Primärpersönlichkeit ab, während überkompensatorische Vermeidungs- und Abwehrpsychismen auch bei den mehr oder minder uncharakteristischen reinen Defizienzsyndromen schizophrener Erkrankungen eine Rolle spielen können („sekundärer Autismus" – s. GROSS et al. 1973, HUBER 1986).

Das Basissymptomkonzept, seit 1957 schrittweise entwickelt, stützt sich vorrangig auf die *Phänomenologie der Basissymptome* (Gross et al. 1987) als von den Patienten als Defizienzen erlebte und verbalisierte Ausgangserfahrungen für die Entwicklung zur Psychose, ein Aspekt, der im Vulnerabilitätsmodell fehlt und der den Autoren der Bonner Arbeitsgruppe wesentlicher erschien als der substratnahe Charakter bestimmter Basissymptome, die Beziehung zu einem supponierten (zerebralen) Substrat des trans- und präphenomenalen Bereichs (Huber 1966, 1986). Hinsichtlich der Basisphänomene selbst besteht weitgehende Übereinstimmung mit Janzarik, der in seiner „Revision mit strukturdynamischen Mitteln" (1983) fünf Gruppen, nämlich „leibnahe Phänomene der Substrataktivität", „Phänomene des Fading", der „blanden Insuffizienz", der „Desaktualisierungsschwäche" und der „strukturellen Verselbständigung", unterscheidet.

Zur ersten Gruppe gehören u. a. Zönästhesien (Hauptkategorie D des BSABS), die zentral-vegetativen Störungen (E. 1) und die kognitiven Wahrnehmungsstörungen (C. 2) und damit wahrscheinlich auch wesentliche Komponenten der präpsychotischen Vorpostensyndrome und Prodrome. In der zweiten Gruppe (Fading) sind dynamische Basisdefizienzen, z. B. erhöhte Erschöpfbarkeit und erlebte Impulsverarmung, und Phänomene, die im BSABS bei den kognitiven Denk- und Handlungsstörungen (C. 1, C. 3) und bei den Depersonalisationserlebnissen (B. 3.4, C. 2.11, D. 1.1) rubriziert sind. Zur Desaktualisierungsschwäche gehören u. a. indirekte Minussymptome wie Minderung der psychischen Belastungsfähigkeit gegenüber bestimmten Stressoren (B. 1) oder zwangähnliches Perseverieren bestimmter Bewußtseinsinhalte (C. 1.2). Unter den Phänomenen der strukturellen Verselbständigung sind eine Reihe von Basissymptomen, die im BSABS bei den kognitiven Denkstörungen (C. 1) erscheinen; sie werden aber von Janzarik auf eine dynamische und nicht auf eine kognitive Grundstörung zurückgeführt und „aus dem Mißverhältnis zwischen dynamischer Insuffizienz und dem Aktualisierungsdruck struktureller Bestände" abgeleitet.

Während hinsichtlich der Phänomenologie der Basissymptome Übereinstimmung zwischen Janzarik und uns (und weitgehend auch L. Süllwold) besteht, sind die rahmengebenden Grundannahmen, auf die die Basissymptome – bzw. die Basisstörungen des transphänomenalen Bereichs – bezogen werden, divergent (s. Huber 1986, S. 76 ff.). Gegenüber dem Basissymptom- und Vulnerabilitätskonzept rücken im strukturdynamischen Konzept die Affektivität, der elementare Stimmungs- und Antriebsbereich und dabei zirkuläre Kausalketten zwischen Affektivität und strukturell-kognitiven Vorgängen in den Vordergrund. Doch kennt auch das Basissymptomkonzept kognitive *und* dynamische Basissymptome. Möglicherweise sind aber einige im BSABS (s. Gross et al. 1987) bei den dynamischen Defizienzen angeführte Basissymptome, z. B. bestimmte affektive Veränderungen (A. 6) und Minderung der psychischen Belastungsfähigkeit gegenüber bestimmten Stressoren (z. B. gegenüber Zeitdruck und rasch wechselnden unterschiedlichen Anforderungen und/ oder solchen, die gleichzeitig verschiedene Sinnesmodalitäten beanspruchen und zu einer Spaltung der Aufmerksamkeit zwingen), gleichfalls auf eine kognitive Primärstörung zu beziehen; umgekehrt führt Janzarik die im BSABS bei den kognitiven Denkstörungen erscheinenden kognitiven Basisphänomene auf eine dynamische Grundstörung zurück, in dem er sie (s. o.) aus dem Mißverhältnis zwischen dynamischer Insuffizienz und Aktualisierungsdruck struktureller Bestände ableitet.

Für die Frage nach *Übergängen oder Grenzen zwischen Persönlichkeitsvarianten und Psychose* (s. Klosterkötter in diesem Band) ist von Bedeutung, daß als Basissymptome nur dynamische und kognitive Defizienzen gelten, die im intraindividuellen Vergleich *vor* Erkrankungsbeginn, d. h. auch vor Entwicklung der der psychotischen

Erstmanifestation vorangehenden Vorpostensyndrome und Prodome, nicht vorhanden waren. Hinsichtlich der Rolle der *Persönlichkeit* unterscheiden sich strukturdynamisches und Basissymptomkonzept am deutlichsten: hier ist sie eigentlicher Ort einer Grundstörung, einer „Lahmheit der Thymo-Psyche“, die als „vorauslaufende Defizienz“ (JANZARIK) durch die Psychose aufgedeckt und im Residuum sichtbar wird; dort ist die Persönlichkeit nur sekundär betroffen, doch mit signifikantem Einfluß auf Verlauf und Ausgang. Basissymptome und Vulnerabilität könnten in diesen Konzepten nach MUNDT fast wie „neuropsychologische Werkzeugstörungen“ (s. hierzu LEMPP in diesem Band) angesehen werden, während die Persönlichkeit als losgelöst, von Vulnerabilität und Psychose „wie von einem Unfall betroffen“ erscheine. Für die hermeneutischen, strukturdynamischen und zirkulären Modelle ist die Persönlichkeit dagegen Mediator der biologischen Fundierung (hier sind Beziehungen zum KRETSCHMERschen persönlichkeitskonstitutionellen Konzept endogener Psychosen zu erkennen) und Ort, an dem sich biologische und psychosoziale Einflüsse zu einer nicht mehr auflösbaren Disposition verbinden.

Die Vulnerabilitätskonzepte (s. o.) können dem Problem der *sog. Defektphänomene* nicht gerecht werden (s. MUNDT in diesem Band). Doch trifft dies für das Basissymptomkonzept, das u. E. gerade den sog. Defekt erklären und besser als die anderen Konzepte den Pauschalbegriff des schizophrenen Defektes differenzieren kann (HUBER 1961, 1986), nicht zu. So sind für die – im konventionellen Sinne nicht schizophrenietypischen – reinen Residuen (irreversible reine Defizienzsyndrome) die nach diesem Konzept morbogenen substratnahen Basissymptome wesentlich, für die typisch schizophrenen Persönlichkeitswandlungen dagegen die Strukturverformung (JANZARIK) als zweite, nicht unmittelbar morbogene, persönlichkeitsbezogene Komponente der Irreversibilität; verfestigte strukturelle Verformungen der typisch schizophrenen Persönlichkeitswandlungen (Strukturverformungen mit Psychose, typisch schizophrene Defektpsychosen – HUBER et al. 1979) kommen demnach auf der Grundlage eines disponierenden Persönlichkeitsfaktors zustande.

Bei den früher von uns als „reiner Defekt“ bezeichneten, in der Regel nicht mehr reversiblen persistierenden Basisstadien (HUBER 1961, 1966, 1983, 1986) bleibt die Persönlichkeit, der Mensch als handelndes Wesen, keineswegs unbeachtet. Gerade das Konzept der Basissymptome und Basisstadien kann u. E. eher als andere verständlich machen, daß die Mehrzahl der an Schizophrenie Erkrankten viel mehr Fähigkeit, sich zu sich selbst zu verhalten, mehr Selbstgestaltungsmöglichkeiten und Freiheitsspielraum hat, als ältere und moderne Schizophrenielehren annehmen, wie u. a. die vielfältigen *Bewältigungs- und Selbsthilfestrategien* (Zusatzkategorie F des BSABS) der Patienten in den Basisstadien zeigen. Auch wenn man von der Somatosehypothese, den Annahmen der Substratnähe der Basissymptome und von ihnen zugrundeliegenden Basisstörungen, von Störungen der Informationsverarbeitung, Verlust an Gewohnheitshierarchien, Unfähigkeit zur Unterdrückung konkurrierender Reaktionstendenzen usw. des trans- und präphänomenalen Bereichs absieht und ganz im psychopathologischen Paradigma und phänomenologischen Bereich bleibt, kann das Basissymptomkonzept wie kaum ein anderes empirisches Schizophreniekonzept den *Weg vom „Minus“ zum „Aliter“*, von den Basisdefizienzen (von uns synonym mit Basissymptome und Basisphänomene verwendet) zur psychotischen Abwandlung von Erleben, Befinden und Verhalten aufzeigen (GROSS et al. 1987; KLOSTERKÖTTER in diesem Band; SÜLLWOLD, HUBER 1986). Die Kenntnis der dynamischen und kognitiven Basissymptome und ihrer Weiterentwicklung zu Erstrangsymptomen zeigt u. E. die Unhaltbarkeit der weit verbreiteten modernen Auffassungen einer klassifikatorischen und ätiopathogenetischen *Trennung von negativer und positiver Schizophrenie*, wie sie den

Konzepten von Andreasen und Olsen (1982), Crow (1980), Zubin und Spring (1977) und früher auch von Ciompi (1980 b) zugrundeliegen. Eine grundsätzliche Unterscheidung von positiver und negativer, produktiver und defizienter Symptomatik ist nicht möglich: produktiv-psychotische Entäußerungen und dynamische und/oder kognitive Basisdefizienzen, dynamische Unstetigkeit und dynamische Insuffizienz hängen eng zusammen und sind, wenn man die Verlaufsdynamik berücksichtigt, nicht zu trennen (Gross, Klosterkötter 1988; Klosterkötter, Gross 1988). Die Basisdefizienzen sind eben nicht nur Defizienzen und negative Phänomene, sondern, insbesondere die kognitiven Basissymptome, in nuce bereits produktive Phänomene („Mikroproduktivität"). Dies gilt, wie schon gesagt, für viele kognitive Denk-, Wahrnehmungs- und Handlungsstörungen und die Zönästhesien. Negative und positive Schizophrenien gehen in beiden Richtungen ineinander über, d. h. negative in positive und positive in negative. Produktive Psychose und dynamisch-kognitive Defizienz können sich auch, z. B. in den gemischten Defizienzsyndromen und typisch schizophrenen Defektpsychosen, miteinander verbinden. Auch sind sog. negative Schizophrenien, zu denen reine Defizienzsyndrome, gemischte Residuen, typisch schizophrene Defektpsychosen, psychotische Strukturverformungen und wohl auch Fälle von Institutionalismus gleichermaßen gerechnet werden, keine homogenen Syndrome.

In allen Schizophreniemodellen wird der Umschlag, der Kipp-Vorgang in „Psychospezifität" thematisiert; in bezug auf Kipp-Vorgänge und auf Sinngestalten und ihre Störung besteht Konvergenz (s. Mundt in diesem Band). Doch ist die der Psychose vorausgehende „Labilität der Sinngestalten", die dann zur manifesten Psychose umschlägt, nach dem Basissymptomkonzept nicht mehr im Gesunden anzusiedeln, vielmehr bereits Ausdruck der heute noch Schizophrenie genannten Erkrankung, die sich hier, *vor* dem Verlust der Selbstvergegenwärtigungsfähigkeit der Basissymptome als Defizienzen, als Beschwerden und Störungen, vor Auflösung der Ich-Kontur und „Außenprojektion", in (i. S. der konventionellen Schizophrenielehren) uncharakteristischen, durch bestimmte Basissymptome bestimmten Prodromen und Vorpostensyndromen manifestiert. Basissymptome und Basisstadien werden also *nicht* als Ausdruck einer in Lebensgeschichte, Entwicklungs- und Anlagepersönlichkeit begründeten „vorauslaufenden Defizienz" (Janzarik) aufgefaßt.

Die Basissymptome entwickeln sich häufig schon vor der ersten Manifestation der Psychose zeitlich abgrenzbar gegenüber einem vorher beschwerdefreien, nicht durch erlebte Basisdefizienzen bestimmten Zustand. Aus den Selbstschilderungen geht hervor, daß sich Befinden, Erleben und Leistungsfähigkeit seit einem bestimmten Zeitpunkt verändert haben; die Patienten berichten über vor dieser Zeit im intraindividuellen Vergleich nicht vorhandene Beschwerden und Störungen, unter denen sie leiden und die ein Nicht-mehr-so-Können wie früher bedeuten.

Eine *Überprüfung der Validität* von *Schizophreniekonzepten* kann anhand ihrer Fähigkeit erfolgen, empirisch als hinreichend gesichert geltende Befunde der Schizophrenieforschung zu integrieren. Welche Befunde werden übereinstimmend als gesichert anerkannt? Konsens besteht hinsichtlich der psychopathologischen Vielgestaltigkeit und auch einer gleichmäßigen *epidemiologischen Verteilung* der Erkrankung über Länder und Kulturen und verschiedene Zeitepochen, die aber nach Häfner (1987) einen bedeutsamen ätiologischen Einfluß von Umweltfaktoren, sei es vom Typ übertragbarer Krankheiten oder von soziokulturellen Kontexten, eher unwahrscheinlich macht. Das ätiologische Modell, das mit diesen Daten am ehesten vereinbar wäre, ist eine einheitliche (möglicherweise mit einem einheitlichen biochemischen Mechanismus im ZNS verbundene) Reaktionsform, die auf eine größere Zahl von Ursachen oder auf eine spezifische genetisch verankerte Vulnerabilität sowie eine größere Zahl von Modulatoren zurückgeht (HÄFNER 1987). Die einigermaßen ebenmäßige epidemiologische Verteilung der Schizophrenien über Länder und Kulturen und verschiedene Zeitepochen ist u. E. mit der Annahme einer *gleichgewichtigen* (s. MUNDT in diesem Band), biologisch-genetischen und psychosozialen Fundierung nicht vereinbar (s. hierzu HUBER 1980). Psychosoziale Faktoren haben für die *Entstehung* von Schizophrenien nach Autoren, die sich auf eine sehr große klinische und Forschungserfahrung stützen können, und auch nach unseren eigenen Untersuchungen (HUBER 1976, HUBER et al. 1979) nicht die gleiche Bedeutung wie biologisch-genetische.

Z. B. gelangen die Patienten häufig erst aufgrund der Erkrankung und ihrer Folgen in die als ursächlich angeschuldigten Umstände; WEITBRECHT hat in diesem Zusammenhang auf die von G. GROSS (1969) beschriebenen langen Prodrome hingewiesen, die oft erst bestimmte, als pathogen angesehene Familienkonstellationen schaffen. Daß man situagenen, psychischen und sozialen Faktoren noch keinen einigermaßen objektivierbaren Stellenwert in der Konstellation der Entstehungsbedingungen der Schizophrenien zuweisen kann, zeigten auch die subtilen Situationsanalysen von KISKER und STRÖTZEL-SÜLLWOLD (1961/62) bei beginnenden Schizophrenien Jugendlicher. In den Untersuchungen von CONRAD (1958) und von JANZARIK (1959, 1969) ließen sich strukturell-dynamische Umordnungen schizophrenen Erlebens – die Autopoiese von CIOMPI und MATURANA wird hier vorweggenommen – als ein sich selbst regulierendes, nach psychologischen Regeln gleichsam „psychonom" einsichtig verknüpftes Geschehen auffassen. Auch wenn man die mögliche Relevanz von situagenen und psychosozialen Faktoren für die Manifestation zu einem bestimmten Zeitpunkt oder überhaupt nicht bestreitet, bleibt offen, welcher Art diese Einflüsse eigentlich sind, in welcher Weise sie sich „im Gestaltkreis mit der Persönlichkeit zu einer präpsychotischen Existenz zusammenschließen und wann und wie es dann vollends zum Ausbruch der Erkrankung kommt" (WEITBRECHT 1971). Auch 16 Jahre nach WEITBRECHTS Analyse ist die Grundproblematik, die Frage nach dem warum, nach dem warum überhaupt, warum gerade hier und jetzt und warum gerade so, nach wie vor ungelöst.

Auch die Befunde der *transkulturellen Psychiatrie* können u. E. die gleichgewichtige Bedeutung psychosozialer Bedingungsfaktoren kaum stützen: Trotz erheblicher Unterschiede der Symptomatik und der Themen der Psychosen und ihrer Abhängigkeit von Umwelt, Kultur, Religion und Zeitepoche gleichen sich die an Schizophrenie Erkrankten in aller Welt mehr als die Gesunden (PFEIFFER 1971). Die Auffassung als Zivilisationskrankheit, die in Entwicklungsländern aufgrund der mit „Streß" einhergehenden sozialen Wandlungen zunimmt, ließ sich nicht bestätigen. *Epidemiologische Langzeituntersuchungen* in einem nordschwedischen Isolat fanden keine für die Verursachung der Krankheit in dieser Population bedeutsamen Umweltfaktoren; auch Faktoren wie einschneidende Besserung des Lebensstandards, überdurchschnittlicher Ausbau der sozialen und Gesundheitsdienste in drei Jahrzehnten hatten keinen Einfluß auf die Verteilung der Erkrankung in der Bevölkerung des Isolats und in den mit Schizophrenie belasteten Familien. In einem kritischen Rückblick auf die riesige Fülle der Studien über soziale, psychologische und andere Umgebungsvariablen ergab sich für BÖÖK et al. (1978) kein Befund, der für die Ätiopathogenese der Schizophrenien von entscheidender Bedeutung sein könnte. DUNHAM, der 1976 seine früheren Befunde (FARIS, DUNHAM 1939) widerrief, folgert aus neueren Ergebnissen, bei keinem sozialpsychologischen Faktor könne schlüssig gezeigt werden, daß er eine Rolle bei der Entstehung – die Rede ist *nicht* von Verlauf und Ausgang! – der Schizophrenien spiele (s. HUBER 1979, 1980).

Gibt es empirische Hinweise auf eine „*vorauslaufende Defizienz*"? Sind die prä- und postpsychotischen Basisstadien Ausdruck eines „vorauslaufenden Defekts", einer schon prämorbid vorhandenen, doch noch kompensierbaren Defizienz der vitalen Affektdynamik, die durch die schizophrene Psychose lediglich aufgedeckt wurde? Ist das „residuale Apathie-Syndrom" (MUNDT 1983) der Schizophrenen eher persönlichkeits- oder krankheitsspezifisch?

In der Bonn-Studie waren prämorbid abnorme schizoide Persönlichkeiten in der Teilgruppe mit Strukturverformungen signifikant häufiger als in der Gesamtpopulation schizophrener Kranker. Dagegen fanden sich bei den persistierenden reinen Defizienzsyndromen hinsichtlich der Primärpersönlichkeit keine Unterschiede gegenüber dem Gesamtkollektiv. Besonderheiten der Primärpersönlichkeit (etwa eine schizoide kommunikationsgestörte prämorbide Persönlichkeitsstruktur) können nach diesen Befunden nicht die Entwicklung von persistierenden reinen Defizienzsyndromen erklären (HUBER et al. 1979, S. 156 ff.). Diese und die sie konstituierenden Basissymptome sind u. E. Symptome der Erkrankung, die lange Zeit in Prodromen und Vorpostensyndromen der psychotischen Erstmanifestation vorauslaufen können, doch auch dann, zeitlich abgesetzt, in einem bestimmten Zeitpunkt des Lebens erstmals in Erscheinung treten, während vorher, also prämorbid, keine Hinweise auf eine avitale, adyname oder schizoide Persönlichkeitsstruktur erkennbar sind. Auch die besondere phänomenologische Qualität von Stufe-2-Basissymptomen der Basisstadien kommt so bei Persönlichkeitsvarianten u. E. nicht vor. Nur für bestimmte chronische, typisch schizophrene Persönlichkeitswandlungen (i. S. von „Strukturverformungen mit Psychose") läßt sich die Hypothese einer vorauslaufenden Defizienz in Form einer prädisponierenden Persönlichkeitsstruktur stützen. Die Befunde der Bonn-Studie stimmen hinsichtlich der Langzeitprognose mit denen von MUNDT dann überein, wenn man mit ihm davon ausgeht, daß die adynamen Primärpersönlichkeiten den schizoid-gehemmten nahestehen; denn die Kranken der Bonn-Studie mit prämorbid ausgeprägt schizoider Persönlichkeitsstruktur zeigten eine hochsignifikant ungünstigere Langzeitentwicklung als die prämorbid unauffälligen, syntonen Patienten (HUBER et al. 1979, S. 234 ff.).

Einige weitere, als mehr oder weniger gesichert geltende Befunde und Ergebnisse der Schizophrenieforschung, an denen sich Schizophreniekonzepte zu bewähren haben, möchte ich im folgenden noch kurz erwähnen. *Biologisch-somatische Befunde* sind tatsächlich vielfältig und disparat (s. MUNDT in diesem Band); es gibt kaum einen Befund, der von allen Untersuchern bestätigt und nicht kontrovers diskutiert wurde (s. HUBER 1980, 1988).

Die These von REVELEY und MURRAY konnte von uns nicht bestätigt werden (s. GROSS, HUBER 1987). Man kann also vorerst nicht folgern, daß Heredität und perinatale Hirnschädigung alternativ zu schizophrenen Erkrankungen disponieren können.

Daß Schizophrenie kein „Nosos", sondern nur eine ausschließlich auf psychopathologische Befunde (und Verläufe) gestützte „kleine Krankheitseinheit", allenfalls eine psychopathologische „Zustands-Verlaufs-Einheit" (K. SCHNEIDER) ist, daß jeder *Schizophreniebegriff nur eine „provisorische Konvention"* (GROSS, HUBER 1978; JANZARIK 1969) darstellt, und daß es nach wie vor zahlreiche und unterschiedliche Konventionen dessen gibt, was Schizophrenie heißen soll, wird oft übersehen (HUBER 1988), obschon bereits E. BLEULER von der „Gruppe der Schizophrenien" sprach, wobei er an eine Gruppe ihrem Wesen nach verwandter Erkrankungen dachte.

Andere Erkrankungen, die klinisch viel besser, nämlich anhand charakteristischer neurologischer Befunde definierbar sind, erwiesen sich nicht als nosologische Entitäten, sondern als genetisch und biochemisch heterogen. Anhand von psychopathologischen Zustands-Verlaufs-Einheiten nosologische Entitäten auffinden und z. B. schizoaffektive Psychosen als selbständige Krankheitseinheiten von schizophrenen und affektiven Psychosen abtrennen zu wollen, gleicht u. E. auch dann, wenn Verlauf und familiäre Belastung in der Blutsverwandtschaft mit herangezogen werden, der „Jagd nach einem Phantom“, solange eben charakteristische somatische Befunde fehlen. Möglich, u. E. wahrscheinlich ist es, daß sich aus den Schizophrenien definierbare Nosoi herauslösen lassen, so wie Phenylketonurie oder Trisomie 21 aus den Oligophrenien oder bestimmte Einzelkrankheiten aus dem Diabetes-mellitus-Syndrom.

Kann die *„Vermitteltheit“ psychopathologisch schizophrener Psychosen aus Anlage- und Entwicklungspersönlichkeit* als Kriterium für die Validität eines Schizophreniemodells dienen? Je direkter, unvermittelter der „Sprung“ von einer biologischen Kausa zur manifesten Psychose, um so organischer, exogener ist nach MUNDT (s. in diesem Band) die Erkrankung; je vermittelter durch den Mediator Persönlichkeit, psychische und soziale Einflüsse, um so endogener.

Vermitteltheit, Verschränktheit gibt es aber auch bei ausgesprochen organischen und erbbedingten Hirnerkrankungen; man denke z. B. an die Choreopathie, die jahrelang protrahierten, bei Fehlen neurologischer Störungen vor der neuroradiologischen Ära als psychopathisch-neurotisch aufgefaßten Prodrome der Chorea Huntington. Grundsätzlich gilt bei allen idiopathischen wie körperlich begründbaren Psychosen, daß in Persönlichkeit und Biographie gelegene psychodynamische und soziale Aspekte um so mehr an Bedeutung gewinnen, je protrahierter und „inaktiver“ die Verläufe sind. Andererseits gibt es gerade nach dem Basissymptomkonzept keinen direkten, unvermittelten Sprung von einer biologischen Causa, von neurochemisch fundierten Störungen der Informationsverarbeitung, zur manifesten Psychose. Die meisten an Schizophrenie Erkrankten zeigen die meiste Zeit keine manifeste schizophrene Psychopathologie, vielmehr präpsychotisch (nicht = prämorbid!) und dann wieder postpsychotisch (nicht = postremissiv!) Basisphänomene, die eng mit sekundären, auf Persönlichkeit, psychische und soziale Einflüsse bezogenen Verarbeitungs- und Bewältigungspsychismen verbunden sind und sich in inaktiven Stadien – auf der uncharakteristischen Stufe 1 – oft nicht von ihnen differenzieren lassen. Auch werden die biologisch determinierten diskreten Entfremdungs- und Entordnungsphänomene der Basissymptome erst durch psychoreaktiv-biographische Vermittlung, durch die Amalgamierung mit der individuellen anthropologischen Matrix, die „Wahn-Arbeit“ der alten Autoren, zu typisch schizophrenen Endphänomenen.

Berührungspunkte zwischen *Diathese-Streß-Modell und Basissymptomkonzept* ergeben sich insofern, als die Basissymptome selbst – und auch ihr Übergang in Erstrangsymptome – oft situagen, durch „emotionale Minimalanlässe“, noch häufiger aber durch (primär affektiv neutrale) arbeitsmäßige Beanspruchung und soziale Alltagssituationen, die die Informationsverarbeitungskapazität des Patienten überfordern, ausgelöst werden. Doch werden im Basissymptomkonzept die Zusammengehörigkeit von chronisch-unproduktiv-defizitären und akut-produktiv-positiven Stadien nicht, wie von ZUBIN und SPRING (1977) und auch von CIOMPI (1980a, b) und CROW (1980), in Frage gestellt: Positive Schizophrenien entwickeln sich aus negativen, die Psychose aus den Basissymptomen der Basisstadien und umgekehrt persistierende Basisstadien aus der Psychose; gerade dieser Typ einer „chronischen Schizophrenie“ ist *nicht* „eine Art von psychosozialem Artefakt“ (CIOMPI 1980b).

Der Übergang in die eigentliche Psychose mit dem damit verbundenen Verlust der Ich-Kontur und der Selbstvergegenwärtigungsfähigkeit der Defizienzen als Defizienzen wird auf eine Zunahme der Informationsverarbeitungsstörung zurückgeführt, der die *regressive, überindividuelle, kollektive Amalgamierung*, die Freilegung phylo- und ontogenetisch älterer Bezugssysteme entspricht, eine Vorstellung, die der Bestimmung des Verhältnisses von negativen und positiven, defizitären und Enthemmungssymptomen im Schichtmodell von JACKSON nahekommt (s. HUBER, GROSS 1977; KLOSTERKÖTTER in diesem Band). Phänomenal umfaßt die regressive

Amalgamierung auch die Kehrseite der „Regression in den Subjekt-Zentrismus", die Neigung, die eigenen Akte als von außen und anderen Gemachte zu erleben. Erst danach, im nächsten Schritt des schizophrenen Erlebniswandels, kommt es zu verstehbaren Reaktionen des Individuums auf das psychotische Erleben, zur *„individuellen Amalgamierung"* als Bewältigungs- und Erklärungsversuch, entsprechend der „kompensatorischen Funktion des Wahns" (i. S. von Binswanger – s. Huber 1955), der psychogenen, persönlichkeitsbezogenen Komponente der Wahnwahrnehmung (Huber, Gross 1977) und anderer ausgeformter schizophrenietypischer Überbauphänomene.

Daß und wie die Psychose (i. S. des revidierten Psychosebegriffes – Janzarik 1969) kontinuierlich aus Charaktereigentümlichkeiten des Individuums hervorgeht, läßt sich u. E. empirisch nicht zeigen. Zwar dominieren schizoide *Persönlichkeitsvarianten* bei später an Schizophrenie Erkrankten, in der Zürich-Studie (Bleuler 1972) mit gut 50 %, in der Bonn-Studie mit 33 % (160 von 477 Patienten). Doch sind ⅔ der Bonner Patienten nicht schizoid und die persistierenden reinen Defizienzsyndrome („reiner Defekt") unterscheiden sich in ihrer – nur in 11 % abnormen – Primärpersönlichkeit nicht vom Gesamtkollektiv. Nur gut 5 % der Patienten der Bonn-Studie sind prämorbid asthenisch-temperamentsarm (s. Huber et al. 1979, S. 45 ff.). Dagegen gibt es *Übergänge von bestimmten Basissymptomen ins qualitative Novum der Psychose*. Basissymptome sind die Ausgangserlebnisse für die Entwicklung in die Psychose (s. Klosterkötter in diesem Band; s. a. Gross, Klosterkötter 1988; Klosterkötter, Gross 1988), und zwar die übergangsrelevanten kognitiven Denk-, Wahrnehmungs- und Handlungsstörungen und Zönästhesien, die nicht nur defizitäre, negative, sondern zum großen Teil zugleich produktive, positive Symptome in statu nascendi („Feinproduktivität" – Mundt s. in diesem Band) sind und sich bei Berücksichtigung der Verlaufsdynamik für den Untersucher und im intraindividuellen Vergleich auch für den Patienten selbst klar von der prämorbiden Persönlichkeit, zeitlich abgrenzbar gegenüber einer vorher, d. h. vor den präpsychotischen Vorpostensyndromen und Prodromen, beschwerdefreien Zeit, abheben lassen (s. o.). Hierfür spricht auch, daß Neuro- und Thymoleptika außer den produktiv-psychotischen Phänomenen auch bestimmte Basissymptome und Basisstadien beeinflussen, nicht aber die Komponente der Strukturverformung, die sich, wie wir mit Janzarik annehmen, auf dem Hintergrund einer prädisponierenden Persönlichkeitsstruktur und nicht unmittelbar morbogen entwickelt und fixiert (Huber 1986, S. 70; s. a. Huber 1964).

Die Grenze zwischen Persönlichkeit und Psychose verläuft, und dies ist für Theorie, Diagnostik und Therapie gleichermaßen bedeutsam, zwischen – soweit überhaupt vorhanden – prämorbiden dynamisch-strukturellen Persönlichkeitsinsuffizienzen einerseits und den prodromalen Basisdefizienzen als phänomenalen Indikatoren einer nicht persönlichkeitsbezogenen kognitiv-affektiven Störanfälligkeit andererseits. Die Herausarbeitung der Basissymptome bedeutet eine Vorverlagerung der Grenze zwischen Persönlichkeitsvarianten und Schizophrenien: Nicht erst die Psychose mit ihrer überindividuellen regressiv-protopathischen Enthemmungssymptomatik und danach ihrer individuell-biographisch determinierten Ausgestaltung zu den Überbau- und Endphänomenen, sondern die sie fundierenden Basissymptome machen jenes Novum aus, das sich u. E. nur durch die Hypothese hirnorganischer Bedingungsfaktoren erklären läßt.

Das Fazit ist, wie die Untersuchungen der Bonner Arbeitsgruppe zeigten (Gross et al. 1987; Huber 1986; Klosterkötter in diesem Band), daß sich die Ausgangserfahrungen der Erstrangsymptomentwicklung von Beschwerden von Patienten mit Persönlichkeitsvarianten abgrenzen lassen und daß eine vorauslaufende Instabilität und Störanfälligkeit – Vorpostensyndrome, Prodrome, juvenil-asthenische Versagenszustände, wahrscheinlich auch kognitiv-affektive Auffälligkeiten von High-risk-Kindern – nicht mit dem Entwicklungsresultat einer Variante der Primärpersönlichkeit gleichgesetzt werden kann. Wie im Diathese-Streß-Konzept werden prämorbide Persönlichkeitsvoraussetzungen – zusammen mit dem „sozialen Netzwerk" – als „Moderator-Variablen" von der „schizophrenen Vulnerabilität" getrennt. Daß ausgeprägt kommunikationsgestörte, schizoide Primärpersönlichkeit auch in der Bonn-Studie hochsignifikant mit ungünstigem Ausgang korreliert, bedeutet aus unserer Sicht eingeschränktes Repertoire an persönlichkeitseigenen Bewältigungsmöglichkeiten, mit dem sich einer Überforderung der – vorwiegend aus somatischen Gründen – störanfälligen Informationsverarbeitung unzureichend entgegenwirken läßt.

Literatur

ANDREASEN, N. C., S. OLSEN (1982): Negative versus positive schizophrenia. Definition and validation. Arch. Gen. Psychiatr. 39, 789–794

BLEULER, M. (1972): Die schizophrenen Geistesstörungen im Lichte langjähriger Kranken- und Familiengeschichten. Thieme, Stuttgart

BÖÖK, J. A., L. WETTERBERG, K. MORZEWSKA (1978): Schizophrenia in a North Swedish geographical isolate 1900–1977. Epidemiology, genetics and biochemistry. Clin. Gen. 14, 373–394

CIOMPI, L. (1980a): Neues zur Schizophrenie im Lichte jüngerer Langzeituntersuchungen. In: G. HUBER (Hrsg.), Schizophrenie. Stand- und Entwicklungstendenzen der Forschung. Schattauer, Stuttgart – New York

– (1980b): Ist die chronische Schizophrenie ein Artefakt? Fortschr. Neurol. Psychiatr. 48, 237–248

– (1982): Affektlogik. Über die Struktur der Psyche und ihre Entwicklung. Ein Beitrag zur Schizophrenieforschung. Klett-Cotta, Stuttgart

CIOMPI, L., C. MÜLLER (1976): Lebensweg und Alter der Schizophrenen. Eine katamnestische Langzeitstudie bis ins Senium. Monographien aus dem Gesamtgebiete der Psychiatrie, Bd. 12. Springer, Berlin – Heidelberg – New York

CONRAD, K. (1958): Die beginnende Schizophrenie. Versuch einer Gestaltanalyse des Wahns. Thieme, Stuttgart

CROW, T. J. (1980): Molecular pathology of schizophrenia: More than one disease process? Br. Med. J. 180, 66–68

DUNHAM, H. W. (1976): Society, culture, and mental disorder. Arch. Gen. Psychiatr. 33, 147–156

GROSS, G. (1969): Prodrome und Vorpostensyndrome schizophrener Erkrankungen. In: G. HUBER (Hrsg.), Schizophrenie und Zyklothymie. Ergebnisse und Probleme. Thieme, Stuttgart

GROSS, G., G. HUBER (1978): Schizophrenie – eine provisorische Konvention. Zur Problematik einer Nosographie der Schizophrenien. Psychiatr. Praxis 5, 93–105

– – (1988): Neuroradiologische Untersuchungen bei Schizophrenien. In: H. BECKMANN, G. LAUX: Biologische Psychiatrie. Synopsis 1986/87. Springer, Berlin – Heidelberg – New York

GROSS, G., G. HUBER, J. KLOSTERKÖTTER, M. LINZ (1987): BSABS. Bonner Skala für die Beurteilung von Basissymptomen (Bonn Scale for the Assessment of Basic Symptoms). Springer, Berlin – Heidelberg – New York

GROSS, G., G. HUBER, R. SCHÜTTLER (1973): Verlaufsuntersuchungen bei Schizophrenien. In: G. HUBER (Hrsg.), Verlauf und Ausgang schizophrener Erkrankungen. Schattauer, Stuttgart – New York

Gross, G., J. Klosterkötter (1988): Wahrnehmungs- und Handlungsstörungen bei Schizophrenie und Somatosehypothese. In: F. Böcker, W. Weig: Aktuelle Kernfragen in der Psychiatrie. Springer, Berlin – Heidelberg – New York

Häfner, H. (1987): Epidemiologie der Schizophrenie. In: G. Huber (Hrsg.), Fortschritte in der Psychosenforschung? Schattauer, Stuttgart – New York

Heimann, H. (1988): Ätiologievorstellungen in der Psychiatrie im Wandel der Zeiten. In: F. Böcker, W. Weig (Hrsg.), Aktuelle Kernfragen in der Psychiatrie. Springer, Berlin – Heidelberg – New York

Huber, G. (1955): Das Wahnproblem (1939 bis 1954). Fortschr. Neurol. Psychiatr. 23, 6–58

– (1961): Chronische Schizophrenie. Synopsis klinischer und neuroradiologischer Untersuchungen an defektschizophrenen Anstaltspatienten. Hüthig, Heidelberg

– (1964): Grenzen der psychiatrischen Pharmakotherapie bei der Behandlung chronisch Schizophrener. In: H. Kranz, K. Heinrich (Hrsg.), Begleitwirkungen und Mißerfolge der psychiatrischen Pharmakotherapie. Thieme, Stuttgart

– (1966): Reine Defektsyndrome und Basisstadien endogener Psychosen. Fortschr. Neurol. Psychiatr. 34, 409–426

– (1976): Indizien für die Somatosehypothese bei den Schizophrenien. Fortschr. Neurol. Psychiatr. 44: 77–94

– (1979): Neuere Ansätze zur Überwindung des Mythos von den sog. Geisteskrankheiten. Fortschr. Neurol. Psychiatr. 47, 449–465

– (1980): Hauptströme der gegenwärtigen ätiologischen Diskussion der Schizophrenie. In: U. H. Peters (Hrsg.), Die Psychologie des 20. Jahrhunderts, Bd. X. Kindler, Zürich

– (1983): Das Konzept substratnaher Basissymptome und seine Bedeutung für Theorie und Therapie schizophrener Erkrankungen. Nervenarzt 54, 23–32

– (1986): Psychiatrische Aspekte des Basisstörungskonzeptes. In: L. Süllwold, G. Huber, Schizophrene Basisstörungen. Monographien aus dem Gesamtgebiete der Psychiatrie, Bd. 42. Springer, Berlin – Heidelberg – New York

– (1987): Psychiatrie. Systematischer Lehrtext für Studenten und Ärzte, 4. Aufl. Schattauer, Stuttgart – New York

– (1988): Das körperliche Krankheitsmodell der endogenen Psychosen. In: F. Böcker, W. Weig: Aktuelle Kernfragen in der Psychiatrie. Springer, Berlin – Heidelberg – New York

Huber. G., G. Gross (1977): Wahn. Eine deskriptiv-phänomenologische Untersuchung schizophrenen Wahns. Forum der Psychiatrie, NF Bd. 2. Enke, Stuttgart

Huber, G., G. Gross, R. Schüttler (1979; Nachdruck 1984): Verlaufs- und sozialpsychiatrische Langzeituntersuchungen an den 1945–1959 in Bonn hospitalisierten schizophrenen Kranken. Monographien aus dem Gesamtgebiete der Psychiatrie, Bd. 21. Springer, Berlin – Heidelberg – New York

Janzarik, W. (1959): Dynamische Grundkonstellationen in endogenen Psychosen. Ein Beitrag zur Differentialtypologie der Wahnphänomene. Springer, Berlin – Göttingen – Heidelberg

– (1962): Der Aufbau schizophrener Psychosen aus der Sicht der pharmakotherapeutischen Erfahrung. In: H. Kranz, K. Heinrich (Hrsg.), Neurolepsie und Schizophrenie. Thieme, Stuttgart

– (1968): Schizophrene Verläufe. Eine strukturdynamische Interpretation. Springer, Berlin – Heidelberg – New York

– (1969): Nosographie und Einheitspsychose. In: G. Huber (Hrsg.), Schizophrenie und Zyklothymie. Ergebnisse und Probleme. Thieme, Stuttgart

– (1983): Basisstörungen. Eine Revision mit strukturdynamischen Mitteln. Nervenarzt 54, 122–130

Kisker, K. P., L. Strötzel (1961; 1962): Zur vergleichenden Situationsanalyse beginnender Schizophrenien und erlebnis reaktiver Entwicklungen bei Jugendlichen. Arch. Psychiatr. Z. Neurol. 202, 1–30; 203, 26–60

Klosterkötter, J., G. Gross (1988): Wahrnehmungsfundierte Wahnwahrnehmungen. In: F. Böcker, W. Weig, Aktuelle Kernfragen in der Psychiatrie. Springer, Berlin – Heidelberg – New York

MUNDT, CH. (1983): Das residuale Apathie-Syndrom der Schizophrenen. Nervenarzt 54, 131 – 138

NUECHTERLEIN, K., M. DAWSON (1984): Information processing and attentional functioning in the developmental course of schizophrenic disorders. Schiz. Bull. 10, 160 – 203

PFEIFFER, W. M. (1971): Transkulturelle Psychiatrie. Thieme, Stuttgart

SCHNEIDER, K. (1977): Klinische Psychopathologie. 13. Aufl. mit einem Kommentar von G. HUBER und G. GROSS. Thieme, Stuttgart

SÜLLWOLD, L., G. HUBER (1986): Schizophrene Basisstörungen. Monographien aus dem Gesamtgebiete der Psychiatrie, Bd. 42. Springer, Berlin – Heidelberg – New York

WEITBRECHT, H. J. (1955): Kritik der Psychosomatik. Thieme, Stuttgart

– (1971): Was heißt multikonditionale Betrachtungsweise bei den Schizophrenien? In: G. HUBER (Hrsg.), Ätiologie der Schizophrenien. Bestandsaufnahme und Zukunftsperspektiven. Schattauer, Stuttgart – New York

WEIZSÄCKER, V. v. (1946): Studien zur Pathogenese, 2. Aufl. Thieme, Wiesbaden (jetzt Stuttgart)

ZUBIN, J., B. SPRING (1977): Vulnerability – a new view of schizophrenia. J. Abnorm. Psychol. 86, 103 – 126

Ambiguitätsintoleranz als Persönlichkeitsvariable und Strukturmerkmal der Krankheitsphänomene Manisch-Depressiver

Alfred Kraus

Ambiguitätsintoleranz ist in der Psychopathologie ein noch fast unbekannter Begriff. Wir haben diesen erstmals in unserem Buch über Sozialverhalten und Psychose Manisch-Depressiver (1977) als ein strukturelles Merkmal sowohl der Persönlichkeit als auch der Krankheitsphänomene dieser Kranken einzuführen versucht und verbanden damit die Absicht, über eine inhaltliche Beschreibung von Persönlichkeits- und Krankheitsmerkmalen hinaus zu einer strukturellen Phänomendeskription vorzudringen.

Die Soziologin Frenkel-Brunswik hat den Begriff der Ambiguitätstoleranz bzw. dessen Gegensatz der Ambiguitätsintoleranz erstmals im Rahmen sehr früher Studien über Selbsttäuschung (1939) und in ihrer Vorurteilsforschung (1948) verwendet. Ursprünglich von der Psychoanalyse herkommend, machte sie den Versuch, im Begriff der Ambiguitätsintoleranz die psychoanalytische Zentralthese von der Möglichkeit der Unterdrückung und Verleugnung von Gefühlen und Trieben von deren perzeptiv-kognitiven Auswirkungen her für die objektivierend-empirische Forschung zugänglich zu machen.

Sich allein an das phänomenologisch Faßbare haltend, unterschied Frenkel-Brunswik eine kognitive und eine emotionale Ambiguitätstoleranz als allgemeine Persönlichkeitsvariable. Kognitive Ambiguitätstoleranz ist in ihrem Verständnis die Fähigkeit, miteinander in Konflikt stehende Eigenschaften eines Objektes, so die Koexistenz positiver und negativer Persönlichkeitszüge, am anderen wahrzunehmen bzw. zu erkennen. Diese kognitive Fähigkeit ist nach ihrer Auffassung konstituiert durch das Vermögen, ambiguöse Gefühle, etwa Liebes- oder Haßgefühle, ertragen zu können; von ihr als emotionale Ambiguitätstoleranz bezeichnet.

In der Folge hat sich überwiegend in den USA ein ganzer Forschungszweig der Ambiguitätsforschung entwickelt, in welcher es u.a. darum geht, die von Frenkel-Brunswik behaupteten engen Beziehungen der Ambiguitätsintoleranz, also der Unfähigkeit, über ambiguöse Kognitionen und Gefühle zu verfügen, zu sowohl rigiden (Davids 1956, 1957; Rokeach 1948) als auch zu autoritären Haltungen (Frenkel-Brunswik 1949, 1951; Budner 1962; Davids 1955, 1971) nachzuweisen. Es würde hier zu weit führen, auf diese, wie auch auf ihre eigenen objektivierenden Untersuchungen zur Ambiguitätstoleranz einzugehen.

In der weiteren Forschung hat sowohl der dynamische Aspekt als auch jener der äußeren Situation zunehmendes Gewicht bekommen. So ist in der dynamischen Sicht Budners (1962) Ambiguitätsintoleranz eine Tendenz, ambiguöse Situationen als Quelle der Bedrohung wahrzunehmen und darauf mit Vermeidungsverhalten oder Verleugnung zu reagieren. Die Soziologen und Sozialpsychologen haben sich v. a. für die strukturellen Quellen subjektiver Ambiguität bzw. für die objektive Ambiguität der Situation interessiert. So beschreiben Merton und Barber (1963) in Anlehnung an den von BLEULER auf das Subjekt bezogenen psychopathologischen Begriff der Ambivalenz unter dem Titel einer soziologischen Ambivalenz verschiedene Typen einer Normenambiguität der objektiven äußeren Situation. In einem, u. a. von KRAPPMANN (1973) propagierten rollentheoretischen Sinne ist das Individuum überhaupt in jeder Interaktionssituation insofern Ambiguitäten ausgesetzt, als es sich mit einer Inkogruenz eigener und fremder Erwartungen, Bedürfnisse und Motivationen und damit auch unterschiedlichen Handlungsperspektiven konfrontiert sieht.

Für die Psychopathologie gewinnt das Ambiguitätskonzept dann eine besondere Fruchtbarkeit, wenn es mit dem Identitätskonzept in Verbindung gebracht wird. Ambiguitäten zu ertragen und zu meistern stellen Ich-Leistungen dar, die eine Ich-Idendität voraussetzen. Ambiguitätstoleranz ist jedoch nach KRAPPMANN nicht nur eine Resultante, sondern auch eine notwendige Bedingung von Ich-Identität. Ambiguitätstoleranz ist so nach diesem Autor wahrscheinlich die entscheidende Variable der Identitätsbildung.

Während bei FRENKEL-BRUNSWIK, KRAPPMANN und anderen ein eindimensionales Konzept des Verhältnisses von Ambiguitätstoleranz und Ambiguitätsintoleranz vorherrscht, das in letzterer stets eine negative Qualität sieht, vertreten wir ein polares Konzept, das nach beiden Seiten hin die Möglichkeit einer negativen bzw. einer pathologischen Abweichung einräumt. So fand sich nach DAVIDS (1971) ein besonders hohes Maß an Ambiguitätstoleranz nicht nur bei kreativen Menschen, sondern auch bei Personen mit verschiedenen Formen von Schizophrenie.

Wir werden im folgenden Ambiguitätsintoleranz als ein nach unserer Auffassung entscheidendes Sturkturmerkmal nicht nur vieler Feststellungen über die Persönlichkeit (trait) monopolar Depressiver und bipolar Manisch-Depressiver, sondern auch vieler depressiver und manischer Krankheitsphänomene (state) herausstellen. Als solches vermag es nicht nur viele Einzelphänomene vereinheitlichend zusammenfassen, sondern auch den in den meisten Persönlichkeitskonzepten bestehenden Hiatus zwischen Persönlichkeit und Krankheit ein Stück weit zu überwinden. Zugleich kann es, so hoffen wir, die Einzelphänomene in Richtung einer Spezifizierung näher qualifizieren.

Da unseres Erachtens der depressive und der manische Pol sowohl der Persönlichkeitsmerkmale als auch der Krankheitsphänomene inhaltlich entgegengesetzte Formen der Ambiguitätsintoleranz darstellen, erscheint uns hierdurch eine Dialektisierung nicht nur unseres Verständnisses der Persönlichkeit, sondern auch der Krankheit Manisch-Depressiver erreichbar.

Dabei ist im Auge zu behalten, daß sowohl die Ambiguitätsintoleranz als auch die Ambiguitätstoleranz als solche ubiquitäre Strukturmerkmale darstellen, die ähnlich wie KRETSCHMERS schizoide und zykloide Temperamentsmerkmale sowie BLEULERS Schizoidie und Syntonie in unterschiedlicher Ausprägung sowohl bei Gesunden als auch bei verschiedenen Formen psychischen Krankseins vorkommen.

Wenden wir uns im folgenden zunächst der Ambiguitätsintoleranz als Persönlichkeitszug zu, so werden wir uns vor allem mit dem Sozialverhalten Manisch-Depressiver, zunächst unter dem Aspekt ihrer Gefühlsbezüge, sodann hinsichtlich ihrer Normenorientierungen befassen.

Bereits in den ältesten Beschreibungen Manisch-Depressiver finden sich Hinweise auf besonders enge und stark gemüthaft bestimmte Bindungen an andere. Ich erinnere nur an deren Charakterisierung KRETSCHMERS (1961) als gesellige, kontaktfreudige Menschen, an deren hohe Übereinstimmung mit der Umwelt nach BLEULERS Syntoniekonzept (1922) und an deren symbiotische Mitseinsbezüge nach TELLENBACH (1983). Eine ganze Reihe neuerer Studien über Interaktionsstile und soziale Wahrnehmung Manisch-Depressiver sprechen dafür, daß diese, bei einem Teil der Bipolaren allerdings nicht immer so hohe, Soziabilität und Bindungsfähigkeit weitgehend durch kognitive und emotionale Ambiguitätsintoleranz zustandekommt.

Vor allem monopolar Depressive sind in ihrem Streben nach „einer guten Kommunikationsgestalt", wie Reiter (1965) dies einmal von einem gestalttheoretischen Ansatz her formulierte, indem sie anderen nur positive Gefühle entgegenbringen, nicht nur besonders aggressionsarm, sondern auch ihre Kognitionen sind gleichsinnig auffällig. So haben objektivierende Untersuchungen von Baer (1975), von Hell (1982) und von Matussek et al. (1986) ergeben, daß endogen Depressive auch außerhalb der Krankheitsphasen dazu neigen, ihre Partner zu idealisieren, während sie sich selbst negative Attribute zuschrieben.

Dem entspricht eine auffallende Unfähigkeit, nicht nur monopolar Depressiver, sondern auch vieler Bipolarer, Konflikte zu ertragen, ja diese überhaupt wahrnehmen und thematisieren zu können. So konnten Matussek et al. (1986) in ihren Fragebogeninterviews, wie schon früher Klug (1981), eine emotionale Restriktion unipolar Depressiver gegenüber ihren Partnern feststellen, welche diese offene Konflikte vermeiden lassen. Allerdings kann dies bei Bipolaren vom überwiegend manischen Typ, wie Janovsky et al. (1970) Kaplan (1980) sowie Ludwig und Ables (1974) zeigen konnten, ins völlige Gegenteil umschlagen, indem sich diese ausgesprochen rücksichtslos, fordernd, verletzend und rechthaberisch verhalten können. Für eine nicht nur emotionale, sondern vor allem auch kognitive Ambiguitätsintoleranz sprechen auch psychoanalytische Untersuchungen wie die große Studie von Cohen et al. (1954), aber auch von Gibson et al. (1959) und anderen, die bei Manisch-Depressiven eine Beeinträchtigung der Fremdwahrnehmung im Sinne einer „Anerkennung und Identifizierung eines Gemisches attraktiver und unangenehmer Züge bei anderen" sowie die Vermeidung des „Austausches einer Vielfalt komplexer Gefühle" (Cohen et al., 1954, S. 129) herausstellten. Beides diene dazu, die Abhängigkeit vom anderen nicht zu gefährden und führe zu einer Stereotypie der Annäherung an andere bzw. überhaupt zu einer Stereotypie sozialer Verwirklichung (Cohen et al., 1954, S. 119).

Die durch Ambiguitätsintoleranz verhinderte Komplexität der Gefühle scheint uns auch der Grund für die von dem Japaner Shimoda (s. Kraus 1971) unter dem Begriff der Statothymie beschriebene Gefühlsverhaftung (scil. wahrscheinlich der Patienten eher vom depressiven Pol), einer auch außerhalb der Phasen bei Manisch-Depressiven bestehenden „Neigung, an Gedanken und Gefühlen haften zu bleiben" (s. Kraus 1971, S. 482). Komplementär zur Gefühlsverhaftung findet sich eine emotionale Steigerungsfähigkeit, etwa ein Übermaß des Sich-freuen-könnens, letztes bei Patienten eher vom manischen Pol. Unseres Erachtens wird sowohl die Gefühlsverhaftung als auch die Intensivierung bestimmter Gefühle ins Überschwengliche durch Ambiguitätsintoleranz sehr gefördert, weil hierdurch alles sowohl kognitiv als auch emotional dem jeweiligen Gefühl Entgegenstehende ausgeschaltet bleibt. Deshalb unterbleibt auch eine Nuancierung der Gefühle. Dem entspricht, was Bleuler von der syntonen, zur manisch-depressiven Krankheit disponierenden Persönlichkeit sagte, daß diese jeweils „nur von einer Stimmung beherrscht" (S. 184) werde. Der „Affekt eines gefühlsbetonten Erlebnisses" nehme bei ihnen „die ganze Persönlichkeit ein". Auch beim Denken könne immer nur „einerlei Ideenrichtung zur Geltung kommen" (S. 184).

Geht man von Kruegers (1966) Gefühlslehre aus, die besagt, daß „alle tieferen Gefühle, auch wenn sie in vollkommen einheitlicher Geschlossenheit erlebt werden, in sich etwas mehrspältig Gerichtetes (S. 141) enthalten, dann versteht man, warum Ambiguitätsintoleranz bei diesen Menschen zwar eine hohe Gefühlsintensität und Bindungsfähigkeit ermöglicht, ja sogar fördert, aber zugleich wirkliche Gefühlstiefe verhindert. „Flache, untiefe Gemütszustände" haben nach KRUEGER immer „etwas einförmig Gerichtetes" (S. 141). Letztes trifft unseres Erachtens nicht nur für die nach WELLEK (1966) „breiige Gemütlichkeit vulgär zyklothymer Naturen" (S. 191) zu, sondern auch für viele andere Manisch-Depressive, worauf viele psychoanalytische Autoren hinweisen. Diese Flachheit der Gefühle bei allerdings durchaus möglicher großer Gefühlsintensität kennzeichnet unseres Erachtens auch das Trauerverhalten Manisch-Depressiver, indem hier nicht jene für die normale Trauer charakteristische Dialektik von Binden und Lösen erfolgt, sondern ausschließlich Bindungsgefühle entwickelt werden.

Wir kommen nun zur Normenorientierung. Das Sozialverhalten wird von normativen Regeln bestimmt, die in unseren Rollenbezügen die wechselseitigen Rollenerwartungen der Rollenpartner regulieren. Wenngleich hierdurch eine hohe Anpassungsleistung gefordert ist, so wird dem Individuum doch zugleich jeweils ein bestimmter Interpretationsspielraum dieser Regeln eingeräumt. Man muß sogar sagen, das Einbringen interpretativer, d. h. kreativer, sog. Ich-Leistungen wird fast immer geradezu miterwartet. Soziales Rollenverhalten ist so durch eine Balance gekennzeichnet, wir können jetzt sagen, durch eine Ambiguität von Anpassung und Autonomie bzw. von Fremdbestimmung und Selbstbestimmung.

Um die Verhaltensweisen des Typus melancholicus von anankastischen Verhaltensweisen abzugrenzen und deren starke soziale Bezogenheit hervorzuheben, haben wir (1977) diese unter den Titel eines hypernomischen Verhaltens gestellt. Durch die übergenaue Befolgung von gesellschaftlichen bzw. (Rollen-) Normen ist dieses Verhalten wenig individualisiert und überwiegend fremdbestimmt. Hypernomisches Verhalten entlastet, indem es sich an vorgegebenen Normen orientiert, von Ich-Leistungen, kompensiert deren Mangel und übernimmt so nach unserer Auffassung weitgehend eine Deckungsfunktion für eine schwach ausgebildete Ich-Identität. Aus dieser Dekkungsfunktion resultiert unseres Erachtens das von TELLENBACH (1983) so besonders herausgestellte Festgelegtsein des Melancholikers auf seine unverzichtbaren Verhaltensweisen im Sinne des Typus melancholicus bzw. dessen „strukturelle Gebundenheit" im Sinne von JANZARIK (1974, S. 631). Hypernomisches Verhalten beinhaltet darüber hinaus ebenso wie die von vielen Autoren bei Melancholikern herausgestellte überhöhte Anpassung an die Bedürfnisse, Erwartungen, Wünsche und Motive der anderen ein Zurückstellen der eigenen Interessen und der Selbstbestimmung. Damit ist die normalerweise das Rollenverhalten kennzeichnende Ambiguität eigener und fremder Interessenwahrnehmung, die Reziprozität der Erwartungserfüllung und die für das Rollenhandeln spezifische synthetische Leistung des Ausgleichs der Inkongruenz wechselseitiger Interessensphären und Handlungsperspektiven, auf die wir eingangs hingewiesen haben, nicht mehr gewahrt. Daß dies bei einem Teil der Bipolaren wiederum ins Gegenteil ausgesprochen antinomischer Verhaltensweisen (KRAUS 1980) umschlagen kann, unterstreicht nur die Bedeutung der Ambiguitätsintoleranz als gemeinsames Strukturmerkmal des Typus melancholicus und des Typus maniacus. Hypernomisches und antinomisches Verhalten stehen begrifflich in großer Nähe zu überangepaßtem und autonomem Verhalten. MATUSSEK und FEIL (1983) haben in ihrer recenten großen, anhand von 215 Patienten in 40-Stunden-Interviews durchgeführten Untersuchung bei monopolar Depressiven extrem niedrige Autonomie-Scores gefunden, während Bipolare einen starken Drang nach Erfolg und Leistung aufwiesen. Dabei war der Mangel an Autonomie u. a. definiert durch den „Mangel an eigenständigen Meinungen", „Konformismus (Überanpassung), Abhängigkeit von anderen" und „Vermeidung von Verantwortlichkeit" (S. 787). Bei Bipolaren war ein Streben nach Autonomie bereits von BECH et al. (1980) hervorgehoben worden.

Wir können hier nur sehr knapp auf die Auslösesituation manisch-depressiver Phasen eingehen. Die meisten dieser Situationen sind solche einer objektiv begründeten Herausforderung einer Ambiguitätstoleranz, welcher der Patient nicht gewachsen war. So ist leicht zu erkennen, daß die von Tellenbach beschriebenen sog. Inkludenzsituationen überwiegend solche eines Konfliktes normativer Erwartungen der objektiven Situation darstellen. Wir (1977) haben mehrere Typen solcher Situationen, wie den von TELLENBACH besonders herausgestellten Konflikt zwischen einer hohen Qualität und Quantität des Leistens und andere Intra- und Interrollenkonflikte mit MERTON und BARBER unter dem Titel der schon erwähnten soziologischen Ambivalenz beschrieben. Gegenüber dem von TELLENBACH betonten hohen Selbstanspruch des Leistens der Melancholiker betonen wir deren Unfähigkeit, Normenkonflikte der objektiven Situation zur Auflösung zu bringen. Diese Konflikte werden von Normalen meist gar nicht wahrgenommen, weil sie immer schon durch Rollendistanz und durch den Einsatz von anderen kreativen Ich-Leistungen bewältigt werden. Diese Rollendistanz gelingt dem Melancholiker nicht wegen einer mangelnden Ich-Identität und damit unzureichenden Balance bzw. Ambiguität von Ich- und Rollenidentität, von Autonomie und Anpassung. Erst hieraus resultiert dann sein wehrloses Ausgeliefertsein an die inkompatiblen normativen Erwartungen der Situation bzw. Rolle. Je weniger er aber diesen Erwartungen entsprechen kann, umso mehr gerät er in eine inkludentelle Situation.

Fast alle durch ihre Auslösung näher gekennzeichneten Depressionen wie Umzugsdepression, Beförderungsdepression, Verlustdepression usw. verweisen auf eine ambiguöse Situation. Wie ein Umzug die Bewältigung einer Ambiguität zwischen zwei Orten, so verlangt eine Beförderung jene zwischen zwei Status und der Verlust etwa eines geliebten Menschen eine solche zwischen Bindung und Lösung. Aber auch die von der Psychoanalyse herausgestellte Auslösung von Depressionen durch Kränkung, Enttäuschung oder Versagung durch ein sog. Liebesobjekt (ABRAHAM 1971) ist in einer nicht gemeisterten, oft nicht einmal realisierten Ambiguität etwa von Liebes- und Haßgefühlen begründet. Da überhaupt alle neuen und komplexhaften Situationen zu ihrer Bewältigung einen gewissen Grad von Ambiguitätstoleranz verlangen, sind viele andere Situationen denkbar, die Phasen auslösen können. In der Neophobie (MITTERAUER et al. 1981) vieler Manisch-Depressiver scheinen diese solchen Situationen vorzubeugen.

Wir kommen jetzt zu den depressiven und manischen Krankheitsphänomenen. Wir (1987) sind bereits an anderer Stelle auf die melancholische Verstimmung und Angst eingegangen und möchten daher bezüglich dieser Phänomene nur hervorheben, daß wir Ambiguitätsintoleranz für deren „distinct quality“, wie das DSM III sagt, bzw. für ein wichtiges Strukturmerkmal derselben halten.

Die Melancholie ist gewissermaßen ein emotionales Patt, insofern hier weder die für die normale Trauer charakteristische Dialektik von Binden und Lösen, noch jene normalpsychologische und neurotische Ängste kennzeichnende Dialektik von Befürchtungen auf der einen Seite, aber zugleich immer auch noch bestehenden Hoffnungen auf der anderen Seite mehr möglich ist. Melancholiker leiden unter einem Nicht-Leiden, wie BLANKENBURG (1981) formulierte. Hierzu sei erwähnt, daß in den Trauerriten vieler Ethnien nach SHEIK (1975) versucht wird, das Leiden nach Todesfällen durch provoziertes Leiden im Wechsel mit lustbetontem Verhalten zu überwinden. Im Befund fehlender emotionaler Schwingungsfähigkeit spricht ja auch der Kliniker diese mangelnde Gefühlsbewegtheit an.

Gleiches gilt für die Manie, für dieses durch keine Stimmungs- und Gefühlsambiguität mehr in Balance gehaltene enervierende Lustigsein und die ungebremste Ereiferung. Dabei ist das Pathologische unseres Erachtens weder bei der Melancholie das Vorherrschen pessimistischer, noch bei der Manie jenes optimistischer Gefühle, sondern vielmehr die Unmöglichkeit, überhaupt noch andere Gefühle realisieren zu können, so bei der Manie die Unfähigkeit, überhaupt noch Angst- oder Schuldgefühle haben zu können.

Tiefgreifende, ebenfalls im Sinne der Ambiguitätsintoleranz veränderte Perzeptionen und Kognitionen sprechen dafür, daß in den depressiven und manischen Psychosen nicht nur, wie meistens behauptet wird (Deutsch 1932; Klein 1935; Scott et al., 1964), positive oder negative Gefühle abgewehrt werden, sondern vielmehr ganze Aspekte der Welt und des Selbst überhaupt nicht mehr vorhanden sind. Die kognitive Ambiguitätsintoleranz scheint melancholische und manische Verstimmungen auch am ehesten von nichtpsychotischen, etwa neurotischen Stimmungsveränderungen abzugrenzen. Dabei möchten wir bemerken, daß unsere rein deskriptive Analyse anhand des Parameters der Ambiguitätstoleranz eine psychodynamische Betrachtungsweise nicht ausschließt. Thesen, wie die von Freud (1946), die Manie habe keinen anderen Inhalt als die Melancholie, insofern beide Affektionen mit demselben „Komplex" rängen, werden hierdurch sogar empirisch-wissenschaftlich besser zugänglich.

Kognitive Veränderungen in der Melancholie hat vor allem Beck (1967) in seiner kognitiven Triade hervorgehoben. Diese besagt, daß der Melancholische sowohl die Welt als auch sich selbst und die Zukunft negativ sehe. Dies komme durch Mechanismen der Übergeneralisierung, der selektiven Abstraktion usw. zustande. Hauss (1970) konnte diese These insoweit anhand von tachystoskopischen Untersuchungen bestätigen, als endogen Depressive dazu neigten, auch solches Bildmaterial als bedrückend, schrecklich, tragisch oder traurig wahrzunehmen, das gar keine derartigen Inhalte oder Themen aufwies.

Eine Abwandlung nicht nur des Denkens, sondern auch des Wahrnehmens in der Manie hat bereits Ziehen (1902) beobachtet, wenn er beschreibt, wie dem Maniker „die entsetzlichste Musik" „als herrliche Harmonie" und „die einfachste Landschaft wunderbar verschönt" erscheine und dieser sogar von „göttlichen Zahnschmerzen" spreche.

Um anzudeuten, wie ambiguitätsintoleranten Kognitionen auch bestimmte Verhaltensweisen entsprechen, möchten wir hier nur erwähnen, daß Maniker gerne alle Lichter in ihrer Wohnung anbrennen, während Depressive bekanntlich dunkle Räume aufsuchen.

Wir halten das Becksche kognitive Modell für zu allgemein, um das Spezifische der Melancholie darstellen zu können. Dort herrscht ja nicht nur eine überwiegend negative Sichtweise vor, wie analog bei der Manie eine überwiegend positive, es handelt sich auch nicht einfach nur um ein Herab- oder Hinaufgestimmtsein (Heinrich 1969), sondern ganz bestimmte strukturelle Konstituentien des Verhältnisses zu sich selbst und zur Zeit, zur Welt und zum anderen werden in beiden Verfassungen nicht realisiert.

So ist der Melancholische, wie wir dies anderswo gezeigt haben, etwa in seinen Wahninhalten der Schuld, der Verarmung und der Hypochondrie, ganz mit seiner Schuld, seinem Besitz, seinem Leib identifiziert, nur noch ein Objekt-Ich. Ohne die Möglichkeit, hierauf mit einem Subjekt-Ich reagieren zu können, ist er daher seinem Objekt-Sein völlig ausgeliefert. Genauso einseitig realisiert sich der Maniker nur noch als Subjekt-Ich, indem er sich von allen Objekt-Bindungen freimacht. Wie der Melancholische etwa in einer ständig schuldbereiten Normenunsicherheit sich nur noch als Objekt einer Verpflichtung, als Normenadressat erlebt, so wirft sich der Maniker zum alleinigen Normensender auf, der bestimmt, was andere zu tun und zu lassen haben, während er sich selbst erlaubt, alle Normen zu übertreten. Interaktional entspricht dem in der Melancholie eine Verabsolutierung der bereits beschriebenen, bei monopolar Depressiven schon prämorbid anzutreffenden Fremd- und Außenbestimmung und in der Manie jene einer ausschließlichen Selbstbestimmung. Der hypernomischen Rollenerfüllung steht so die Verweigerung jeder verpflichtenden Rollenübernahme gegenüber. Eine andere Aufspaltung ist jene in den melancholischen „Verluststil der Erfahrung" nach Binswanger (1960) und den manischen Erfahrungsstil des Gewinnens, d. h. in die generelle Erfahrung des „Loosers" und des „Champions".

Auf eine durchgehende Weise kann man von einer Dichthomisierung des Heideggerschen Entwurfs- und Geworfenheitsaspektes des Daseins sprechen, welcher eine Aufspaltung der pathischen Kategorien im Sinne von Viktor von Weizsäcker (1956) entspricht. So wie der Melancholische nur muß und soll, nichts aber kann und darf, so kann und darf der Maniker alles, muß und soll aber nichts. Wie schwer der Melancholische an der Lastseite des Daseins trägt, zeigt sich u. a. im Grübelzwang. Demgegenüber enthebt sich der Manische gerade dieser Seinslast, etwa an der Ideenflucht erkennbar, in welcher sich kein Gedanke mehr vertieft und alle Dinge zur gleichen Bedeutsamkeit nivelliert werden.

Die Dominanz des Geworfenheitsaspektes bzw. der Lastseite des Daseins in der Melancholie auf der einen Seite und das Vorwiegen von dessen Entwurfscharakter in der Manie mit den vielen, bald wieder fallengelassenen Plänen und Beschäftigungsinitiativen zeigt sich auch an der unterschiedlichen Zeitigung in diesen Zuständen. Der Melancholische ist nicht nur in seinem Erleben überwiegend von der Vergangenheit bestimmt, sondern er hat auch keine Zukunft mehr. Er kann Zukunft nicht mehr als das Offene unvorhersehbarer Möglichkeiten, sondern nur noch als Wiederholung des beklagten Vergangenen und Gegenwärtigen konzipieren. Im Gegensatz hierzu nimmt der Maniker die gewünschte Zukunft als bereits eingetretene Gegenwart vorweg und läßt sich nicht mehr durch seine Vergangenheit bestimmen. In beiden Fällen ist jene normalerweise gegebene Ambiguität sowohl der Vergangenheits- als auch der Zukunftsorientierung nach der einen oder anderen Zeitexstase hin aufgehoben.

Es bedarf noch eingehender Untersuchungen, um deutlich zu machen, worin Ambiguitätsintoleranz in der manisch-depressiven Phase (state) sich von jener als Persönlichkeitszug (trait) unterscheidet und inwieweit die Abnahme der Ambiguitätsintoleranz als Zeichen der Besserung als Verlaufskriterium Verwendung finden kann. Nach unseren klinischen Erfahrungen scheint ein wichtiger Unterschied zwischen Ambiguitätsintoleranz als State-Merkmal gegenüber jenem als Trait-Merkmal zu sein, daß sich in den depressiven und manischen Psychosen die Ambiguitätsintoleranz weitgehend der Selbstverfügbarkeit entzieht, während sie prämorbid lediglich als Tendenz vorhanden ist. Diese Unfähigkeit in der Phase, zu den bestehenden Emotionen und Kognitionen gegenteilige Gefühle und Vorstellungen überhaupt entwickeln zu können, scheint uns nicht nur der Grund für deren Durchschlagskraft und Evidenz sondern auch für die Obsession melancholischer und manischer Verstimmung wie auch für das Leerlaufen des Denkens in diesen Zuständen zu sein. Durch die Aufhebung jeder dialektischen Bewegung im gewissermaßen apriorischen Ausschluß des Gegensatzes können keine Emotionen und Kognitionen mehr zum Abschluß gebracht werden.

Wenngleich Ambiguitätsintoleranz unseres Erachtens als gemeinsames Strukturmerkmal melancholischer und manischer Einzelsymptome deren innere Zusammengehörigkeit aufzeigt und damit die Syndromprägnanz steigert, braucht es noch manche Arbeit, um ihre Brauchbarkeit als differentialdiagnostisches Instrument zur Abgrenzung manisch-depressiver bzw. zyklothymer Symptome von anderen depressiven und maniformen Zuständen, etwa im Rahmen einer schizophrenen Psychose, zu erweisen. Es stellt sich dabei die Frage, welche andere pathologische, aber auch normalpsychologische Verfassungen sich ebenfalls unter dem Aspekt der Ambiguitätsintoleranz darstellen lassen und welche nicht.

Nur noch andeuten möchten wir die Bedeutung des Ambiguitätskonzeptes für die Erforschung der Familiengenese manisch-depressiver Erkrankungen. Die unseres Wissens bisher größte, erst kürzlich publizierte Familienuntersuchung bei Manisch-Depressiven der Arbeitsgruppe um STIERLIN (1986) hat ergeben, daß die Eltern dieser Patienten überwiegend völlig gegensätzliche Verhaltensweisen zeigten. Während sich ein Elternteil emotional, unverantwortlich, abenteuerlustig und unordentlich verhielt, war der andere überverantwortlich, rational, gewissenhaft und ordentlich. Dies führte nach diesen Autoren bei den Patienten bereits früh zu einem Verhaltensmuster, in welchem diese sich alternativ einmal mit dem einen, ein andermal mit dem anderen Elternteil identifizierten, um so der schmerzlichen Ambivalenz zu entgehen und hierdurch gleichzeitig die Komplementarität der Eltern abzusichern.

Da aber nach KRAPPMANN (1973) die „Identitätsbildung" verlangt, durch „Ambiguitätstoleranz" immer wieder konfligierende Identifikationen zu synthetisieren (S. 167), kann man verstehen, wie durch die obige Familiensituation die Entwicklung einer eigenständigen Ich-Identität behindert wird, aus welchem Mangel wiederum die Notwendigkeit der Fortsetzung ambiguitätsintoleranter Verhaltensstile resultiert.

Weiterhin ergeben sich interessante Beziehungen zur Therapie manisch-depressiver Störungen. Da Lithium insbesondere die Affekterregbarkeit sowie den Typus melancholicus stark zu beeinflussen scheint, könnte Ambiguitätsintoleranz nicht nur einen Leitgedanken für die psychotherapeutische Führung dieser Kranken, sondern auch für die medikamentöse Forschung und Behandlung darstellen.

So glauben wir, daß sich auf der Grundlage der von uns vorgeschlagenen Sichtweise zahlreiche unterschiedliche, vor allem auch objektivierende Forschungsansätze ansiedeln können.

Literatur

ABRAHAM, K. (1971): Versuch einer Entwicklungsgeschichte der Libido aufgrund der Psychoanalyse seelischer Störungen. In: Psychoanalytische Studien, Bd. 1. S. Fischer, Frankfurt/Main

BAER, R. (1975): Die sozialpsychiatrische Prognose der zyklothymen Depression. Thieme, Stuttgart

BECH, R., R. W. SHAPIRO, F. SHIHM et al. (1980): Personality in Unipolar and Bipolar Manic-Melancholic Patients. Acta Psychiatr. Scand. 62: 245 – 257

BECK, A. (1967): Depression: Clinical, Experimental, and Theoretical Aspects. Harper and Row, New York

BINSWANGER, L. (1960): Melancholie und Manie. Neske, Pfullingen

BLANKENBURG, W. (1981): Der Leidensdruck des Patienten in seiner Bedeutung für Psychotherapie und Psychopathologie. Nervenarzt 52: 635 – 642

BLEULER, E. (1922): Die Probleme der Schizoidie und der Syntonie. Z. ges. Neurol. Psychiatr. 78: 373 – 399

BUDNER, S. (1962): Intolerance of ambiguity as a personality variable. J. Pers. 30: 29 – 50

COHEN, M. B., G. BAKER, R. A. COHEN, F. FROMM-REICHMANN, E. W. WEIGERT (1954): An Intensive Study of 12 Cases of Manic-Depressive Psychosis. Psychiatry 17: 103 – 137

DAVIDS, A. (1955): Some personality and intellectual correlates of intolerance of ambiguity. J. abnorm. soc. psych. 51: 415 – 420

– (1956): The influence of ego-involvement in relations between authoritarianism and intolerance of ambiguity. J. Consult. Psych. 20 (3): 179 – 184

Davids, A., C. W. Eriksen (1957): Some social and cultural factors determining relations between authoritarianism and measures of neuroticism. J. Consult. Psych. 21: 155

Davids, A. (1971): Psychodynamic and sociocultural factors related to intolerance of ambiguity. In: R. W. White (ed.), The study of lives, 6. print. Aldine, Chicago, pp. 160 – 177

Deutsch, H. (1932): Melancholie and Depressive States. In: Psychoanalysis of the Neuroses. Hogarth, London

Freud, S. (1946): Trauer und Melancholie. Ges. Werke, Bd. 10, 4. Aufl., S. Fischer, Frankfurt/Main

Frenkel-Brunswik, E. (1939): Mechanisms of self-deception. J. Soc. Psychol. 10: 409 – 420

– (1949): Intolerance of Ambiguity as an Emotional and Perceptual Personality Variable. J. Personality 18: 108 – 143

– (1948): A study of prejudice in children. Human Relations 1: 295 – 306

– (1951): Personality Theory and Perception. In: R. R. Blake, G. V. Ramsey (eds.), Perception. An Approach to Personality. Ronald Press, New York, pp. 356 – 419

Gibson, R. W., M. B. Cohen, R. A. Cohen (1959): On the Dynamics of the Manic-Depressive Personality. Am. J. Psychiatr. 115: 1101 – 1107

Hauss, K. (1970): Emotionalität und Wahrnehmung. Hogrefe, Göttingen

Heidegger, M. (1963): Sein und Zeit, 10. Aufl. Niemeyer, Tübingen

Heinrich, K. (1969): Stimmung und Gestimmtheit in der Melancholie. In: W. Schulte, W. Mende (Hrsg.), Melancholie. Thieme, Stuttgart

Hell, D. (1982): Ehen depressiver und schizophrener Menschen. Springer, Berlin – Heidelberg – New York

Janovsky, D. S., M. Leff, R. S. Epstein (1970): Playing the Manic Game. Interpersonal Maneuvers of the Acutely Manic Patient. Arch. Gen. Psychiatr. 22: 252 – 261

Janzarik, W. (1974): Probleme der strukturell-dynamischen Kohärenz in der Zyklothymieforschung. Nervenarzt 45: 628 – 638

Kaplan, De-Nour, A. (1980): Psychosocial Aspects of the Management of Mania. In: R. H. Belmaker, H. M. van Praag (eds.), Mania. MTP Press Ltd., Falcon House, Lancaster

Klein, M. (1935): A Contribution to the Psychogenesis of Manic-Depressive States. Int. J. Psycho-Analysis 16

Klug, G. (1981): Über den Zusammenhang von sexueller Partnerschaft und Krankheitsverlauf bei 40 endogen depressiven Frauen. Diss., München

Krappmann, L. (1973): Soziologische Dimensionen der Identität, 3. Aufl. Klett, Stuttgart

Kraus, A. (1971): Der Typus melancholicus in östlicher und westlicher Forschung. Nervenarzt 42: 481 – 483

– (1977): Sozialverhalten und Psychose Manisch-Depressiver. Enke, Stuttgart

– (1980): Vom Umgang Manisch-Depressiver mit sozialen Normen. MMG 5: 250 – 255

– (1987): Verstimmung und Angst in der Melancholie. Vortrag auf der Tagung der Deutschen Ges. f. anthropol. und daseinsanalyt. Medizin über „Das Phänomen Angst" am 13./14. 2. 1987 in Heidelberg

Kretschmer, E. (1961): Körperbau und Charakter, 23. und 24. Aufl. Springer, Berlin – Göttingen – Heidelberg

Krueger, F. (1966): Seelische Struktur. In: N. Petrilowitsch (Hrsg.) Das Gewissen als Problem. Wiss. Buchgesellschaft, Darmstadt, 131 – 165

Ludwig, A. M., M. F. Ables (1974): Mania and Marriage: The Relationship between Biological and Behavioral Variables. Comprehensive Psychiatry 15 (5): 411 – 421

Matussek, P., W. B. Feil (1983): Personality Attributes of Depressive Patients. Arch. Gen. Psychiatr. 40: 783 – 790

Matussek, P., O. Luks, G. Seibt (1986): Partner Relationships of Depressives. Psychopathology 19: 143 – 156

Merton, R. K., E. Barber (1963): Sociological Ambivalence. In: E. A. Tiryakian (ed.), Sociological Theory, Values and Sociocultural Change. Free Press, New York

MITTERAUER, B., W. PRITZ (1981): Die manisch-depressive Dynamik und ihre Behandlung in der Manie. Psychother. med. Psychol. 31: 15–19

REITER, A. (1965): Gestalt- und erkenntnispsychologischer Beitrag zum melancholischen Wahn. Arch. Psychiatr. Nervenkr. 207: 114–127

ROKEACH, M. (1948): Generalized mental rigidity as a factor in ethnocentrism. J. abnorm. soc. Psychol. 43: 259–279

SCOTT, M., W. CLIFFORD (1964): Mania and Mourning. Intern. J. Psycho-Analysis 45: 373–377

SHEIK, H. (1975): Ritualisiertes leiden als Gesundheitsfaktor. Confin. Psychiatr. 18: 48–54

STIERLIN, H., G. WEBER, G. SCHMIDT, F. B. SIMON (1986): Features of Families with Major Affective Disorders. Fam. Proc. 25: 325–336

TELLENBACH, H. (1983): Melancholie. Problemgeschichte, Endogenität, Typologie, Pathogenese, Klinik, 4. erw. Aufl. Springer, Berlin – Heidelberg – New York

WEIZÄCKER, V. v. (1956): Pathosophie. Vandenhoeck & Ruprecht, Göttingen

WELLEK, A. (1966): Polaritäten der „Kernschicht". In: N. PETRILOWITSCH (Hrsg.), Das Gewissen als Problem. Wiss. Buchges., Darmstadt

ZIEHEN, TH. (1902): Psychiatrie. Leipzig

Der „Typus manicus" als Gegenstück zum „Typus melancholicus" in der prämorbiden Persönlichkeitsstruktur affektpsychotischer Patienten

DETLEV V. ZERSSEN

Historischer Hintergrund

Beziehungen zwischen prämorbider Persönlichkeit (s. BLANKENBURG 1986) und affektiven Psychosen (s. KISKER et al. 1987) wurden schon seit Beginn des vorigen Jahrhunderts immer wieder beschrieben (s. Tab. 1). Dabei wurde durchweg eine Ähnlichkeit zwischen der prämorbiden Wesensart der Patienten, ihrem „Temperament" (KRETSCHMER 1921), und der Krankheitssymptomatik angenommen. Unter Berücksichtigung analoger Verhältnisse bei Schizophrenen (s. FRITSCH 1976) wurden die endogenen Psychosen geradezu als Zerrformen der normalen Persönlichkeit aufgefaßt (TILING 1904, KRETSCHMER 1921); speziell im Hinblick auf Affektpsychosen sprach EWALD (1924) auch von „Temperamentskrankheiten".

Tabelle 1 Beziehungen zwischen den Formen affektiver Psychosen und der prämorbiden Persönlichkeit sowie assoziierten Persönlichkeitsstörungen nach der klinischen Literatur[1]

Krankheitform	prämorbide Persönlichkeit[2]	Autor	Jahr	assoziierte Persönlichkeitsstörungen[3])
affektive Psychose	Zyklothymie i.w.S.	KRETSCHMER	1921	zykloide
		E. BLEULER	1922	
		SJÖBRING	1923	
	depressives Temperament	KRAEPELIN	1913	depressive
		LEONHARD	1963	asthenische
monopolare Depression	Typus melancholicus[4]	TELLENBACH	1961	sensitive
		DIETRICH	1961	anankastische
bipolare affektive Psychose	Zyklothymie i.e.S.	KRAEPELIN	1913	zyklothyme
		LEONHARD	1963	
		AKISKAL et al.	1977	
„monopolare" Manie	Typus manicus	ESQUIROL	1816	hyperthyme
		C. G. JUNG	1903	hysterische
		KRAEPELIN	1913	erregbare
		ARIETI	1959	
		LEONHARD	1963	
		V.ZERSSEN	1977a/b	

[1] Mit ausgewählten Beispielen relativ unabhängig voneinander entstandener Arbeiten zur prämorbiden Persönlichkeit
[2] Bezeichnung der jeweiligen Konzeptionen nach einer der zitierten Arbeiten
[3] Literatur im Text zitiert
[4] ähnliche Beschreibungen bez. aller Formen affektiver Psychosen oder nur der Involutionsdepression s. Text

Seit KRETSCHMER (1921) bezeichnet man die Temperamentseigenart affektpsychotischer Patienten als „Zyklothymie", in der schweizerischen Psychiatrie auch mit E. BLEULER (1922) als „Syntonie" und in der skandinavischen Psychiatrie als „Substabilität" (SJÖBRING 1923, 1973), wobei unterstellt wird, daß keine enge Beziehung zwischen Varianten dieser – der „Schizothymie" (oder Schizoidie) als prämorbider Eigenart schizophrener Patienten gegenübergestellten – Temperamentsform und der im Krankheitsverlauf vorherrschenden Symptomatik (ausgesprochen manisch-depressiv, vorherrschend oder rein depressiv, vorherrschend oder rein manisch) bestehe. Derart spezifische Beziehungen waren aber ursprünglich vermutet worden – auch von KRAEPELIN (1913), dessen Zusammenfassung der verschiedenen Formen affektiver Psychosen im Krankheitsbild des „manisch-depressiven Irreseins" wohl erst die Voraussetzung für eine einheitliche Sicht der zugehörigen prämorbiden Persönlichkeit durch KRETSCHMER (1921), E. BLEULER (1922) und SJÖBRING (1923) geschaffen hat. Nur in der Wernicke-Kleist-Schule, in der die Auffassung von nosologisch-genetisch klar differenzierbaren Unterformen affektiver Psychosen tradiert worden ist, hat sich die Auffassung von spezifischen Beziehungen zwischen prämorbider Persönlichkeit und den Krankheitsformen der bipolaren manisch-depressiven Psychosen, der monopolaren Depression und der sog. monopolaren Manie (LEONHARD 1963) gehalten.

Außerhalb dieser Schule wurde lediglich eine Sonderstellung der sog. Involutionsdepression mit Beginn im „Rückbildungsalter" (5. – 7. Dezennium) und rein monopolarem Verlauf anerkannt. Diese Krankheitsform wurde – besonders durch US-amerikanische Autoren (z. B. TITLEY 1936, MALAMUD et al. 1941) – mit einer speziellen Persönlichkeitseigenart der Patienten in Verbindung gebracht, die vor allem durch Rigidität, Leistungsorientiertheit und hohe moralische Standards gekennzeichnet sein sollte. Eine ähnliche Beschreibung der Charakterstruktur affektpsychotischer Patienten findet sich seit ABRAHAM (1924) auch in vornehmlich US-amerikanischen Arbeiten psychoanalytischer Provenienz (s. MENDELSON 1974), hier allerdings nicht auf Involutionsmelancholiker eingeengt, sondern – analog dem KRETSCHMERschen Zyklothymiekonzept – auf alle Arten affektiver Psychosen bezogen. Unabhängig davon haben in Japan SHIMODA (1941) und seine Schüler (s. SHINFUKU, IHDA 1969) das – auf phänomenologischer Ebene – mit diesen Beschreibungen weitgehend übereinstimmende Konzept der „Immodithymie" entwikkelt (s. KRAUS 1971).

Erst TELLENBACH (1961) und – unabhängig von ihm – DIETRICH (1961) haben Persönlichkeitszüge, wie sie anderen Autoren bis dahin teils bei Involutionsmelancholien, teils bei allen Arten affektiver Psychosen aufgefallen waren, als prämorbide Eigenart von Patienten mit unipolar depressivem Krankheitsverlauf ohne erkennbaren Bezug zum Alter bei Krankheitsbeginn herausgestellt – TELLENBACH aufgrund von persönlichen Befragungen der Patienten im symptomfreien Intervall und von nahen Angehörigen dieser Patienten, DIETRICH aufgrund einer Auswertung von Krankengeschichten melancholischer Frauen.

Die nosologische Differenzierung von monopolarer Depression und bipolaren manisch-depressiven Erkrankungen wurde durch die Forschungen von ANGST (1966) und PERRIS (1966) in Europa und durch die von WINOKUR und CLAYTON (1967) in den USA wiederbelebt und bestimmt heute die psychiatrische Systematik der Affektpsychosen (s. KISKER et al. 1987, v. ZERSSEN et al. 1988). ANGST wie auch PERRIS fanden nicht nur Unterschiede zwischen den beiden Krankheitsformen in der familiären Belastung, der Geschlechtsverteilung, des Alters bei Krankheitsbeginn, der Phasendauer und Phasenhäufigkeit, sondern auch Unterschiede in der prämorbiden Persönlichkeit: Die monopolar Depressiven erschienen prämorbid eher als „subvalide“ i. S. SJÖBRINGS (PERRIS 1966); für die bipolar manisch-depressiven Patienten wurde von beiden Autoren dagegen eine Beziehung zur Zyklothymie – von ANGST i. S. der „Syntonie“ (E. BLEULER 1922), von PERRIS i. S. der „Substabilität“ (SJÖBRING 1923, 1973) – angenommen, was allerdings nicht durch Vergleiche mit psychisch gesunden Kontrollpersonen belegt wurde.

Eigene Fragebogenuntersuchungen, die teils noch während der Erkrankung, teils erst nach klinischer Remission an Patienten mit affektiven Psychosen sowie nahen Bezugspersonen derselben und an Vergleichsfällen mit anderen psychiatrischen oder rein körperlichen Erkrankungen und auch an körperlich und psychisch gesunden Personen durchgeführt wurden, haben die Konzeption des „Typus melancholicus“ bei monopolar Depressiven grundsätzlich bestätigt (v. ZERSSEN 1976 b, 1980 b). Darüber hinaus fanden sich bei diesen Patienten unspezifische Normabweichungen, die denen von Patienten mit verschiedenen Formen von Persönlichkeitsstörungen, neurotischen Erkrankungen und Psychosen aus dem schizophrenen Formenkreis entsprachen, insbesondere eine Tendenz zu neurotischen Charakterzügen und – ganz entgegen der KRETSCHMERschen Konzeption – eine eher unterdurchschnittliche Ausprägung zyklothymer Eigenschaften. Für Patienten mit einer bipolaren affektiven Erkrankung ergaben sich hingegen überhaupt keine konsistenten Abweichungen vom Bevölkerungsdurchschnitt (v. ZERSSEN 1977 a, 1979, 1982).

Da die Testinstruktion unserer Fragebögen ausdrücklich auf die Zeit *vor* Beginn der Erkrankung abhebt und die Ergebnisse von Selbst- und Fremdbeurteilung (letztere durch eine nahe Bezugsperson) prinzipiell übereinstimmten, ist anzunehmen, daß tatsächlich *prä*morbide Persönlichkeitszüge erfaßt wurden. Für diese Annahme spricht auch, daß ANGST und CLAYTON (1986) in einer prospektiven Untersuchung mit einem anderen Fragebogen, dem Freiburger Persönlichkeitsinventar (FPI: FAHRENBERG et al. 1984), an den erst später an einer bipolaren affektiven Psychose Erkrankten prämorbid keinerlei Auffälligkeiten haben feststellen können und daß die von ihnen an den später an einer unipolaren „major depression“ Erkrankten erhobenen Befunde den von uns als unspezifisch beschriebenen prämorbiden Normabweichungen monopolar Depressiver weitgehend entsprechen (s. auch ANGST i. d. B.). Die spezifische Struktur des „Typus melancholicus“ läßt sich aber mit dem FPI überhaupt nicht erfassen – weder auf Skalen- noch auf Itemebene. Das gilt auch für die von TÖLLE et al. (1987) durchgeführten Untersuchungen an remittierten Melancholikern, in denen ebenfalls das FPI zur Objektivierung prämorbider Persönlichkeitszüge verwendet worden ist (s. TÖLLE i. d. B.).

TÖLLE et al. konstatierten aufgrund einer Befragung ihrer Patienten eine extrem hohe Zahl von Persönlichkeitsstörungen. Dies steht nicht nur im Widerspruch zu den relativ unauffälligen FPI-Profilen ihrer Patienten, sondern auch zu den Angaben anderer Autoren, die nicht einmal bei den erfahrungsgemäß prämorbid auffälligen Patienten mit einer neurotischen Depression (s. CARNEY et al. 1965) einen auch nur annähernd vergleichbaren Prozentsatz von Persönlichkeitsstörungen ermittelt haben (s. z. B. CHARNEY et al. 1981, KÖNIGSBERG et al. 1985); wahrscheinlich handelt es sich um eine Überbewertung von Akzentuierungen gewisser Persönlichkeitszüge als krankhafte Störungen. Alles in allem lassen aber gerade die an affektpsychotischen Patienten angestellten objektivierenden Fragebogenuntersuchungen vermuten, daß im allgemeinen bei diesen Patienten keine gröberen prämorbiden Auffälligkeiten vorhanden sind und sich auf jeden Fall bei monopolar Depressiven eher einheitliche Tendenzen herausschälen lassen als bei den bipolar Manisch-Depressiven, u. z. eben i. S. des „Typus melancholicus“ (s. auch MÖLLER, v. ZERSSEN 1987).

Bei den bipolaren Patienten hat TELLENBACH jr. (1975) anhand von Krankengeschichtsauswertungen in einigen Fällen ausgeprägte Züge des „Typus melancholicus“, in anderen Fällen dagegen Hinweise auf Draufgängertum, eine ausgeprägte sexuelle Aktivität, wechselnde Partnerbeziehungen und einen Hang zur Selbstüberschätzung entdeckt. Aufgrund von Einzelfallbeobachtungen schienen mir die zuletzt genannten Persönlichkeitszüge am ehesten für Patienten mit überwiegend manischem Krankheitsverlauf kennzeichnend zu sein, was zu den Beschreibungen älterer Autoren (s. Tab. 1) passen würde. Wegen der extremen Seltenheit von im engeren Sinne monopolaren Manien habe ich diesen Begriff auf Fälle mit überwiegend manischem Krankheitsverlauf ausgedehnt (v. ZERSSEN 1977 a/b). Nach einer gemeinsam mit PÖSSL an Daten von LUKA und CIOMPI (1970) vorgenommenen Auswertung von Langzeitverläufen manischer Psychosen ist mit einem deutlichen Überwiegen manischer Komponenten gegenüber depressiven im weiteren Verlauf zu rechnen, wenn eine affektive Psychose als reine Manie beginnt. Deshalb konnten wir auch Patienten mit einer Erstmanifestation der Erkrankung als reiner Manie in unsere Auswertungen einbeziehen.

In anderem Zusammenhang habe ich schon über vorläufige Ergebnisse der Analysen von Fragebogendaten „monopolar“ manischer Patienten in diesem erweiterten Sinne berichtet (v. ZERSSEN 1977 a, 1979, 1980 a/b, 1982). Danach findet sich bei ihnen – im Unterschied zu allen anderen psychiatrischen Patientengruppen – eine Tendenz zur Extraversion, zur Zyklothymie (u. z. offenbar zu einer hypomanischen Variante des zyklothymen Temperaments; s. EIBAND 1980) und zu einer hysterischen Charakterstruktur. Letzteres paßt gut in das von DIETRICH (1968) und das von KRAUS (1977) entworfene Bild der prämorbiden Persönlichkeit von Manikern, wie überhaupt recht ähnliche Auffassungen von verschiedenen Klinikern vertreten worden sind, die sich in jüngerer Zeit mit der Persönlichkeit manischer Patienten befaßt haben (z. B. HÄFNER 1962, TELLENBACH 1965, BLANKENBURG 1967).

Angesichts der Tatsache, daß von einigen Autoren Persönlichkeitsunterschiede zwischen Patienten mit verschiedenen Formen affektiver Psychosen geleugnet (z. B. KRETSCHMER 1921, HIRSCHFELD et al. 1986, TÖLLE 1987) oder sogar Abweichungen der prämorbiden Persönlichkeit dieser Patienten vom Bevölkerungsdurchschnitt bezweifelt (z. B. CONRAD 1963) bzw. in Lehrbuchdarstellungen affektiver Psychosen nicht einmal erwähnt werden (z. B. WIECK 1977), erscheint es mir angebracht, der Frage einer relativ spezifischen prämorbiden Struktur affektpsychotischer Patienten mit überwiegend manischem Krankheitsverlauf noch einmal gezielt anhand der von uns seit 1971 am Max-Planck-Institut für Psychiatrie (MPIP) in München systematisch erhobenen Fragebogendaten nachzugehen. Daß einzelne Merkmale der von uns – in Analogie zum Terminus „Typus melancholicus“ – als „Typus manicus“ (v. ZERSSEN 1977 a, b) beschriebenen Struktur „monopolar“ manischer Patienten in einer klaren Gegensatzbeziehung zu Merkmalen des „Typus melancholicus“ monopolar Depressiver stehen (s. Tab. 2), macht eine solche Untersuchung auch unter theoretischen Aspekten (s. v. ZERSSEN 1977 a, 1982) zu einer lohnenden Aufgabe.

Methodik

Krankengut: Die Auswertungen beziehen sich vornehmlich auf Daten psychiatrischer Patienten, die während ihres stationären Aufenthalts auf der Psychiatrischen Abteilung des MPIP die Vorformen unseres 1981 in die klinische Befunddokumentation eingeführten Münchner Persönlichkeits-Tests (MP-T; s. u.) vollständig ausgefüllt hatten. Wir mußten auf die Vorformen dieses Fragebogens zurückgreifen, da mit ihm bisher keine für die vorliegende Fragestellung aus

Tabelle 2 Prämorbide Persönlichkeitszüge affektpsychotischer Patienten gemäß klinischer Hypothesen nach v. Zerssen 1977a

Typus melancholicus (bei monopolarer Depression)	Typus manicus (bei monopolarer Manie)
beharrlich	unstet
abhängig	unabhängig
konventionell	unkonventionell
bieder	weltmännisch
phantasiearm	phantasievoll
gewissenhaft	leichtfertig
vorsichtig	risikofreudig

reichende Anzahl einschlägiger Fälle untersucht werden konnte. Das Alter der Patienten z. Z. der Untersuchung sollte im Bereich zwischen 20 und 64 Jahren liegen, für den alle unsere Fragebögen (auch die Klinischen Selbstbeurteilungs-Skalen, KSb-S; v. Zerssen 1976a, 1986) geeicht worden sind. Die verbale Intelligenz mußte – soweit anhand des Untertests „Allgemeines Wissen" aus dem HAWIE (Wechsler 1964) bestimmt – mindestens einem IQ von 80 entsprechen. Die klinische Hauptdiagnose (nach ICD-8; Degwitz et al. 1975) mußte – bei Entlassung der Patienten aus der stationären Behandlung – gesichert erscheinen. Zusätzlich konnte eine Persönlichkeitsstörung – bei Neurosen auch eine andere Unterform aus derselben Diagnosenkategorie (ICD-Nr. 300) – diagnostiziert worden sein, aber keine andere psychiatrische und keine gravierende körperliche Erkrankung. Bei Mehrfachaufenthalten entschied die zuletzt gestellte Diagnose, die allerdings unter dieselbe (dreistellige) Diagnosengruppe fallen mußte wie früher am MPIP gestellte Diagnosen.

Diesen strengen Kriterien entsprachen nur 13 Fälle mit der Diagnose einer „monopolaren" Manie (ICD-Nr. 296.1). Diese Patientengruppe wurde um einen Fall erweitert, bei dem ursprünglich eine „monopolare" Manie, beim zweiten Aufenthalt hingegen eine schizoaffektive Psychose (ICD-Nr. 295.7) manischer Prägung diagnostiziert worden war. Wir hielten dies für gerechtfertigt, da – nach neueren Untersuchungen (z. B. Brockington et al. 1980; s. a. Marneros, Tsuang 1986) zu urteilen – Schizomanien den reinen Manien nosologisch offenbar besonders nahestehen.

Die eine Hälfte dieser insgesamt 14 „monopolar" manischen Patienten (zehn Frauen und vier Männer) war erstmalig und einmalig im MPIP behandelt worden, die andere Hälfte mehrfach (darunter eine Patientin mit vier, eine andere sogar mit fünf Aufenthalten) – mit Ausnahme des Falles mit einem Diagnosenwechsel zur schizoaffektiven Psychose (ICD-Nr. 295.7) immer unter der gleichen Diagnose (296.1).

Zu jedem Maniker wurde ein Patient gleichen Geschlechts und annähernd gleichen Alters (± 5 Jahre) mit einer anderen psychiatrischen Diagnose ausgesucht, der die übrigen Auswahlkriterien erfüllte. Es handelt sich um jeweils 14 Fälle mit einer typischen bipolaren affektiven Psychose (ICD-Nr. 296.3), einer monopolaren Depression (ICD-Nr. 296.0/2), einer depressiven Neurose (ICD-Nr. 300.4), einer anderen Neuroseform (ICD-Nr. 300, ohne 300.4 und – wegen der möglicherweise spezifischen prämorbiden Eigenart von Zwangsneurotikern – ohne 300.5) oder einer Psychose aus dem schizophrenen Formenkreis (ICD-Nr. 295, ohne 295.7, um der problematischen nosologischen Zuordnung schizoaffektiver Psychosen zu entgehen).

Zur Vervollständigung unserer Befunde wird hier auch auf einen Vergleich einer Fragebogenauswertung auf Item-Ebene an je zehn nach Geschlecht und Alter einander entsprechenden Patienten des MPIP mit der Diagnose einer monopolaren Depression bzw. einer „monopolaren" Manie zurückgegriffen, deren Ergebnis schon vor zehn Jahren an anderer Stelle (v. Zerssen 1977a) publiziert worden ist.

Kontrollgruppen: Um sicherzustellen, daß Abweichungen der „monopolar" manischen Patienten von den anderen Patientengruppen in den Scores des MP-T nicht auf das Konto von

Normabweichungen dieser Gruppen zurückzuführen seien, wurden die Skalenwerte der Maniker auch noch mit denen einer ebenfalls nach Geschlecht und Alter individuell zugeordneten („gematchten“) Gruppe psychisch unauffälliger Patienten verglichen, die z. Z. ihrer Untersuchung mit dem MP-T wegen einer körperlichen Erkrankung im Städtischen Krankenhaus München-Schwabing stationär behandelt worden waren. Sie hatten schon bei früheren Auswertungen als Kontrollfälle gedient (z. B. bei EIBAND 1980).

Für die Subskala aus einer der Vorformen des MP-T, über die eine weitere Auswertung vorgenommen wurde (s. u.), lagen auch Werte psychisch *und* körperlich gesunder Personen vor, von denen gleichfalls 14 – bzw. 13 mit den Manikern „gematchte“ (s. u.) – Fälle zum Vergleich herangezogen wurden.

Untersuchungsinstrumente: Die Vorformen des MP-T sind in früheren Arbeiten teils einzeln ausführlich (v. ZERSSEN 1969, v. ZERSSEN et al. 1970, FRITSCH 1972, KRAUSS 1972, HOFMANN 1973, EIBAND 1980), teils zusammenfassend kursorisch (v. ZERSSEN 1979, 1982) beschrieben worden. Es handelt sich um insgesamt fünf verschiedene Fragebögen, von denen einer (zur Erfassung von Extraversion, Neurotizismus und Rigidität, ENNR genannt) aus der Literatur (BRENGELMANN, BRENGELMANN 1960) übernommen worden war; alle anderen sind von uns nach den Beschreibungen der prämorbiden Persönlichkeit von Patienten mit verschiedenen Formen psychischer Störungen (schizophrene bzw. affektive Psychosen und ihre Unterformen sowie die häufigsten Neuroseformen) in der psychiatrischen bzw. psychoanalytischen Literatur oder Krankengeschichten der Psychiatrischen Universitätsklinik Heidelberg bzw. der Psychiatrischen Abteilung des MPIP und nach den Ergebnissen eigener Fallbeobachtungen neu konstruiert worden. Von den so nach klinischen Hypothesen konzipierten Subskalen dieser Fragebögen ist hier speziell eine Skala zur Erfassung der „hysterischen Struktur“ im psychoanalytischen Sinn zu erwähnen, die – nach einschlägigen klinischen Untersuchungen (DIETRICH 1968, KRAUS 1977) und früher von mir anhand unserer Fragebogendaten vorgenommenen Auswertungen (v. ZERSSEN 1979, 1982) – bei „monopolar“ manischen Patienten erhöhte Werte aufweisen müßte. Von den 14 Manikern lag allerdings ein Protokoll nicht vor, so daß sich der inferenzstatistische Gruppenvergleich (s. u.) auf jeweils 13 Fälle pro Gruppe beschränkt.

Die Daten des an dieser Stelle replizierten Vergleichs je einer Gruppe monopolar depressiver bzw. „monopolar“ manischer Patienten stammen aus einem Fragebogen zur Erfassung schizoider Persönlichkeitszüge, in den auch eine ganze Reihe von Items zur Kennzeichnung des „Typus melancholicus“ aufgenommen worden sind (s. FRITSCH 1972), die keine unmittelbare Entsprechung in Items unserer ursprünglich zur Erfassung dieses Typus konstruierten Skala (v. ZERSSEN 1969; v. ZERSSEN et al. 1970) haben.

Die Endform des MP-T wurde in zahlreichen Auswertungsschritten aus den hier kurz skizzierten Vorformen abgeleitet. Zunächst wurden alle Items eliminiert, in denen eher Krankheitssymptome (Ängste, Depressionen, psychotisches Erleben) zum Ausdruck zu kommen schienen als im engeren Sinne habituelle Züge der Persönlichkeit. Die Zahl dieser Items war allerdings aufgrund der Konzeption der Fragebögen als ausgesprochene Persönlichkeitsinventare sehr gering. Größer war der Ausfall durch eine Beschränkung auf Items, die bei Wiederholungsuntersuchungen (am Ende der stationären Behandlung oder bei Wiederaufnahme) eine zu geringe Retest-Reliabilität (s. LIENERT 1969) aufwiesen. Gefordert wurde ein Signifikanzniveau von mindestens 5 %, was bei den zur Verfügung stehenden Fallzahlen einem Korrelationskoeffizienten von $r_{tt} \geq 0{,}30$ entspricht. Sodann wurden Patientengruppen mit jeweils nach Geschlecht und Alter vergleichbaren Kontrollgruppen auf signifikante Item-Differenzen untersucht und alle nicht differenzierenden Items ausgeschlossen. Als nächstes wurden die verbliebenen Items darauf geprüft, ob sie für eine bestimmte Diagnosengruppe spezifisch wären. Die weitere Auswahl beschränkte sich auf relativ diagnosenspezifische Items. Über diese wurden dann Faktorenanalysen (s. GUILFORD 1974; PAWLIK 1976) anhand eines diagnostisch heterogenen psychiatrischen Krankenguts sowie einzelner Diagnosengruppen und psychisch unauffälliger Kontrollfälle (körperlich Kranke bzw. Gesunde) gerechnet und in diesem Zusammenhang eine weitere Item-Reduktion nach dem Gesichtspunkt der faktoriellen Skalenhomogenität vorgenommen.

Eine auf diese Weise entstandene, 75 Items umfassende Testversion wurde in einem Katamneseprojekt (der Münchner Follow-up-Studie, MFS; s. WITTCHEN, v. ZERSSEN 1987) bei ehemaligen Klinikpatienten (n = 158) und bei Probanden aus der Durchschnittsbevölkerung (n = 346) eingesetzt (Die Zahl der insgesamt nachuntersuchten Patienten und Probanden ist größer als die Zahl derer, die bei der Katamnese auch mit dem MP-T untersucht worden sind, da die Testkonstruktion noch in die Anfangsphase des Katamnesenprojekts fiel).

Die 51 Items umfassende Endform des MP-T (s. Tab. 3) ist aus der provisorischen 75-Item-Version des Tests durch zusätzliche Auswertungen anhand der Daten aus der MFS hervorgegangen. Sie führte zum Ausschluß weiterer Items, die dem Anspruch der Skalenhomogenität in unterschiedlichen Stichproben nicht gerecht wurden bzw. durch systematische Veränderungen der Item-Scores im Zusammenhang mit einer Symptomreduktion bei ehemaligen Klinikpatienten auf eine Zustandsabhängigkeit dieser Scores hindeuteten. Da sich in den meisten Untersuchungsgruppen die noch verbliebenen Schizoidie-Items immer wieder auf zwei getrennte Faktoren verteilten, wurden – anstelle *einer* Schizoidie-Skala – zwei homogenere Subskalen gebildet, die aufgrund des Item-Inhalts als „Isolationstendenz" bzw. „Esoterische Neigungen" bezeichnet wurden (s. Tab. 3 und 4). Sie umfassen fünf bzw. drei Items. Alle anderen Skalen setzen sich aus mindestens sechs bis höchstens zehn Items zusammen – von drei Kontroll-Items abgesehen, die der Erfassung der Motivation zu ehrlicher Stellungnahme zu den eigentlichen Test-Items dienen sollen. Sie entsprechen den Motivations-Items der beiden Parallelformen der Paranoid-Depressivitäts-Skala PD-S und PD-S′ (s. v. Zerssen 1976 a) und bilden hier wie dort in Faktorenanalysen auf Item-Ebene einen klar umschriebenen eigenen Faktor.

Anzumerken ist noch, daß die Rigiditäts-Skala ursprünglich als „Ordentlichkeits"-Skala bezeichnet wurde, da sie sich besonders zur Erfassung des „Typus melancholicus" i. S. Tellenbachs zu eignen schien. Diesem Anspruch kann sie aber, offenbar aufgrund ihrer faktoriellen

Tabelle 3 Münchner Persönlichkeits-Test (MP-T). Ein multidimensionales Inventar zur Selbst- bzw. Fremdbeurteilung der prämorbiden Persönlichkeit (s. Instruktion!) anhand von sechs Skalen sowie zwei Kontroll-Skalen mit insgesamt 51 Items in Form von Feststellungen über habituelle Weisen des Erlebens und Verhaltens

Bezeichnung	Abk.	Zahl der Items
Persönlichkeits-Skalen:		
Extraversion	E	10
Neurotizismus	N	10
Frustrationstoleranz (Gelassenheit)	F	6
Rigidität	R	8
Isolationstendenz	Is	5
Esoterische Neigungen	Es	3
Kontroll-Skalen:		
Normenorintiertheit („Lügen-Skala")	No	6
Motivation	Mo	3

Tabelle 4 Beispiele für Items aus Skalen des Münchner Persönlichkeits-Tests (MP-T)

Isolationstendenz (Is)

3. Innerhalb meiner Familie gehe ich meine eigenen Wege
6. Meine Mitmenschen halten mich für kühl und steif
17. Ich bin ein Einzelgänger
44. Man hält mir vor, etwas überheblich und ironisch zu sein
48. Ich lasse keinen Menschen richtig an mich herankommen

Esoterische Neigungen (Es)

29. Ich interessiere mich lebhaft für mystische Dinge, Religion und Philosophie
33. Ich leide an der Unvollkommenheit und Widersprüchlichkeit der Welt
37. Von übersinnlichen Dingen fühle ich mich stark angezogen

Homogenität, nicht entsprechen; denn der „Typus melancholicus" ist in sich komplexer (s. v. ZERSSEN 1976b) als die „Ordentlichkeit" im landläufigen Sinne (s. BOCHNIK 1969) und läßt sich vermutlich nur anhand relativ inhomogener Skalen angemessen erfassen, wie sie in Vorformen des MP-T realisiert waren. Die Rigiditäts-Skala der Endfassung des Tests läßt sich inhaltlich mit Begriffen wie Leistungs- und Normbezogenheit, Perfektionismus und Anankasmus umschreiben, während die Neigung, enge persönliche Bindungen einzugehen und in diesen persönlichen Beziehungen aufzugehen – und damit ein wesentlicher Aspekt des „Typus melancholicus" – unberücksichtigt geblieben ist.

Statistische Datenanalysen: Die 51 endgültigen MP-T-Items wurden aus den Vorformen ausgesucht und aus den Item-Scores die zugehörigen Skalenwerte (als Summen-Scores) ermittelt. Diese wurden dann den Gruppenvergleichen zugrundegelegt.

Als erstes wurden die Skalenwerte der psychiatrischen Patienten miteinander verglichen, u. z. zunächst über alle sechs Gruppen hinweg und sodann jeweils paarweise für die Maniker und eine Vergleichsgruppe nach der anderen. Die Skalenwerte der Maniker wurden zudem mit denen der körperlich kranken Kontrollfälle verglichen.

Ein weiterer Vergleich wurde für die psychiatrischen Patientengruppen und eine gleich große Gruppe gesunder Kontrollpersonen für die Hysterie-Skala aus einer der Vorformen des MP – T vorgenommen – ebenfalls zunächst über alle Gruppen (einschließlich der der Gesunden) hinweg und sodann paarweise für die Maniker und jeweils eine Vergleichsgruppe.

Wegen der speziellen Selektionsprozeduren bei der Gruppenbildung wurden zur Prüfung statistisch signifikanter Unterschiede Tests für verbundene Stichproben, u. z. – unter Berücksichtigung der Werteverteilungen in den verschiedenen Gruppen – nicht-parametrische Verfahren verwendet, für den Vergleich über alle Gruppen hinweg der Friedman-Test und für die paarweisen Gruppenvergleiche der Wilcoxon-Test (s. CAMPBELL 1971, SIEGEL 1976).

Die Skalenwertverteilungen sind für die vorliegende Darstellung als sog. „boxplots" ausgedruckt worden, wobei die in den beiden mittleren Quartilen, d. h. über bzw. unter dem Median auf der betreffenden Skala liegenden, je ca. 25 % einer Stichprobe (4 von n = 14) umfassenden Fälle in jeweils einem Kästchen (einer „box") zusammengefaßt sind und die Streuung der außerhalb dieser Kästchen – im oberen bzw. unteren Quartil liegenden, auch je ca. 25 % umfassenden – Fälle durch senkrechte Striche angezeigt wird (mit Ausnahme von den als Punkte markierten statistischen „Ausreißern"). Diese Darstellungsweise bietet sich insbesondere zur Veranschaulichung asymmetrischer Verteilungen an, die durch die Verwendung parametrischer Kenngrößen (wie arithmetisches Mittel und Standardabweichung) verschleiert werden.

Die als letztes wiedergegebene Verteilung von Fällen in einem zweidimensionalen „Ähnlichkeitsraum" bezieht sich auf eine Gruppierung von jeweils zehn monopolar depressiven bzw. „monopolar" manischen Patienten nach der Ähnlichkeit ihrer Stellungnahme zu den 156 Items unseres ursprünglichen Schizoidie-Fragebogens (mit zusätzlichen Items zur Erfassung spezieller Aspekte des „Typus melancholicus"). Die Raumachsen kennzeichnen sog. Q-Faktoren (s. FLEISS et al. 1971), die durchgezogene Diagonale eine präjudizierte und die ihr benachbarte gestrichelte Linie eine nachträglich adjustierte Trennlinie, wobei letztere das Gesamtkollektiv von insgesamt 20 Patienten exakt halbiert.

Alle hier besprochenen quantitativen Analysen wurden auf einem Mittelrechner (System DEC 20) des MPIP anhand der in der Datenbank des Psychiatrischen Informations-Systems PSYCHIS München (BARTHELMES, v. ZERSSEN 1978, MÖLLER et al. 1983) gespeicherten Daten durch Verfahren aus einem statistischen Programmpaket (STAMEB; BARTHELMES, PFISTER 1980) einer mit der Datenbank gekoppelten Methodenbank durchgeführt. Für diese Arbeit sei Frau PFISTER und Herrn BARTHELMES auch an dieser Stelle gedankt. Für die Hilfe bei der Datenaufbereitung und den graphischen Darstellungen bin ich Frau KOELLER, Frau TEIPELKE und Frau TURNER zu besonderem Dank verpflichtet.

Ergebnisse

Wegen der kleinen Fallzahlen wird – zur Verminderung von Fehlern der zweiten Art (d. h. der Verkennung tatsächlich bestehender Beziehungen durch Anlegen zu strenger Maßstäbe) – auch auf Unterschiede eingegangen, die nur das 10 %-Niveau einer statistischen Signifikanz erreicht haben. Alle anderen Unterschiede werden hier aber übergangen.

Der Vergleich der MP-T-Scores psychiatrischer Patienten ergibt sehr signifikante ($p < 0,01$ für „Extraversion") bzw. fast signifikante ($p < 0,1$ für „Frustrationstoleranz" und für „Esoterische Neigungen") Unterschiede zwischen den Gruppen. In der „Extraversions-Skala" (Abb. 1) unterscheiden sich die „monopolaren" Maniker (mM) signifikant ($p < 0,02$) bis hochsignifikant ($p < 0,001$) von allen anderen Patienten-

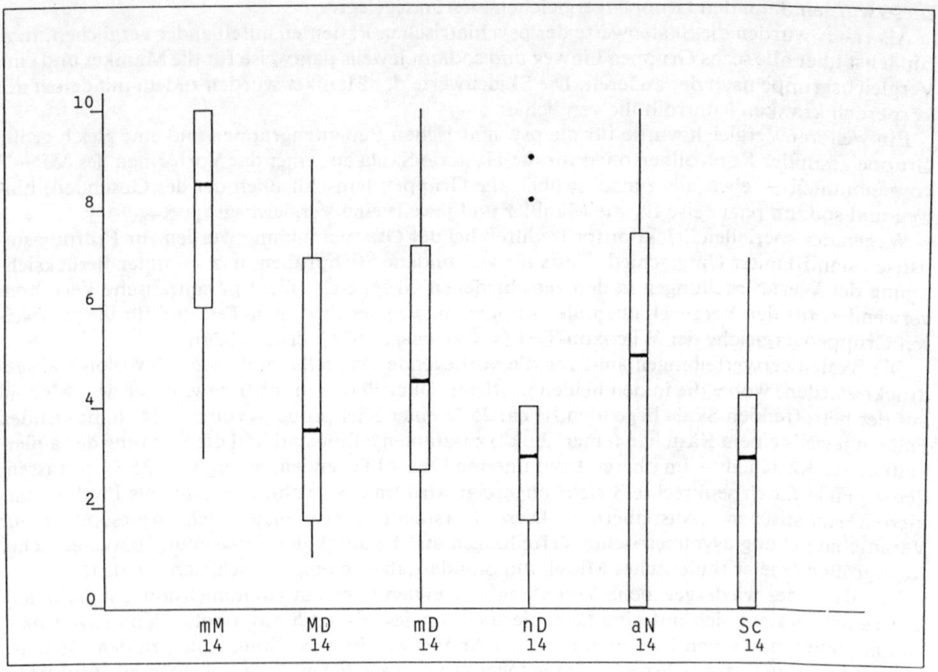

Abkürzungen

Kode	Krankheitsbezeichnung	ICD-8-Nr.
mM	"monopolare" Manie	296.1
MD	bipolare manisch-depressive Psychose	296.3
mD	monopolare Depression	296.0/2
nD	neurotische Depression	300.4
aN	andere Neurosen (ohne Zwangsneurose)	300 (ohne 300.3 u. 300.4)
Sc	Schizophrenie (ohne schizoaffektive Psychose)	295 (ohne 295.7)

Signifikanz

Friedman-Test: $p < 0,01$

Wilcoxon-Test:
mM vs. MD: $p < 0,01$
mM vs. mD: $p < 0,01$
mM vs. nD: $p < 0,001$
mM vs. aN: $p < 0,02$
mM vs. Sc: $p < 0,001$

Abb. 1 Boxplotdarstellung der MP-T-Scores für *Extraversion (E)* von 14 „monopolar" manischen Patienten und jeweils 14 Patienten mit anderen psychiatrischen Krankheitsbildern

gruppen. In der Skala für „Frustrationstoleranz" (= Gelassenheit) sind die Unterschiede weniger eindrucksvoll (Abb. 2). Sie lassen sich für die Maniker nur gegenüber zwei Gruppen mit auffallend niedrigen Werten (nämlich neurotisch Depressiven und Schizophrenen) statistisch sichern ($p < 0{,}05$ bzw. $< 0{,}02$).

In der Skala für „Esoterische Neigungen" sind – trotz der geringen Zahl von nur drei Items – die Unterschiede der Maniker gegenüber den anderen Gruppen etwas ausgeprägter und erreichen nur gegenüber den neurotisch Depressiven mit ihren durchschnittlich zwar deutlich niedrigeren, dabei aber sehr stark streuenden Einzelwerten nicht einmal das 10 %-Niveau (Abb. 3).

In Übereinstimmung mit unseren früheren Auswertungen sind danach die Maniker im Schnitt eindeutig extravertierter als alle fünf psychiatrischen Vergleichsgruppen. Darüber hinaus deuten sich bei ihnen – zunächst gegenüber neurotisch Depressiven und Schizophrenen – eine erhöhte Frustrationstoleranz und überraschenderweise gegenüber vier der fünf Vergleichsgruppen auch ein höherer Grad esoterischer Neigungen an, für den es – in Ermangelung einer solchen Skala in den Vorformen des MP-T – keine Entsprechung in unseren früheren Auswertungen gibt.

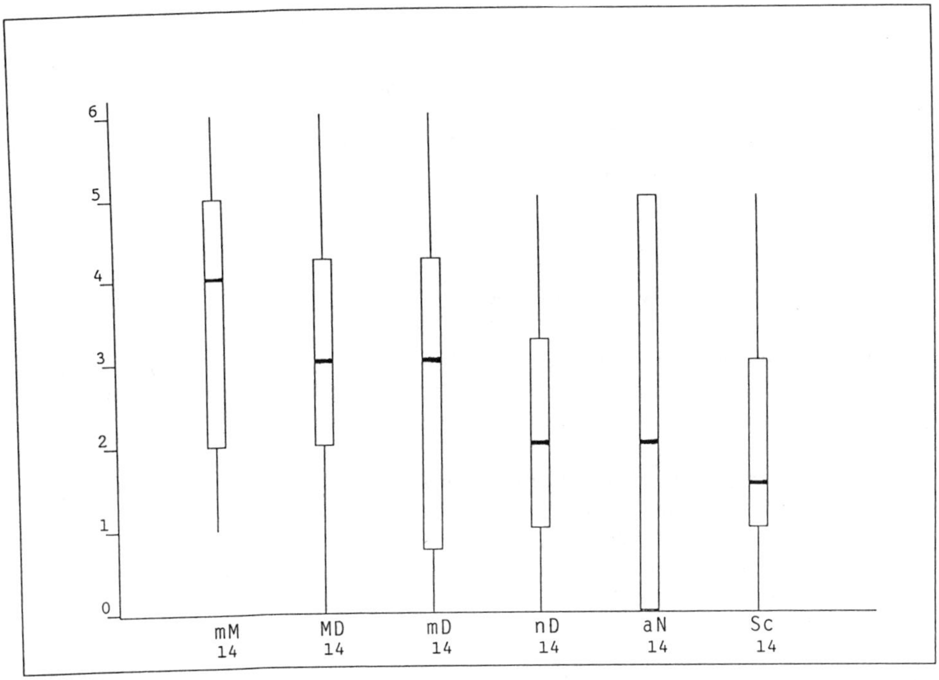

Signifikanz

Friedman-Test: $p < 0{,}1$

Wilcoxon-Test: mM vs. nD: $p < 0{,}05$
mM vs. Sc: $p < 0{,}02$

Abb. 2 Boxplotdarstellung der MP-T-Scores für *Frustrationstoleranz (F)* (= Gelassenheit) von 14 „monopolar" manischen Patienten und jeweils 14 Patienten mit anderen psychiatrischen Krankheitsbildern

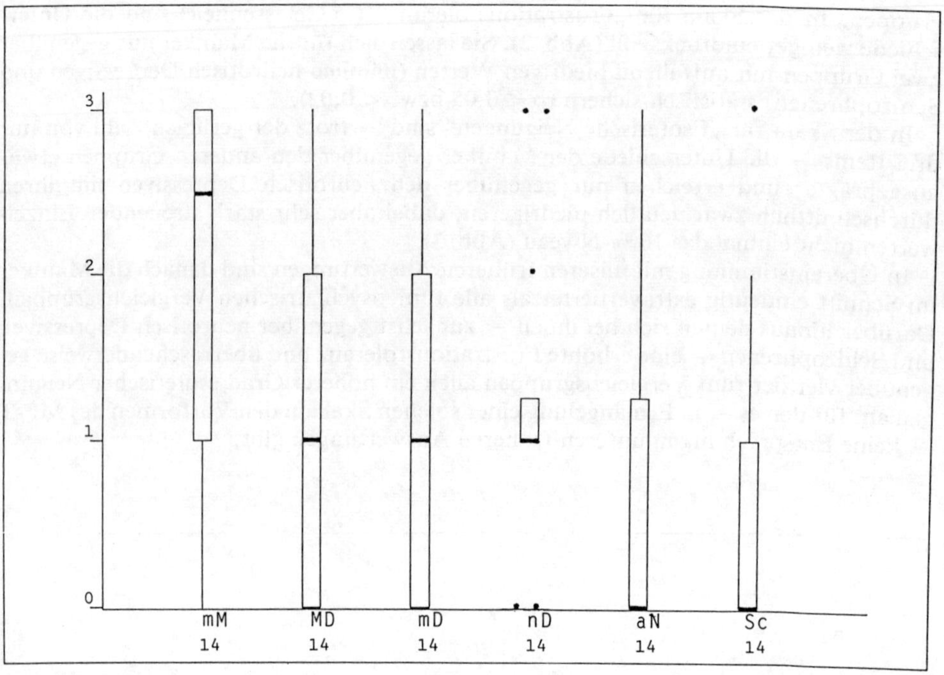

Signifikanz

Friedman-Test: $p < 0{,}1$

Wilcoxon-Test:

mM	vs.	MD:	$p < 0{,}1$
mM	vs.	mD:	$p < 0{,}1$
mM	vs.	aN:	$p < 0{,}02$
mM	vs.	Sc:	$p < 0{,}02$

Abb. 3 Boxplotdarstellung der MP-T-Scores für *Esoterische Neigungen (Es)* von 14 „monopolar" manischen Patienten und jeweils 14 Patienten mit anderen psychiatrischen Krankheitsbildern

Beim Vergleich der Maniker mit körperlich Kranken bestätigt sich die Skalenwerterhöhung für „Extraversion" auf dem 5%-Niveau und die für „Esoterische Neigungen" sogar auf dem 1%-Niveau (Abb. 4).

In Übereinstimmung mit früheren Auswertungen findet sich auch jetzt in der Hysterie-Skala bei den Manikern eine Skalenwerterhöhung, die beim Gesamtvergleich zwar nur das 10%-Niveau, beim Vergleich mit allen anderen psychiatrischen Gruppen – außer den monopolar Depressiven – aber mindestens das 5%-Niveau erreicht (Abb. 5). Die durchschnittliche Erhöhung gegenüber den Skalenwerten der Gesunden ist allerdings statistisch nicht zu sichern.

Die letzte Ergebnisdarstellung (Abb. 6) bezieht sich auf eine früher von uns auf der Basis von Fragebogen-Items durchgeführte Vergleichsuntersuchung von je zehn monopolar depressiven bzw. „monopolar" manischen Patienten. Sie war von der Hypothese geleitet, daß zwischen den Eigenschaften des „Typus manicus" und denen des „Typus melancholicus" eine gewisse Gegensätzlichkeit bestünde (s. Tab. 2) und daß deshalb anhand großer Datenmengen aus Persönlichkeitsinventaren eine weitgehende

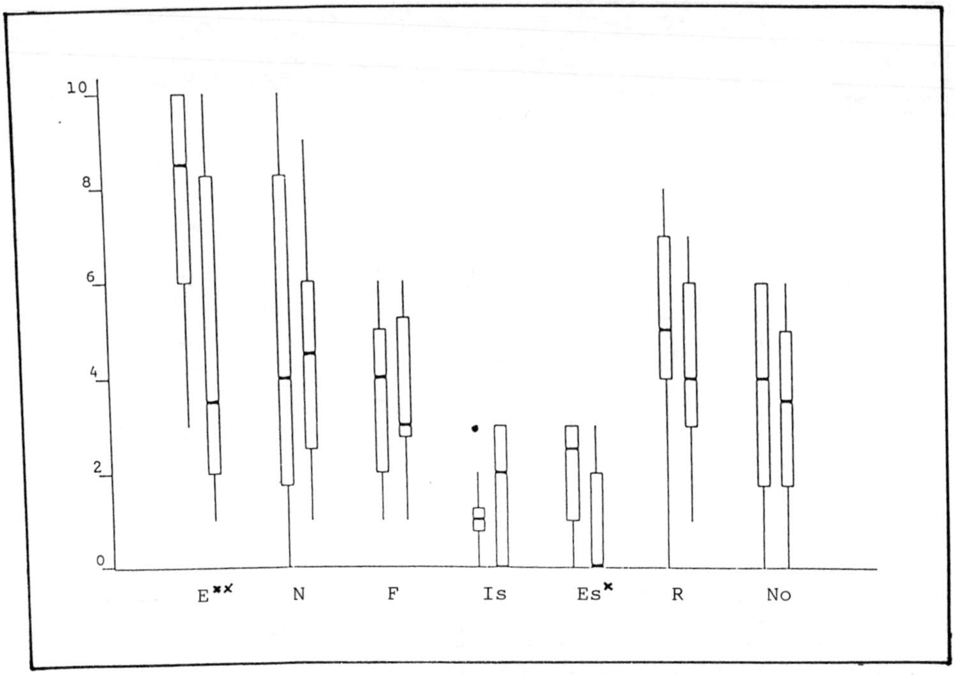

Jeweils

erste Boxen = Maniker
zweite Boxen = körperlich Kranke

Abkürzungen

Kode	Skalenbezeichnung
E	Extraversion
N	Neurotizismus
F	Frustrationstoleranz (Gelassenheit)
Is	Isolationstendenz
Es	Esoterische Neigungen
R	Rigidität
No	Normenorientiertheit

Signifikanz

Wilcoxon-Test: x = $p < 0{,}05$
xx = $p < 0{,}01$

Abb. 4 Boxplotdarstellung der Testwertverteilung der MP-T-Scores von 14 „monopolar“ manischen Patienten und 14 „gematchten“ körperlich Kranken

Trennung der beiden Patientengruppen möglich sein müßte. Diese Hypothese wurde, wie die Abbildung zeigt, durch das Ergebnis vollauf bestätigt: Lediglich je ein Patient aus den beiden Gruppen liegt auf der „falschen“ Seite der adjustierten Trennlinie (s. Methodikteil). Dies erscheint umso bemerkenswerter, als das verwendete Persönlichkeits-Inventar nicht auf diese Trennung hin angelegt war; denn der „Typus manicus“ war von mir zur Zeit der Testkonstruktion noch gar nicht konzipiert worden. Zwar

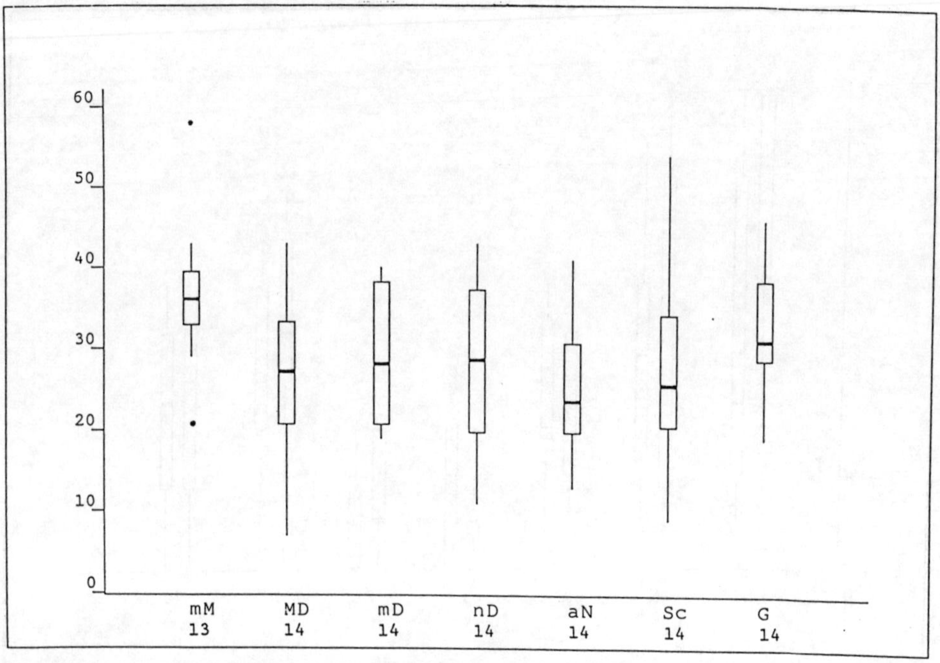

Signifikanz für jeweils 13 "matched pairs"

Friedman-Test: $p < 0,1$

Wilcoxon-Test:
mM vs. MD: $p < 0,02$
mM vs. mD: $p < 0,1$
mM vs. nD: $p < 0,05$
mM vs. aN: $p < 0,01$
mM. vs. Sc: $p < 0,05$

Abb. 5 Boxplotdarstellung der *Hysterie-Skala* aus einer der Vorformen des MP-T von 13 der 14 „monopolar" manischen Patienten und jeweils 14 Patienten mit anderen psychiatrischen Krankheitsbildern sowie 14 Gesunden (G)

enthält der Fragebogen Items, die den „Typus melancholicus" kennzeichnen sollen; die meisten Items sind aber speziell auf die Erfassung prämorbider Persönlichkeitszüge schizophrener Patienten zugeschnitten. Dieser „Itempool" enthält dementsprechend typische Introversions-Items (als soz. ins Gegenteil verkehrte und deshalb bei der Score-Bildung umgekehrt gepolte Extraversions-Items) und Hinweise auf esoterische Neigungen, die nach den Ergebnissen der neueren MP-T-Auswertungen – jedenfalls partiell – zum Eigenschaftsgefüge des „Typus manicus" gehören.

Diskussion

Unsere Fragebogenuntersuchungen belegen die Validität des Konzepts eines „Typus manicus" als prämorbider Struktur von Patienten mit einer bipolaren affektiven Psychose überwiegend manischer Prägung, d. h. in unserer Terminologie einer „monopolaren" Manie, wobei die Anführungszeichen zum Ausdruck bringen sollen, daß es

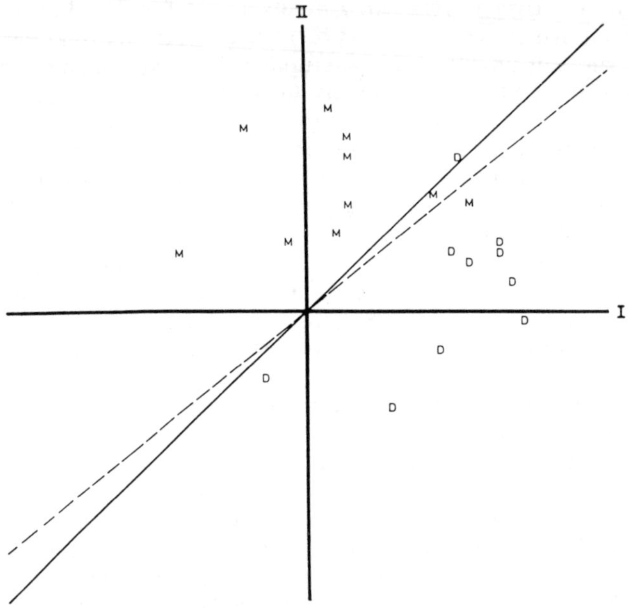

Abb. 6 Verteilung von zehn „monopolar“ manischen und zehn monopolar depressiven Patienten bezüglich der beiden ersten Q-Faktoren einer Ähnlichkeitsanalyse der Fälle anhand der Items der Schizoidie- (einschl. einer Typus-melancholicus-)-Skala nach v. Zerssen 1977a

sich nicht um rein manisch verlaufende Psychosen wie in der Leonhardschen Konzeption handelt bzw. handeln muß. Bezüglich der prämorbiden Struktur der Maniker besteht aber eine prinzipielle Übereinstimmung zwischen unseren Befunden und den Beschreibungen Leonhards (1963). Abweichungen ergeben sich – abgesehen von der Definition des Krankheitsbildes einer „monopolaren“ Manie (als letztlich ganz überwiegend, aber nicht ausschließlich manisch geprägt) – vor allem bezüglich der prämorbiden Persönlichkeit von monopolar Depressiven, die Leonhard in Übereinstimmung mit einigen anderen Autoren (s. Tab. 1) als depressiv gekennzeichnet hat, wir hingegen – in Übereinstimmung mit Tellenbach (1961) – durch den Begriff des „Typus melancholicus“ mit seinem „Festgelegtsein auf Ordnung“ charakterisiert haben; weitere Differenzen ergeben sich bezüglich der prämorbiden Struktur typisch bipolar Manisch-Depressiver, die nach Leonhard und einigen anderen Autoren in ihrem Temperament vorwiegend zyklothym, nach unseren Befunden aber – in Übereinstimmung mit Angst und Clayton (1986) – vor ihrer Erkrankung charakterlich weitgehend unauffällig sind. Auch in den neuesten Auswertungen der Vorformen des MP-T haben sich unsere diesbezüglichen Auffassungen im wesentlichen bestätigen lassen, worauf aber in dieser Arbeit nicht weiter Bezug genommen werden soll.

Die stärksten Diskrepanzen unserer Befunde gegenüber Auffassungen anderer Autoren ergeben sich einerseits zu der auf Kretschmer (1921) zurückgehenden Konzeption einer einheitlichen prämorbiden Persönlichkeit sowie zu der von Hirschfeld et al. (1986) und Tölle (1987) vertretenen Annahme heterogener und dabei ganz unspezifischer Normabweichungen im Persönlichkeitsbereich bei den verschiedenen

Verlaufsformen affektiver Psychosen. Anhaltspunkte für die Häufung von Persönlichkeitsstörungen, wie sie TÖLLE et al. (1987) bei allen Arten affektiver Psychosen gefunden haben, sind aus unseren MP-T-Befunden ebensowenig zu erschließen wie aus ihren FPI-Befunden (s. Einleitungskapitel). Bei früheren Auswertungen haben wir für verschiedene Formen von Persönlichkeitsstörungen erhebliche Normabweichungen in den Skalen der Vorformen des MP-T ermitteln können (v. ZERSSEN 1982), so daß sich entsprechende Normabweichungen in der alten und neuen Version des MP-T auch bei affektpsychotischen Patienten ergeben müßten, wenn diese tatsächlich in einem hohen Prozentsatz Persönlichkeitsstörungen aufwiesen, was eben nicht der Fall zu sein scheint. In dieser Hinsicht stimmen unsere Untersuchungsergebnisse sehr viel besser mit der einschlägigen Literatur (z. B. ANGST 1966, CHARNEY et al. 1981, DAVIDSON et al. 1985, KOENIGSBERG et al. 1985), insbesondere auch den prospektiv gewonnenen Ergebnissen von ANGST und CLAYTON (1986) überein als die der Münsteraner Forschergruppe (s. ANGST und andererseits TÖLLE i. d. B.).

Dabei besteht eine gewisse Übereinstimmung zwischen TÖLLES und unseren Untersuchungsbefunden insofern, als auch wir unspezifische Normabweichungen der prämorbiden bzw. Intervallpersönlichkeit zumindest bei monopolar Depressiven ermittelt haben, worauf unter Bezug auf unsere früheren Arbeiten zu diesem Problemkreis schon eingangs hingewiesen wurde. Graduell reichen diese Abweichungen aber – auch klinisch gesehen – nur bei einem geringen Prozentsatz der Patienten zur Diagnose einer Persönlichkeitsstörung aus. Eine genaue Abschätzung der Häufigkeit des „Typus melancholicus“ bei monopolar Depressiven läßt sich allein aus unseren Fragebogendaten nicht erschließen und wäre wohl auch nur im Zusammenhang mit langfristigen Katamnesen sinnvoll, durch die sich potentiell, d. h. im weiteren Verlauf, bipolare Fälle unter den ursprünglich rein monopolar verlaufenden Depressionen ausfindig machen ließen.

Bemerkenswert erscheint an den Befunden von TÖLLE et al. noch, daß sie unter den monopolar Depressiven keine hyperthymen Persönlichkeitsstörungen eruieren konnten, die doch in ihrem Krankengut bei manischen Patienten eindeutig dominierten (s. TÖLLE i. d. B.). Umgekehrt waren sensitive, depressive, anankastische, asthenische und passiv-abhängige Strukturen in ihrem Krankengut bei den monopolar Depressiven insgesamt wesentlich häufiger in einem von den Untersuchern als krankhafte Störung eingestuften Ausmaß anzutreffen als bei den Manikern. Auch waren ausgeprägte Züge von Ordentlichkeit im Sinne des „Typus melancholicus“ von ihnen bei den monopolar Depressiven in immerhin 40 % konstatiert worden, aber bei keinem ihrer manischen Patienten. Dabei ist noch zu berücksichtigen, daß in ihrem Krankengut offenbar nur bei etwa jedem vierten Maniker ein „monopolarer“ Krankheitsverlauf vorlag; die anderen Fälle gehörten zur Gruppe der bipolar Manisch-Depressiven (s. TÖLLE i. d. B.)! Dies alles spricht gegen die Annahme einer völligen Unspezifität des Zusammenhangs von Persönlichkeit und Krankheitsverlauf bei affektpsychotischen Patienten.

Bleibt zu fragen, welcher Art diese Beziehung tatsächlich ist. Unser Untersuchungsansatz läßt nicht sicher ausschließen, daß die Ergebnisse vom Krankheitszustand z. Z. der Erhebung beeinflußt worden sind. Ausschlaggebend für die Gruppenunterschiede und damit für die bei „monopolar“ manischen Patienten – auch gegenüber körperlich Kranken – ermittelten Skalenwertabweichungen in Richtung auf „Extraversion“ und „Esoterische Neigungen“ dürfte dieser Einfluß aber kaum gewesen sein. Eine Reihe von Gründen wurde im Einleitungsteil unter Bezug auf unsere früheren Untersuchungen bereits angeführt, so die auf prämorbides Erleben und Verhalten zugeschnittene Testinstruktion, die Replizierbarkeit von früheren Befunden bei Erhebungen an remittierten Patienten und die prinzipielle Übereinstimmung von Fremd- und Selbstbeurteilung miteinander und mit Beschreibungen zahlreicher klinischer Autoren und mit den Ergebnissen von Fragebogenerhebungen, die andere Autoren mit anderen Untersuchungsinstrumenten an Patienten im symptomfreien Intervall oder an gesunden Probanden prospektiv durchgeführt haben. Hinzu kommen inhaltliche Aspekte der hier referierten Ergebnisse:

Warum sollten sich ausgerechnet Maniker als „gelassener" hinstellen als andere psychiatrische Patienten, z. B. Schizophrene – wissen sie doch selbst im allgemeinen durchaus, wie leicht erregbar sie in ihrem Verstimmungszustand sind. Sollten sie sich als „supernormal" empfinden und im Test darstellen, so müßte daraus u. a. eine Normabweichung im Sinne einer unterdurchschnittlichen Ausprägung neurotischer Persönlichkeitszüge resultieren, was sich in unserer Untersuchung nicht nachweisen ließ. Unverständlich wäre auf diese Weise auch die signifikante Erhöhung der Skalenwerte für „Esoterische Neigungen". Sie paßt zudem nicht recht zur klinischen Symptomatik manischer Erkrankungen, wohl aber – obwohl in ihrem Ausmaß von mir nicht vorhergesehen – zu der im Vergleich mit monopolar Depressiven prämorbid wesentlich stärker ausgebildeten Phantasietätigkeit, auf die ich schon früher hingewiesen habe (s. Tab. 2).

Inzwischen hat mein Mitarbeiter Pössl, dem weder unsere Untersuchungsergebnisse noch die ihnen zugrundeliegenden Hypothesen vorher bekannt waren, aus den Krankengeschichten jener 14 Maniker, auf die sich die neuen MP-T-Auswertungen beziehen, gemeinsame Persönlichkeitszüge erschlossen, die sehr gut zu den hier vorgestellten Untersuchungsergebnissen passen. Auch ein Hang zum Mystizismus und andere esoterische Neigungen, wie sie in den erhöhten Werten der entsprechenden Fragebogen-Skala zum Ausdruck kommen, wurden aus den Krankengeschichtseintragungen erkennbar und waren, danach zu urteilen, bereits prämorbid vorhanden.

Es bleibt noch die Interpretation, daß sich die Krankheit schon vor dem ersten diagnostizierbaren Verstimmungszustand als schleichende Persönlichkeitsveränderung mit verstärkter Umweltzuwendung (= Extraversion) und esoterischen Neigungen manifestiert hat. Eine analoge Deutung hat ja Glatzel (1974) bereits für den „Typus melancholicus" gegeben. Dann dürfte man allerdings die Affektpsychosen nicht mehr als phasenhafte Erkrankungen mit typischem Beginn im mittleren Lebensalter beschreiben, sondern als psychotische Exazerbationen eines chronischen, gewöhnlich nur blanden Verstimmungszustands, der klinisch nicht als krankhaft imponiert und deshalb auch nicht als solcher diagnostiziert werden könnte. Die Ausnahmestellung typischer bipolarer Verlaufsformen affektiver Psychosen mit vergleichsweise (gegenüber „monopolar" manischen oder rein depressiven Verlaufsformen) hoher genetischer Belastung bzw. stärkerer Penetranz der genetischen Veranlagung wäre auf dieser Grundlage nur schwer zu verstehen. Hier müßte man doch wohl am ehesten mit einem entsprechenden (nämlich klassisch zyklothymen) Vorstadium der Erkrankung rechnen. Auch erscheint unklar, warum sich bei einer rein depressiven Erkrankung Züge vermehrter „Ordentlichkeit" (Tellenbach 1961) und Normgerechtheit (s. Kraus 1977) als *forme fruste* eines pathologischen Zustands entwickeln sollen, in dem ein solches Ordnungsgefüge zerbricht und sich der Habitualzustand geradezu in sein Gegenteil verkehrt (s. Tellenbach 1969).

Aus diesen Gründen halte ich es für sinnvoller, sowohl in bezug auf den „Typus melancholicus" als auch auf den „Typus manicus" weiterhin von prämorbiden Persönlichkeitsstrukturen zu sprechen. Bei diesen könnte es sich allerdings um die Auswirkungen einer jeweils spezifischen Krankheitsdisposition auf die Persönlichkeitsentwicklung handeln. Diese Entwicklung würde jeweils in eine spezifische Richtung

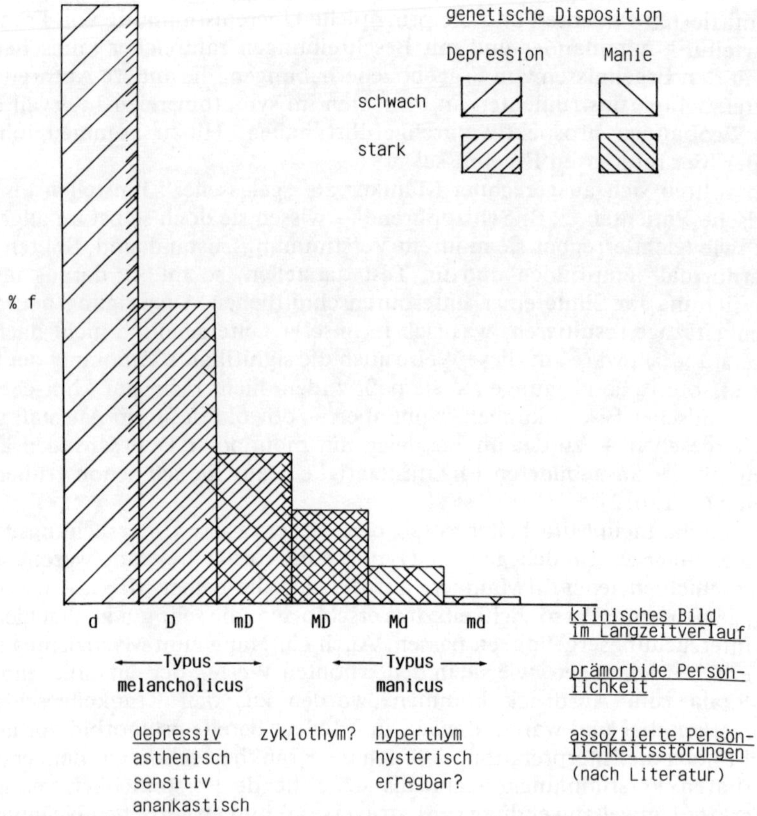

Abb. 7 Schema hypothetischer Beziehungen zwischen Krankheitsform, prämorbider Persönlichkeit und genetischer Disposition bei affektiven Psychosen

gelenkt: Bei starker Disposition zur Manie (die möglicherweise immer mit einer gewissen Disposition zur Depression kombiniert ist: s. Abb. 7) würde sich die Richtung einer krankhaften Dekompensation schon prämorbid andeuten, so daß der Habitualzustand wie eine Verdünnungsform des pathologischen Zustands anmutet. Die Disposition zu rein depressiven Verstimmungszuständen könnte hingegen häufig zum Aufbau spezifischer Abwehrformationen gegen schmerzhaft erlebte Hilflosigkeit und das Gefühl eigener Wertlosigkeit führen. Das Selbstwertgefühl würde dann durch normgerechtes Verhalten, perfektionistisches Leistungsstreben und das Eingehen enger persönlicher Bindungen aufrechterhalten, bis dieses schutzgebende Gebäude – womöglich unter situativen Belastungen, die ein Zurückbleiben hinter dem eigenen Leistungsanspruch, d. h. eine „Remanenz" i. S. TELLENBACHS (1961) zur Folge haben – zusammenbricht und eine Dekompensation in eine melancholische Krankheitsepisode erfolgt (s. v. ZERSSEN 1982). Bei primärer Schwäche kompensatorischer Mechanismen in der Persönlichkeitsentwicklung könnten sich schon prämorbid Züge einer depressiven, asthenischen, sensitiven und/oder passiv-abhängigen Persönlichkeit manifestieren und in einigen Fällen das Ausmaß einer Persönlichkeitsstörung annehmen, was die Befunde von TÖLLE et al. z. T. verständlich machen würde. Der „Typus manicus" wäre hingegen höchstens eine Überakzentuierung hyperthymer oder anderer extravertiver (z. B. hysterischer) Persönlichkeitszüge i. S. einer entsprechenden Persönlichkeitsstörung zu erwarten, da eine Tendenz in manischer Richtung vom Betroffenen selber keineswegs als unangenehm oder gar quälend erlebt und dementsprechend abgewehrt, sondern unverfälscht ausgelebt würde.

Es erscheint plausibel, daß bei annähernd gleich stark ausgeprägten manischen und depressiven Tendenzen in der genetischen Disposition eines Individuums keine spezifische Persönlichkeitsentwicklung resultiert (s. Abb. 7), da sich viele bei rein depressiver bzw. überwiegend manischer Veranlagung zu erwartende Persönlichkeitszüge (s. Tab. 2) gegenseitig aufheben müßten. Der phasenhafte Wechsel zwischen Manie und Depression ist möglicherweise ein Charakteristikum der krankhaften Dekompensation, für die es keine prämorbide Entsprechung – etwa in Form habitueller Gemütsschwankungen – gibt. Höchstens könnte eine solche Entsprechung durch eine subklinische Manifestation der Erkrankung als zyklothyme Störung i. S. des DSM-III (American psychiatric association 1980) vorgetäuscht werden (s. Akiskal et al. 1977). Hierbei würde es sich dann aber um eine Art „Pseudopsychopathie“ handeln, die freilich nicht durch eine organische Hirnschädigung, sondern vielmehr durch eine blande affektpsychotische Erkrankung bedingt wäre.

Aus dem Schema in Abb. 7 läßt sich u. a. die Vermutung herleiten, daß insbesondere im Bereich bipolarer affektiver Psychosen vom Typ „bipolar II“ doch gehäuft Züge eines „Typus melancholicus“, im Bereich von „bipolar I“-Psychosen eher Züge des „Typus manicus“ vorkommen müßten. Bei Zusammenfassung dieser verschiedenen Verlaufsformen in *einer* Gruppe bipolar manisch-depressiver Erkrankungen würde ein solcher Zusammenhang naturgemäß verschleiert werden. Diese Annahme läßt sich durch eine entsprechende Aufgliederung des Krankenguts empirisch leicht überprüfen, was zu unseren nächsten Forschungsaufgaben gehört. Auf jeden Fall eröffnet sich hier ein weites Feld zur Erforschung der Zusammenhänge von Psychose und Persönlichkeit.

Literatur

Abraham, K. (1924): Versuch einer Entwicklungsgeschichte der Libido auf Grund der Psychoanalyse seelischer Störungen. Abgedruckt in: K. Abraham (1969), Psychoanalytische Studien zur Charakterbildung und andere Schriften, hrsg. von J. Cremerius. S. Fischer, Frankfurt/Main

Akiskal, H. S., A. H. Djenderedjian, R. H. Rosenthal, M. K. Khani (1977): Cyclothymic disorder: validating criteria for inclusion in the bipolar affective group. Amer. J. Psychiatr. 134, 1227 – 1233

American psychiatric association (1980): Diagnostic and Statistical Manual of Mental Disorders (DSM-III), 3rd edn. APA, Washington D. C. Deutsche Bearb.: K. Koehler, H. Sass (1984): Diagnostisches und Statistisches Manual Psychischer Störungen (DSM-III). Beltz, Weinheim – Basel

Angst, J. (1966): Zur Ätiologie und Nosologie endogener depressiver Psychosen. Springer, Berlin – Heidelberg – New York

Angst, J., P. Clayton (1986): Premorbid personality of depressive, bipolar, and schizophrenic patients with special reference to suicidal issues. Comprehens. Psychiatr. 27, 511 – 532

Arieti, S. (1959): Manic-depressive psychosis. In: S. Arieti (ed.), American Handbook of Psychiatry, Vol. 1. Basic Books, New York, S. 419 – 454

Barthelmes, H., H. Pfister (1980): Interfacing a database with a statistical package. In: M. M. Barritt, D. Wishart (eds.), Compstat, Proceedings in Computational Statistics. Physica, Wien 1980, S. 477 – 483

– , D. v. Zerssen (1978): Das Münchner Psychiatrische Informationssystem (Psychis München). In: P. L. Reichertz, B. Schwarz (Hrsg.), Informationssysteme in der medizinischen Versorgung. Schattauer, Stuttgart – New York, S. 138 – 145

Blankenburg, W. (1967): Die Manie. In: W. Schulte (Hrsg.), Almanach für Neurologie und Psychiatrie. Lehmanns, München, S. 265 – 283

– (1986): Persönlichkeit, prämorbide. In: C. Müller (Hrsg.), Lexikon der Psychiatrie, 2. Aufl. Springer, Berlin – Heidelberg – New York – London – Paris – Tokyo, S. 505 – 507

Bleuler, E. (1922): Die Probleme der Schizoidie und der Syntonie. Z. ges. Neurol. Psychiatr. 78, 373 – 399

Bochnik, H. J. (1969): Diskussion: „Persönlichkeitsstruktur der Depressiven". In: H. Hippius, H. Selbach (Hrsg.), Das depressive Syndrom. Urban & Schwarzenberg, München – Berlin – Wien, S. 206 – 208

Brengelmann, J. C., L. Brengelmann (1960): Deutsche Validierung von Fragebogen der Extraversion, neurotischen Tendenz und Rigidität. Z. exp. angew. Psychol. 7, 291 – 331

Brockington, I. F., S. Wainwright, R. E. Kendell (1980). Manic patients with schizophrenic or paranoid symptoms. Psychol. Med. 10, 73 – 83

Campbell, R. C. (1971): Statistische Methoden für Biologie und Medizin. Thieme, Stuttgart (Deutsche Übers. von: Statistics for Biologists. (1967): Cambridge University Press, London)

Carney, M. W. P., M. Roth, R. F. Garside (1965): The diagnosis of depressive syndromes and the prediction of ECT response. Brit. J. Psychiatr. 111, 659 – 674

Charney, D. S., J. C. Nelson, D. M. Quinlan (1981): Personality traits and disorder in depression. Amer. J. Psychiatr. 138, 1601 – 1604

Conrad, K. (1963): Der Konstitutionstypus, 2. Aufl. Springer, Berlin – Göttingen – Heidelberg

Davidson, J., R. Miller, R. Strickland (1985): Neuroticism and personality disorder in depression. J. Affect. Disord. 8, 177 – 182

Degwitz, R., H. Helmchen, G. Kockott, W. Mombour (Hrsg.) (1975): Diagnosenschlüssel und Glossar psychiatrischer Krankheiten. Deutsche Ausgabe der internationalen Klassifikation der WHO: ICD (ICD = International Classification of Diseases), 8. Revision, und des internationalen Glossars, 4. Aufl. Springer, Berlin – Heidelberg – New York

Dietrich, H. (1961): Analyse sozio-kultureller Faktoren bei depressiven Patientinnen. Confin. Psychiatr. 4, 110 – 122

– (1968): Manie – Monomanie – Soziopathie und Verbrechen. Enke, Stuttgart

Eiband, H. W. (1980): Vergleichende Untersuchungen zur prämorbiden Persönlichkeit von Patienten mit verschiedenen Formen affektiver Störungen. Med. Dissertation, Universität München

Esquirol, J. E. D. (1816): Von den Geisteskrankheiten. Huber, Bern – Stuttgart 1968 (Deutsche Übers. von: Folie. In: Dictionnaire des sciences médicale, 16)

Ewald, G. (1924): Temperament und Charakter. Springer, Berlin

Fahrenberg, I., R. Hampel, H. Selg (1984): Das Freiburger Persönlichkeitsinventar. Handanweisung, 4. Aufl. Hogrefe, Göttingen – Toronto – Zürich

Fleiss, J. L., W. Lawler, S. R. Platman, R. R. Fieve (1971): On the use of inverted factor analysis for generating typologies. J. abnorm. Psychol. 77, 127 – 132

Fritsch, W. (1972): Objektivierende Untersuchungen zur prämorbiden Persönlichkeit Schizophrener. Med. Dissertation, Universität Berlin

– (1976): Die prämorbide Persönlichkeit der Schizophrenen in der Literatur der letzten hundert Jahre. Fortschr. Neurol. Psychiatr. 44, 323 – 373

Glatzel, J. (1974): Kritische Anmerkungen zum „Typus melancholicus" Tellenbach. Arch. Psychiatr. Nervenkr. 219, 197 – 206

Guilford, J. (1974): Persönlichkeit, 6. Aufl. Beltz, Weinheim – Basel (Deutsche Übers. von: Personality. McGraw-Hill, New York 1959)

Häfner, H. (1962): Struktur und Verlaufsgestalt manischer Verstimmungsphasen. Jb. Psychol. Psychother. Med. Anthropol. 9, 196 – 217

HIRSCHFELD, R. M. A., G. L. KLERMAN, M. B. KELLER, N. C. ANDREASEN, P. J. CLAYTON (1986): Personality of recovered patients with bipolar affective disorder. J. Affect. Disord. 11, 81 – 89

HOFMANN, G. (1973): Vergleichende Untersuchungen zur prämorbiden Persönlichkeit von Patienten mit bipolaren (manisch-depressiven) und solchen mit monopolar depressiven Psychosen. Med. Dissertation, Universität München

JUNG, C. G. (1903): Über manische Verstimmung. Allg. Z. Psychiatr. 61, 15 – 39. Abgedruckt in: C. G. JUNG (1971): Ges. Werke, Bd. 1. Walter, Olten, S. 117 – 145.

KISKER, K. P., H. LAUTER, J.-E. MEYER, C. MÜLLER, E. STRÖMGREN (Hrsg.) (1987): Affektive Psychosen. Psychiatrie der Gegenwart, 3. Aufl., Bd. 5. Springer, Berlin – Heidelberg – New York – London – Paris – Tokyo

KOENIGSBERG, H. W., R. D. KAPLAN, M. M. GILMORE, A. M. COOPER (1985): The relationship between syndrome and personality disorder in DSM-III: experience with 2,462 patients. Amer. J. Psychiatr. 142, 207 – 212

KRAEPELIN, E. (1913): Psychiatrie, 8. Aufl., Bd. 3/II. Barth, Leipzig

KRAUS, A. (1971): Der Typus melancholicus in östlicher und westlicher Forschung. Der japanische Beitrag M. Shimodas zur prämorbiden Persönlichkeit Manisch-Depressiver. Nervenarzt 42, 481 – 483

– (1977): Sozialverhalten und Psychose Manisch-Depressiver. Enke, Stuttgart

KRAUSS, W. (1972): Objektivierende Untersuchungen zur prämorbiden Persönlichkeit von Neurotikern. Med. Dissertation, Universität München

KRETSCHMER, E. (1921): Körperbau und Charakter, 1. Aufl. 26. Aufl. von W. KRETSCHMER (1977). Springer, Berlin – Heidelberg – New York

LEONHARD, K. (1963): Die präpsychotischen Temperamente bei den monopolaren und bipolaren phasischen Psychosen. Psychiatr. Neurol. (Basel) 146, 105 – 115

LIENERT, G. A. (1969): Testaufbau und Testanalyse, 3. Aufl. Beltz, Weinheim – Berlin – Basel

LUKA, L., L. CIOMPI (1970): Etude catamnestique sur l'évolution de la manie dans la vieillesse. Schweiz. Arch. Neurol. Psychiatr. 107, 123 – 153

MALAMUD, W., S. L. SANDS, I. MALAMUD (1941): The involutional psychoses: a socio-psychiatric study. Psychosom. Med. 3, 410 – 426

MARNEROS, A., M. T. TSUANG (1986): Schizoaffective disorders: present level and future perspectives. In: A. MARNEROS, M. T. TSUANG (eds.), Schizoaffective Psychoses. Springer, Berlin – Heidelberg – New York – London – Paris – Tokyo, S. 309 – 318

MENDELSON, M. (1974): Psychoanalytic Concepts of Depression, 2nd ed. Spectrum, Flushing/N. Y.

MÖLLER, H.-J., H. BARTHELMES, D. v. ZERSSEN (1983): Forschungsmöglichkeiten auf der Grundlage einer routinemäßig durchgeführten psychiatrischen Basis- und Befunddokumentation. Psychiatr. Clin. 16, 45 – 61

MÖLLER, H.-J., D. v. ZERSSEN (1987): Prämorbide Persönlichkeit von Patienten mit affektiven Psychosen. In: K. P. KISKER, H. LAUTER, J.-E. MEYER, C. MÜLLER, E. STRÖMGREN (Hrsg.), Affektive Psychosen. Psychiatrie der Gegenwart, 3. Aufl., Bd. 5. Springer, Berlin – Heidelberg – New York – London – Paris – Tokyo, S. 165 – 179

PAWLIK, K. (1976): Dimensionen des Verhaltens, 3. Aufl. Huber, Bern – Stuttgart – Wien

PERRIS, C. (1966): A study of bipolar (manic-depressive) and unipolar recurrent depressive psychoses. IV: A multidimensional study of personality traits. Acta Psychiatr. Scand. 42, Suppl. 194, 68 – 82

SHIMODA, M. (1941): Über den prämorbiden Charakter des manisch-depressiven Irreseins. (Japan.) Psychiatr. Neurol. Jap. 45, 101 ff.

SHINFUKU, N., S. IHDA (1969): Über den prämorbiden Charakter der endogenen Depression – Immodithymie (später Immobilithymie) von Shimoda. Fortschr. Neurol. Psychiatr. 37, 545 – 552

SIEGEL, S. (1976): Nichtparametrische statistische Methoden. Fachbuchhandlung für Psychologie, Verlagsabteilung, Frankfurt/Main (Deutsche Übers. von: Nonparametric Statistics for the Behavioral Sciences. McGraw-Hill, New York – Toronto – London 1956)

Sjöbring, H. (1923): The general forms of mental activity. Proc. 7th Internat. Congr. Psychol. in Oxford, S. 190 – 193

– (1973): Personality structure and development. A model and its application. Acta Psychiatr. Scand., Suppl. 244 (English translation of: Struktur och Utveckling, en Personlighetsteori. Lund: Gleerup 1958)

Tellenbach, H. (1965): Zur situationspsychologischen Analyse des Vorfeldes endogener Manien. Jb. Psychol. Psychother. Med. Anthropol. 12, 174 – 191

– (1969): Zur Freilegung des melancholischen Typus im Rahmen einer kinetischen Typologie. In: H. Hippius, H. Selbach (Hrsg.), Das depressive Syndrom. Urban & Schwarzenberg, München – Berlin – Wien, S. 173 – 181

– (1983): Melancholie, 4. Aufl. (1. Aufl. 1961). Springer, Berlin – Heidelberg – New York – Tokyo

Tellenbach, R. (1975): Typologische Untersuchungen zur prämorbiden Persönlichkeit von Psychotikern unter besonderer Berücksichtigung Manisch-Depressiver. Confin. Psychiatr. (Basel) 18, 1 – 15

Tiling, T. (1904): Individuelle Geistesartung und Geistesstörung. Grenzfr. Nervenleb. 27, Bergmann, Wiesbaden

Titley, W. B. (1936): Prepsychotic personality of patients with involutional melancholia. Arch. Neurol. Psychiatr. (Chic.) 36, 19 – 33

Tölle, R. (1987): Persönlichkeit und Melancholie, Nervenarzt 58, 327 – 339

Tölle, R., A. Peikert, A. Rieke (1987): Persönlichkeitsstörungen bei Melancholiekranken. Nervenarzt 58, 227 – 236

Wechsler, D. (1964): Die Messung der Intelligenz Erwachsener, 3. Aufl. Huber, Bern – Stuttgart (Deutsche Übers. von: The Measurement and Appraisal of Adult Intelligence, 4th ed. Williams and Wilkins, Baltimore 1958)

Wieck, H. H. (1977): Lehrbuch der Psychiatrie, 2. Aufl. Schattauer, Stuttgart – New York

Winokur, G., P. Clayton (1967): Family history studies. I. Two types of affective disorders separated according to genetic and clinical factors. In: J. Wortis (ed.), Recent Advances in Biological Psychiatry. Plenum, New York, S. 35 – 50

Wittchen, H.-U., D. v. Zerssen (1987): Verläufe behandelter und unbehandelter Depressionen und Angststörungen. Springer, Berlin – Heidelberg – New York

Zerssen, D. v. (1969): Objektivierende Untersuchungen zur prämorbiden Persönlichkeit endogen Depressiver. Methodik und vorläufige Ergebnisse. In: H. Hippius, H. Selbach (Hrsg.), Das depressive Syndrom. Urban & Schwarzenberg, München – Berlin – Wien, S. 183 – 208

Zerssen, D. v., unter Mitarbeit von D.-M. Köller (1976 a): Klinische Selbstbeurteilungs-Skalen (KSb-S) aus dem Münchner Psychiatrischen Informations-System (PSYCHIS München). Manuale: Allgemeiner Teil; Die Beschwerden-Liste; Die Paranoid-Depressivitäts-Skala sowie die Depressivitäts-Skala; Die Befindlichkeits-Skala. Beltz-Test, Weinheim

Zerssen, D. v. (1976 b): Der „Typus melancholicus" in psychometrischer Sicht (Teil 1 und 2). Z. Klin. Psychol. Psychother. 24, 200 – 220; 305 – 316

– (1977 a): Premorbid personality and affective psychoses. In: G. D. Burrows (ed.), Handbook of Studies on Depression. Excerpta Medica, Amsterdam – London – New York, S. 79 – 103

– (1977 b): Konstitutionstypologische Forschung. In: G. Strube (Hrsg.), Die Psychologie des 20. Jahrhunderts, Bd. V: Binet und die Folgen. Kindler, Zürich, S. 545 – 616

– (1979): Klinisch-psychiatrische Selbstbeurteilungs-Fragebögen. In: U. Baumann, H. Berbalk, G. Seidenstücker (Hrsg.), Klinische Psychologie. Trends in Forschung und Praxis: 2. Huber, Bern – Stuttgart – Wien, S. 130 – 159

– (1980 a): Konstitution. In: K. P. Kisker, J.-E. Meyer, C. Müller, E. Strömgren (Hrsg.), Psychiatrie der Gegenwart, Bd. I/2, 2. Aufl. Springer, Berlin – Heidelberg – New York, S. 619 – 705

– (1980 b): Persönlichkeitsforschung bei Depressionen. In: H. Heimann, H. Giedke (Hrsg.), Neue Perspektiven in der Depressionsforschung. Huber, Bern – Stuttgart – Wien, S. 155 – 178

– (1982): Personality and affective disorders. In: E. S. Paykel (ed.), Handbook of Affective Disorders. Churchill Livingstone, Edinburgh – London – Melbourne – New York, S. 212 – 228

– (1986): Clinical Self-Rating Scales (CSRS) of the Munich Psychiatric Information System (PSYCHIS München). In: N. Sartorius, T. A. Ban (eds.), Assessment of Depression. Springer, Berlin – Heidelberg – New York – Tokyo, S. 270 – 303

Zerssen, D. v., D.-M. Koeller, E.-R. Rey (1970): Die prämorbide Persönlichkeit von endogen Depressiven. Eine Kreuzvalidierung früherer Untersuchungsergebnisse. Confin. Psychiatr. (Basel) 13, 156 – 179

Zerssen, D. v., W. Mombour, H.-U. Wittchen (1988): Der aktuelle Stand der Definition und Klassifikation affektiver Störungen. In: D. v. Zerssen, H.-J. Möller (Hrsg.), Affektive Störungen. Springer, Berlin – Heidelberg, S. 12 – 28

Bipolare Persönlichkeit und manische Aussage

HANS-LUDWIG KRÖBER

Für das Recht der Psychopathologie, inmitten allgemeiner und unaufhörlicher Datenerhebung innezuhalten und sich zu besinnen, sei eingangs der Philosoph HANS BLUMENBERG zitiert: „Jede Wissenschaft darf es sich leisten, ja wird es im Dienste ihrer Geltung und Förderungswürdigkeit nicht vermeiden können, gelegentlich Überraschendes mitzuteilen. Die Philosophie" – und hier sei eingefügt: *ebenso die Psychopathologie* „hat diesen Vorzug oder diese Last nicht. Im Gegenteil: Niemand darf überrascht sein zu erfahren, was sie zu sagen hat. Ihr ‚Effekt' hat die milde Nachsicht zu sein mit dem, der sagt, was man beinahe selbst hätte sagen können – auch die Nachsicht mit sich selbst, daß man nur gerade übersehen hat, was sich mit ein wenig größerer Intensität des Hinsehens hätte sehen lassen müssen" (3).

In diesem Sinn geht es um einfache Fragen: Lernen wir aus dem, was uns der akut manische Patient aussagt, etwas über seine Persönlichkeit? Lernen wir aus dem, was wir in gesunden Zeiten als Persönlichkeit des bipolaren Patienten ansehen, etwas über die Bedeutung seiner manischen Symptomatik? Dritte Frage: Falls beides zutrifft – was fangen wir mit diesem Wissen an?

1. „Manische Aussage" meint nicht nur das, was der akut Manische *sagt*. Auch sein sonstiges Verhalten, seine Umtriebigkeit, Schlaflosigkeit, Gestimmtheit, Angst sind per definitionem Aussagen, die sich allerdings nicht mit so globalen Bezeichnungen, sondern erst in der konkreten Analyse zu *verstehbaren* Aussagen fügen. Wir werden uns aber aus Zeitgründen auf den Teil der manischen Aussage beschränken, der tatsächlich *gesagt* wird.

Aussagen müssen nicht zutreffend sein, auch Lügen sind Aussagen. Das stört aber nicht, denn Falschaussagen sind ebenso lehrreich wie richtige. Viel eher steht in Zweifel, ob manische Aussagen überhaupt Belang haben. Zudem: wer weiß, ob sie gehört, ob sie ernst genommen werden. Grundlos heiter seien sie, assoziativ, von beliebigen Außenreizen abhängig, die Ideen flüchtig: hört angesichts solcher Vorurteile noch jemand dem Maniker zu? Ist das, was er redet, der Rede wert?

2. Da v. ZERSSEN (23, 24) bereits auf die psychopathometrischen Forschungen zur Persönlichkeit Manischer eingegangen ist, bin ich in der günstigen Lage, vor diesem Hintergrund zunächst zurückzukehren zur Black Box dieser Forschungen, zur akuten Manie.

Ich beginne mit dem Credo eines „intuitiven Klinikers", der die psychopathologische Aufgabe der Wahrnehmung manischen Verhaltens für keineswegs erledigt hält. Dies Credo lautet: In drei Wochen manischer Verfassung lernt man mehr über die Nöte, Wünsche, Widersprüchlichkeiten, Hoffnungen, über das Wertgefüge dieses Menschen, als – wenn man Pech hat – nach Remission in einem Jahr Psychotherapie. Man kann es noch deutlicher formulieren: viele wesentliche Wünsche, Ziele und Bedrängnisse erfährt man *nur* in dieser Zeit. Die Manie ist ein Fenster, durch das wir Einblick erhalten in die Persönlichkeit dieses Menschen. Mit der Remission fällt oft ein Vorhang, der die Einsicht in kraftvolle Beweggründe nicht nur für den Arzt, sondern auch für den Patienten selbst verschließt.

In der Manie haben Maniker ein Thema, manchmal mehrere, aber stets wenige und verwandte Themen. Über dies Thema machen sie Aussagen. Es mag bisweilen nicht leicht sein, diese Aussagen über das Thema zu verstehen. Das Thema hat aber meist auch über mehrere Phasen hinweg eine große Beständigkeit; die Aussagen jedoch verlieren bisweilen mit steter Wiederholung an Prägnanz, scheinen bei der 15. Phase wie das Gerede über ein Gerede, es hört nun wirklich keiner mehr hin.

Der manische Patient exponiert sich. Er exponiert sich vor dem Hintergrund seiner prämorbiden Verfassung. Das macht den Zorn der Familien verständlich: jemand anderen als den Manischen hatte man geheiratet. Das macht auch den Zorn des Manikers auf seine Familie verständlich: jemand anderes zu sein als der Brave war man immer gehindert worden. Der Entwurf, dem nahe zu kommen man immer gehindert worden war, ist im manischen Ausbruch (5) aus den Festlegungen verzerrt, aber er bleibt über weite Strecken erkennbar. Der zuvor verborgene und nun verzerrte Entwurf erschließt eine Tiefendimension der Persönlichkeit, die sich selbst zu gesunden Zeiten in vielen Selbstbeurteilungsfragebögen als Regelfall eines US-amerikanischen oder auch westdeutschen Bürgers darstellt.

3. Der Begriff der „manischen Aussage" ist insofern naheliegend, als die meisten manischen Patienten ja fast unentwegt aussagen. Üblicherweise wird die manische Redewut als Symptom rein formal gefaßt, und es werden die Inhalte nur notiert, soweit sie Ausdruck unrealistischer Größenphantasien sind. Regelhaft besteht die manische Logorrhoe jedoch aus zwei Anteilen: aus den erwähnten Projektionen in die Zukunft einerseits und aus einer Art „Vergangenheitsbewältigung" andererseits.

3.1 Die Zukunftsentwürfe sind allen gegenwärtig: geschäftliche Selbständigkeit und großer finanzieller Erfolg, künstlerischer Durchbruch, politische Führerschaft und religiöse Erwähltheit, und vor allem bei Frauen ideale Liebe, romantische Errettung (17). Man sieht hier die in ihren möglichen Ausprägungen gewucherten Gegenstücke zu K. Schneiders „Urängsten" Depressiver (20). Wie auch Janzariks Untersuchungen aus den 50er Jahren (11 – 13) nahelegen, sind diese Ängste wohl doch keine anthropologischen Konstanten, sondern Ausdruck eines individuellen Wertgefüges, in dem Besitz, körperliche Leistungsfähigkeit und Schuldlosigkeit Ausdruck konventioneller, kleinbürgerlich genannter Sozialstrategien sind.

Diese manisch aktualisierten Ziele sind normalpsychologisch durchaus nachvollziehbar, im konkreten Kontext ihres Auftretens sind sie es um so mehr. So macht sich ein junger Betriebswirtschaftsstudent in der Manie „selbständig", beginnt große Geschäfte und steht subjektiv vor glänzenden finanziellen Erfolgen. Der Kontext belegt, daß dies keine beliebige Größenphantasie unter anderen ist: der elterliche Bauernhof steht an der Grenze des Ruins, zumal der Vater wegen einer schweren Herzkrankheit wieder, nunmehr zu einer Operation, ins Krankenhaus aufgenommen worden ist. Zuvor, und so ist auch hier die Pressionssituation mehrfach gesichert, ist der junge Mann von seiner langjährigen Freundin verlassen worden, die mehr auf seinem elterlichen Hof ein- und ausging, als daß sie zuhause war.

Den manisch forcierten Zielen ist gerade bei Ersterkrankungen ihre bruchlose Verbundenheit mit dem prämorbiden Wertgefüge und den moralisch gewendeten Sozialnormen des Elternhauses mühelos anzusehen. Wer, wie es Tellenbach (22) und Blankenburg (1, 2) schon vor Jahrzehnten taten, zudem die Auslösesituation sorgfältig offenlegt, findet in ihr Ausweglosigkeit durch die antinome Verstrickung gleichrangiger Werte, aber auch einen Konflikt zwischen Wert-Versprechen und Wert-Wirklichkeit. Der bipolare Patient spürt schon lange vor der Erkrankung, daß etwas nicht in Ordnung ist mit den so unangreifbaren Normen. Deutlicher als der Unipolare steht er in Versuchung und Pflicht des *Verräters.*

So finden wir bei manisch aktualisierten Werten eine regelhafte Besonderheit: sie müssen nunmehr *rein*, *unvermengt*, *kompromißlos* realisiert werden. Manie ist die Aufkündigung des Kompromisses, der relativierenden, bindenden, demütigenden Abschwächung des Zieles. Man kann das mit KRAUS (16, 15) als Ausdruck von „Ambiguitätsintoleranz" beschreiben. Wir möchten hier den Gedanken lancieren, daß die jetzige vehemente Ablehnung des Kompromisses auf schlechte Erfahrungen mit Kompromissen verweist: das eigentliche Anliegen des späterhin Manischen ist in der Vielzahl sozialer Absprachen untergegangen. Kompromiß heißt ihm: Gesicherte Dominanz der anderen, vor allem der Familie – sich selbst aber und den eigenen Auftrag nicht durchsetzen können.

3.2 Wir kommen damit zum zweiten, oftmals umfänglicheren Anteil der verbalen manischen Aussage: der „Vergangenheitsbewältigung". Diese ist oftmals eine Beschwörung des Werthorizonts, und eine Beschwörung der eigenen Schuldlosigkeit. Wie auf einer Bühne marschieren die sozialen Werte in verschiedenen Personifizierungen auf: der glänzende, erfolgreiche Großvater, der gute und gerechte Vater, die kleinliche, mißgünstige Mutter, der gute, strahlende Ehemann und derselbe als der egozentrische, gleichgültige Ehemann. Hat das Personal die Bühne gefüllt, wird die Flucht des Patienten aus dem Bannkreis dieser überaus edlen oder aber finstren Gestalten durchaus nachvollziehbar und verzeihlich. Sie bedarf aber angesichts der unverbrüchlichen Schuldangst Manischer der wortreichen, alles begründenden, kein Restrisiko belassenden Rechtfertigung: Nicht schlicht aus eigenem Recht hat er die Abkehr und den Ausbruch vollzogen, sondern zum Nutzen und Wohle der Anderen. Er hat eigentlich gar nichts getan, er hat sich nicht entfernt von den Regeln, die er bisher befolgt hat, im Gegenteil: er verwirklicht sie nur noch konsequenter und intelligenter als bisher. So sehr Manische bei anderen Schuldgefühle erwecken können, so empfindlich reagieren sie auf die Unterstellung, sie seien schuldig geworden oder könnten schuldig werden. Schuldig zu werden, Schmerz zuzufügen, Täter zu werden auch aus begründetem Recht ist mit ihrem Selbstbild nicht vereinbar.

4. Hinsichtlich der *Form* der manischen Aussage muß ich mich hier auf kurze Anmerkungen beschränken. Ich denke, daß viel zu häufig „Ideenflucht" festgestellt wird, wo in Wirklichkeit nur Logorrhoe vorliegt. Dem Redefluß wird oft nicht genügend lange zugehört, um zu erkennen, daß dieser keineswegs uferlos ist, sondern im Gegenteil um eine oft kleine Anzahl ständig wiederholter Themen kreist. Wer als Arzt, Pfleger, Mitpatient tagtäglich mit einem manischen Patienten zu tun hat, weiß, wie entnervend stereotyp sein Reden sein kann. Man sollte diesen Stereotypen Beachtung schenken.

Was die Ideenflucht betrifft, so scheint JASPERS Interpretation des Phänomens (14), sie sei Ausdruck des Verlusts determinierender Tendenzen, weitergehende Verstehensmöglichkeiten blockiert zu haben. Denn Ideenflucht hätte keine sinnhafte Relevanz mehr, wenn sie sich gerade dadurch auszeichnete, daß sie von überdauernden Sinnstrukturen abgekoppelt ist. Praktisch aber kennen wir Ideenflucht auch aus dem normalpsychologischen Bereich, insbesondere aus literarischer und wissenschaftlicher Kreativität als sog. „divergentes Denken". Das Pendant ist „konvergentes Denken". Wenn „konvergentes Denken" in logisch begründeter Abfolge zielstrebig die Lösung einer Aufgabe verfolgt, steht es immer in der Gefahr des systematischen Fehlers, der einen schließlich vor verschlossenen Türen landen läßt „Divergentes Denken" ist demgegenüber das assoziative Denken in verschiedene Richtungen, die produktive Lockerung determinierter Zielstrebigkeit, um den Zugang zu Lösungen da zu finden, wo man ihn ahnt, aber nicht denkt. Divergentes Denken unterstellt zudem zutreffend, daß es mehrere Lösungen geben kann.

Ohne weiter zu interpretieren, erwähnen wir als einen Hintergrund der so verstandenen Ideenflucht, daß das Leben des Manikers sich gerade in logisch konsequenter, konvergenter Fortsetzung eines Handelns nach festen Werten verstrickt hat, und daß die Manie bereits insgesamt eine divergente Lösung ist, die sich selbst aber nur als Aufbruch zu neuen Lösungen versteht.

5. Was wissen wir über die prämorbide Persönlichkeit bipolar manisch-depressiv Erkrankender? Nicht gefragt wird hier nach der Persönlichkeit monopolar Manischer oder konstitutionell Hyperthymer, weil ich nicht annehme, daß man aus dieser randständigen Gruppe Wesentliches zum Verständnis Bipolarer gewinnt. Durch die große NIMH-Studie von Hirschfeld et al. (8) wissen wir, daß bipolare Menschen im Vergleich mit Unipolar Depressiven aktiver, vitaler und extrovertierter sind, wenn auch nicht im Vergleich mit Gesunden. Der Vitalitätsvorteil gegenüber Unipolaren mag eine Bedingung des *manischen* Lösungsversuches sein. Uns interessiert aber mehr die gewordene Persönlichkeit, die sich in den gängigen Inventaren zumeist so normwertig darstellt, daß manche darob die Theorie eines sinnfremden Morbus bewiesen sehen, der mit der prämorbiden Persönlichkeit in keinerlei Zusammenhang stehe.

Bereits 1954 hat jedoch die psychoanalytische Arbeitsgruppe um M. B. Cohen und F. Fromm-Reichmann (4, 6, 7) darauf hingewiesen, daß hinter der äußeren Unauffälligkeit, Leistungsorientiertheit und sozialen Angepaßtheit Manisch-Depressiver Kontrollbedürfnisse, Neid, Skrupelhaftigkeit und niedriges Selbstwertgefühl zu finden seien. Spielberger et al. (21) fanden 1963 mit testpsychologischen Mitteln, daß 1. die Einstellungen Bipolarer konformer, konventioneller und autoritärer sind als die Gesunder, und 2. daß sie eine größere Anpassung an äußere Leistungserwartungen zeigen, jedoch keine höhere internalisierte Leistungsmotivation haben als Gesunde. Die Untersuchungen von P. Matussek et al. (19) haben die Augen geöffnet dafür, daß der Berufsbereich, in dem Prinzipien der *sekundären* Sozialisation wirksam werden, gerade für Bipolare nur Außenfeld und Kompensation ihres primären Konfliktfeldes ist, der Familie. Hier aber finden wir, im Gegensatz zur beruflichen Durchsetzungsfähigkeit, ausgeprägte Aggressionsunterdrückung: Bipolare neigen zur Idealisierung des oft passiven und fordernden Partners, verleugnen dessen enttäuschende Eigenschaften. Sie entwickeln, so Matussek, dem Partner gegenüber ein sorgendes und verwöhnendes Verhalten mit starker Tendenz zur harmonisierenden Konfliktvermeidung, fühlen sich dem Partner dennoch meist moralisch unterlegen. Verlassen würden sie oft, weil sie den Partner in ihrem Wunsch nach Kontakt und Nähe überforderten. In einer eigenen Untersuchung (17) haben wir aufgezeigt, wie gerade von Frauen in der akuten Manie die Enttäuschung über den Partner zum beherrschenden Thema gemacht und romantisch „gelöst“ wird.

Aggressionsunterdrückung und Konfliktverleugnung, soziale Angepaßtheit, Verantwortungsgefühl und labiles Selbstwertgefühl scheinen uns als Charakteristika bipolarer Persönlichkeit auch in einer Reihe neuerer Studien überwiegend bestätigt zu sein (18). Es ist im übrigen ein psychologisches Ärgernis, wenn Bipolaren, die großsprecherisch auftreten, dies ausgerechnet als Ausdruck von Selbstsicherheit und eines erhöhten Selbstwertgefühls abgenommen wird, wie dies in zahlreichen Studien geschieht.

6. Anzumerken bleibt jedoch, daß die blassen statistischen Haufenwolken mit ihren großen Aufschriften wie „Leistungsstreben“, „soziale Angepaßtheit“ und „Verlustangst“ wenig mehr geben als eine grobe Orientierung. Insbesondere sind sie bei diesem Allgemeinheitsgrad pathogenetischer Potenz beraubt. Sie bezeichnen aber eine bestimmte Struktur der Gebundenheit und Festgelegtheit, die mit der des Typus melancholicus in vielen Zügen übereinstimmt. Deutlicher als bei diesem aber findet sich

als Begleitmotiv ein „Ich wollte anders, ich könnte anders, ich werde dereinst anders". Bipolare Menschen gehen nicht auf in struktureller Gebundenheit. Man kann das vitalistisch interpretieren. Man bräuchte hier aber noch nicht aus der psychologischen Ebene herauszuspringen. Die hochentwickelte Fähigkeit akut Manischer, tödlich zu beleidigen, lächerlich zu machen und Menschen gegeneinander auszuspielen (9, 10), legt den Gedanken nahe, daß er all dies zuvor schon erfahren hatte. Anders gesagt: Sinn und Moral *dieser* Bindungen und Unterwerfungen – an *diesen* Ehepartner, *diese* Mutter, *diesen* Vater, *diesen* Beruf – sie waren zuvor schon desavouiert und unterminiert. Ich habe den Verdacht, daß bipolar Erkrankende Normen nicht offen die Gefolgschaft aufkündigen konnten, die von ihnen bereits leidvoll als hohl, scheinheilig und böse erfahren wurden. Verrat wäre moralische Pflicht und Entwicklungschance, er wäre aber auch Ausschlagen der Erbschaft und Bruch mit den Ahnen. Wäre Depression das Erstarren vor dieser Wahl, so wäre Manie der scheiternde Versuch, diese Patt-Situation aktiv zu bewältigen, ohne eine Wahl zu treffen.

7. Die Tragik manischer Ausbruchsversuche, und insofern sind es wohl Krankheiten, liegt mir darin, daß auch in der Revolte die lebens- und entwicklungswidrigen Normen nicht aufgehoben oder gewandelt werden. Sie werden zwar in Taten außer Kraft gesetzt oder als Umkehrbild praktiziert, aber nicht ideologisch überwunden, im Gegenteil: 90 % der Redeflut gehen darauf zu beteuern, daß man sich immer noch im Hoheitsgebiet der Wohlanständigkeit befinde. Das einzige, was es in der Manie zu *lernen* gibt, ist: man kann real intensiver leben und erleben. Manie hat auch ex post einen Reiz. Dies bestärkt die vorbestehenden Ausbruchsphantasien und die Abspaltung von Entwurf und Wunsch aus dem Alltag. Wir sehen hier eine Erfahrung, die für die *Bahnung* manischer Ausbrüche bedeutsam sein mag. Man lernt dagegen im Rahmen der akuten Manie nicht, wie Elemente des Entwurfs in den Alltag zu integrieren sind.

8. Die Tragik erneuert sich, wenn aus dem zwangsläufigen Scheitern der Manie für den Alltag nichts oder das Falsche gelernt wird. Dies ist die Regel, und Ärzte sind nicht unbeteiligt am Projekt der Bagatellisierung, Verdrängung und Verleugnung manisch aktualisierter Themen und Ziele.

Hier, bei der Akutbehandlung und bei der postremissiven Weiterbehandlung bipolarer Patienten erweist sich, was wir denn anfangen wollen mit dem Wissen über seine prämorbide Persönlichkeit und mit dem Wissen über sein manisches Anliegen. Dem Arzt wird es vom Patienten in der Regel leicht gemacht, sich mit der medikamentösen Therapie zu begnügen. Will man mehr, will man den Patienten bei der Bewältigung seiner Erfahrungen begleiten, stößt man auf Probleme. Zweifel und Unsicherheit tauchen auf, was Bagatellisierung ist und was Relativierung im geänderten Kontext, was heilsame Wendung nach vorn ist und was Verdrängung, was krankheitsbedingtes Vergessen ist und was Verleugnung. Schließlich könnte es ja auch so sein, daß die Verdrängung Schutz bietet, daß sie das Feld der Gesundung ebnet und umgrenzt, vor dem Rückfall schützt.

Die gegenwärtige Coping-Forschung favorisiert zunehmend solche unreifen Bewältigungsversuche, weil sie (natürlich) mit „besseren" Werten in der Selbstbeurteilung einhergehen. Dennoch darf man wohl der Auffassung zuneigen, daß Verdrängung und Verleugnung die Abtrennung und Verselbständigung im Alltag ungelebter Wünsche und Bedürfnisse befördern, die dann *nur noch* als Manie und *immer leichter* als Manie gelebt werden können. Ziel sollte es also sein, in der Therapie hartnäckig einzustehen für die *Integration* manischer Thematik, für die *Lockerung* struktureller Festgelegtheit und die *Aufkündigung* entwicklungswidriger Normen. Praktische Erfahrung lehrt, daß remittierte bipolare Patienten im Regelfall nicht gebremst, sondern ermutigt werden müssen. Ermutigung erfahren wir aber auch selbst durch manche manisch-depressiven Menschen, die bei einer Nachuntersuchung erklären, sie hätten aus ihrer Erkrankung gelernt. Mit Hilfe eines Arztes oder verständigen Freundes, unter medikamentösem Schutz oder bisweilen auch ohne diesen haben sie sich vorsichtig und schrittweise auf den Weg der Überprüfung und der Integration gemacht. Es gibt nicht nur schlechte Verläufe; es gibt bei einzelnen zyklothymen und auch schizomanischen Patienten wirklich das Phänomen einer durch das Erkranken angestoßenen Reifung, das uns Mut machen sollte, besser zu verstehen und mehr zu wagen.

Literatur

1 Blankenburg, W. (1964): Lebensgeschichtliche Faktoren bei manischen Psychosen. Nervenarzt 35, 536–539

2 – (1967): Die Manie. In: W. Schulte (Hrsg.), Almanach für Neurologie und Psychiatrie. Lehmann, München

3 Blumenberg, H. (1981): Wirklichkeiten in denen wir leben. Reclam, Stuttgart

4 Cohen, M. B., G. Baker, R. A. Cohen, F. Fromm-Reichmann, E. Weigert (1954): An intensive study of twelve cases of manic-depressive psychosis. Psychiatry 17, 103–137

5 Cohen, S., L. Taylor (1976): Escape attempts. The theory and practice of resistance to every day life. Deutsch (1977): Ausbruchsversuche. Identität und Widerstand in der modernen Lebenswelt. Suhrkamp, Frankfurt/M.

6 Fromm-Reichmann, F. (1949): Intensive psychotherapy of manic-depressives. Confin. neurol. 9, 158–165

7 Gibson, R. W., M. B. Cohen, R. A. Cohen (1959): On the dynamics of the manic-depressive personality. Am. J. Psychiatr. 115, 1101–1107

8 Hirschfeld, R. M. A., G. L. Klerman, M. B. Keller, N. C. Andreasen, P. J. Clayton (1986): Personality of recovered patients with bipolar affective disorder. J. Affect. Disord. 11, 81–89

9 Janowsky, D. S., M. K. El-Yousef, J. M. Davis (1974): Interpersonal maneuvers of manic patients. Am. J. Psychiatry 131, 250–255

10 Janowsky, D. S., M. Leff, R. S. Epstein (1970): Playing the manic game. Arch. Gen. Psychiatry 22, 252–261

11 Janzarik, W. (1956): Der lebensgeschichtliche und persönlichkeitseigene Hintergrund des cyclothymen Verarmungswahns. Arch. Psychiatr. Z. Neurol. 195, 219–234

12 – (1957): Die hypochondrischen Inhalte der cyclothymen Depression in ihren Beziehungen zum Krankheitstyp und zur Persönlichkeit. Arch. Psychiatr. Z. Neurol. 195, 351–372

13 – (1957): Die zyklothyme Schuldthematik und das individuelle Wertgefüge. Schweiz. Arch. Neurol. Psychiatr. 80, 173–208

14 Jaspers, K. (1948): Allgemeine Psychopathologie, 5. Aufl. Springer, Berlin – Heidelberg

15 Kraus, A. (1977): Sozialverhalten und Psychose Manisch-Depressiver. Eine existenz- und rollenanalytische Untersuchung. Enke, Stuttgart

16 – (1985): Praktische Konsequenzen des rollentheoretischen Ansatzes am Beispiel der manisch-depressiven Psychosen. In: W. Janzarik (Hrsg.), Psychopathologie und Praxis. Enke, Stuttgart

17 Kröber, H.-L. (1987): Liebe und Sexualität manischer Patienten. Nervenarzt 58, 496–501

18 – (1988): Die Persönlichkeit bipolar manisch-depressiv Erkrankender. Nervenarzt 59, (Juni 88)

19 Matussek, P., O. Luks, G. Seibt (1986): Partner relationships of depressives. Psychopathology 19, 143–156

20 Schneider, K. (1950): Die Aufdeckung des Daseins durch die cyclothyme Depression. Nervenarzt 21, 193–194

21 Spielberger, C. D., J. B. Parker, J. Becker (1963): Conformity and achievement in remitted manic-depressive patients. J. Nerv. Ment. Dis. 137, 162–172

22 Tellenbach, H. (1965): Zur situationspsychologischen Analyse des Vorfeldes endogener Manien. Jb. Psychol. Psychother. Med. Anthropol. 12, 174 – 191
23 Zerssen, D. (1982): Personality and affective disorders. In: E. S. Paykel (ed.), Handbook of affective disorders. Churchill Livingstone, Edinburgh – London – Melbourne – New York pp. 212 – 228
24 Zerssen, D. (1988): Beitrag in diesem Buch

Zur Persönlichkeits-Psychopathologie

Die Bedeutung einiger Persönlichkeitstypen für psychotische und nicht-psychotische Zustandsbilder

Uwe Henrik Peters

Einleitung

Die Fragestellung eines Symposiums kann dazu beitragen, eigene Arbeiten und Positionen kritisch zu überdenken und in ihren Zusammenhängen zu erkennen. Es wird deshalb die Gelegenheit wahrgenommen, etwas scheinbar unabhängig voneinander Entstandenes als Übersicht und im Zusammenhang darzustellen. Es ist dabei zugleich die Frage zu stellen, welche Bedeutung die Herausarbeitung bestimmter Persönlichkeitstypen für die nervenärztliche Tätigkeit hat.

Die Persönlichkeit beim exogenen paranoid-halluzinatorischen Syndrom

Obwohl nicht nur die Existenz psychosomatischer Erkrankungen,sondern auch die Bedeutung der Psyche für reine Körperkrankheiten im Prinzip allgemein anerkannt ist, gibt es kaum Versuche, Körperkrankheiten mit bestimmten Persönlichkeitstypen in Beziehung zu setzen. Ähnliches gilt für die körperlich begründbaren Psychosen. Eine Ausnahme stellt Kleists „Involutionsparanoia" dar (K. Kleist, 1913), bei welcher Kleist in acht der von ihm beschriebenen zehn Fällen eine Persönlichkeit feststellte, die er als „hypoparanoide Konstitution" bezeichnete und die er folgendermaßen beschrieb: „Von sich eingenommene, eigenwillige Menschen, deren Beziehungen zu den anderen Menschen häufig durch Empfindlichkeit, Reizbarkeit und Mißtrauen getrübt werden." Kleist nahm daher zwei Entstehungsursachen an, eine somatogene (Veränderung der innersekretorischen Verhältnisse im Alter) und eine von der Persönlichkeit ausgehende (autochthone Entstehung). Schwieriger wird es, wenn verschiedenartige Körperkrankheiten ein identisches psychotisches Bild zur Folge haben, wie dies beim exogenen paranoid-halluzinatorischen Syndrom der Fall ist (Peters 1967 a). Dennoch zeigte sich bei der Untersuchung derartiger Kranker, daß sie sich größtenteils beim Typus melancholicus einordnen ließen (Peters 1967 b, 1968 a). Mit diesem Befund ließ sich zunächst wenig anfangen, denn die Patienten hatten in ihrem früheren Leben nicht unter endogenen Depressionen gelitten. Auch enthielt das paranoid-halluzinatorische Syndrom keine depressiven Anteile. Trotzdem zeigt bereits dieser Befund, daß es in der Psychopathologie wenig sinnvoll ist, die Frage zu stellen, welcher Persönlichkeitstyp zu welcher Störung disponiert. Hat man aber einmal eine Störung ermittelt, kann die Feststellung des Persönlichkeitstyps von großer Bedeutung sein.

Der Typus melancholicus und seine klinische Bedeutung

Die Herausarbeitung des Typus melancholicus (H. TELLENBACH 1961) gehört zu den wichtigsten Neuerungen der deutschen Psychiatrie der Nachkriegszeit. Diese Neuerung ist außer in Frankreich allerdings von der internationalen, vor allem der amerikanischen Psychiatrie kaum rezipiert worden.* TELLENBACH beschrieb diesen Typ mit seinem Festgelegtsein auf Ordentlichkeit, dem das Arbeitsleben beherrschenden Fleiß, der Gewissenhaftigkeit, dem Pflichtbewußtsein und der Solidität allerdings in einer extremen Ausprägung, so daß Inkludenz und Remanenz, das Nicht-mehr-Herauskönnen, schließlich zu den besonders typischen Persönlichkeitszügen werden. Schwächt man die Ausprägung des Typs aber ab, dann wird erkennbar, daß der Typus melancholicus das Abbild eines bürgerlichen Ideals darstellt. Die Pädagogik hat in weiten Bereichen ein gleiches Ziel: Das Kind soll als Erwachsener fleißig, arbeitsam, ordentlich, solide, im Umgang mit anderen Menschen verträglich, frei von Reibungen, hilfsbereit, dienstwillig, leistungsbewußt in Quantität und Qualität sowie in jeder Hinsicht „gewissen-haft" (alles Eigenschaftsbezeichnungen TELLENBACHS) sein. Allerdings wird damit die Erwartung verknüpft, daß die Anerziehung derartiger Persönlichkeitseigenschaften zu einem glücklichen und sozial erfolgreichen Leben führt. Möglicherweise ist der Typus melancholicus erst in der Spätzeit der bürgerlichen Kultur herausgearbeitet worden, weil nach der gleichen bürgerlichen Erwartung ein „schlechter" Charakter mit Krankheit „bestraft" werden sollte und nicht ein „guter".

In der gegenwärtigen Situation ist die praktische Bedeutung des Typus melancholicus größer als seine wissenschaftliche. Für die Diagnostik läßt sich der Grundsatz „nulla melancholia sine typo melancholico" aufstellen. Die Relation zwischen dem Typ der endogenen Depression und dem Typus melancholicus ist so fest, daß es kaum eine Ausnahme gibt, vielleicht überhaupt keine. Findet man depressive Erscheinungen bei einem Kranken, der deutlich nicht dem Typus melancholicus angehört, müssen ernste Zweifel an der Diagnose die Folge sein, was in der Regel zu wichtigen Überlegungen führt. Diese Zweifel führen am häufigsten zur Diagnose einer neurotischen Depression, aber auch anderer Depressionsformen. Die genannte Feststellung widerspricht häufig geäußerten und durch Untersuchungen gestützten Meinungen. Der Unterschied liegt offenbar in der Umgrenzung und Feststellung neurotischer Depressionen.

Dem Ausbruch einer depressiven Phase geht gewöhnlich eine Störung im Ordnungsgefüge des Typus melancholicus voraus. Es handelt sich um für ihn wichtige Veränderungen in seiner Dingwelt (Beispiel: Umzugsdepression) oder Personenwelt (Beispiel: Verlustdepression) oder in seiner eigenen Person (Beispiel: organische Depression), welche die klassische Psychiatrie bereits alle kennt, aber nicht aus einer einheitlichen Theorie heraus interpretiert.

Eigene Untersuchungen (PETERS, GLÜCK 1972, 1973 a, 1973 b) haben ergeben, daß es unmittelbar vor Ausbruch der depressiven Phase noch einmal für kurze Zeit zu

* Einige Gründe dafür liegen auf der Hand. TELLENBACHS Monographie liegt seit längerer Zeit in deutscher, französischer, spanischer und japanischer, jedoch erst seit kurzem in englischer Sprache vor. Da die englische Sprache jedoch die beherrschende Sprache der Psychiatrie ist, sind wesentliche Wirkungsbereiche noch nicht erschlossen. Ferner läßt sich der Typus melancholicus schlecht mitHilfe von Kriterien-Listen erfassen, weil ihm eine andere Theorie zugrunde liegt. Schließlich gehen die geläufigen Vorstellungen der Gegenwart dahin, die Ursache der Depression in angeborenen oder erworbenen Stoffwechselstörungen zu suchen, was zwar mit einer Persönlichkeitstheorie nicht in Widerspruch zu stehen braucht, praktisch aber doch eine ganz andere Denkrichtung zur Folge hat

einer Übersteigerung des Typus melancholicus kommt. Fieberhaft wird z. B. versucht, eine schon zerfallende Ordnung der Dingwelt oder Personenwelt wiederherzustellen. Mit dem Auftreten der Erkrankung bricht der Typus melancholicus aber in sich zusammen. M. a. W., die Beschreibungen des Typus melancholicus lassen sich zur Beschreibung des Melancholikers in der Phase nicht verwenden. Gegen Ende der depressiven Phase entstehen zunächst Überempfindlichkeit, gesteigerte Beeindruckbarkeit, Selbstunsicherheit, Verlust von Selbstschutzwaffen und Agressivität. Danach stellt sich der Typus melancholicus wieder her, aber nicht nur in seiner vorherigen, sondern in einer weiter gesteigerten Form. Der Typus melancholicus ist somit nach der Phase ausgeprägter als vorher.

Die Veränderungen während der Phase mußten zu der von TELLENBACH nicht gestellten Frage nach der Psychodynamik des Typus melancholicus führen. Was bedeuten diese Persönlichkeitseigenschaften für den Seelenhaushalt ihres Trägers? Später kamen die Fragen hinzu: was bedeutet die Persönlichkeitsstruktur des Typus melancholicus für die Familiendynamik? Wie entsteht sie? Wie entwickelt sie sich in der Jugend und im späteren Verlauf des Lebens?

Die Antwort auf die erste Frage (PETERS 1978) war, daß es der Psyche mit Hilfe der Persönlichkeitseigenschaften gelingt, depressive Ängste und Selbstwertzweifel der bewußten Psyche fernzuhalten. Es sind vielfach die „Sorgen des Menschen", die „Angst um die Seele, um den Leib, um die Notdurft des Lebens", wie sie KURT SCHNEIDER (1950) in einer HEIDEGGER gewidmeten Arbeit beschwor und von denen er sagt, daß sie „*normaler*weise nicht oder nur selten sichtbar" werden. Mögen diese Ängste auch allgemeinmenschlich sein wie die Angst vor dem Tode, so haben sie doch im Leben der Menschen eine ganz unterschiedliche Stärke und Bedeutung. Auch gibt es offenbar mehrere Möglichkeiten zu ihrer Abwehr. Um die Balance zu kennzeichnen, die sich zwischen den *normaler*weise nur selten realisierten Ängsten im Untergrund der Seele und dem gegenwärtigen Seelenleben bildet, haben wir von einem „Ausgleichscharakter" gesprochen. Im übrigen weiß jeder Therapeut, der Depressive zwischen den Phasen zu psychotherapieren hat, daß die Ängste doch nicht vollkommen ausgeglichen werden, sondern auch zwischendurch für Minuten, Stunden oder Tage durchbrechen.

Die Antwort auf die anderen oben gestellten Fragen lautete folgendermaßen (PETERS 1985 a, b): Der spätere Träger eines Typus melancholicus kommt bereits aus einer Primärfamilie, in welcher die Merkmale der Ordentlichkeit und Rechtschaffenheit vorherrschen und baut sich selbst wiederum eine ebensolche Sekundärfamilie auf. In diesen Familien ist es der später Depressive, in der Regel die Mutter, welche als dominante Person um sich herum eine Familienstruktur aufbaut, in welcher und durch welche ihr eigenes Wohlbefinden garantiert wird, in welcher sich aber auch die anderen Familienmitglieder weitgehend wohl fühlen. Diese Familienstruktur steht ebenfalls weitgehend in Übereinstimmung mit den Idealen einer christlichen und bürgerlichen Tradition.

Diese Structura familiaris melancholica, wie man sie nennen könnte, besteht aus einer Dingwelt und einer Personenwelt. Zur Dingwelt gehören Wohnung/Haus und Garten. Der größte Teil der täglichen Kraft und Zeit wird aufgewendet, um dieses Territorium ordentlich, korrekt und sauber zu halten. Die Personenwelt besteht aus den Angehörigen der Sekundärfamilie sowie ganz wenigen zusätzlichen Menschen, welche sich ganz und gar den Bedürfnissen des zukünftigen Depressiven unterordnen. Im strukturellen Mittelpunkt dieser Dingwelt und Personenwelt sitzt der zukünftige Depressive und hält alle Fäden in der Hand. Das Wort vom „Mittelpunkt" kann ganz wörtlich genommen werden, weil es oft einen bevorzugten Platz gibt, von dem aus man die Dingwelt vollständig überblicken kann und wo sich alle Wege der Personenwelt kreuzen, so daß man auch diese vollständig in Kontrolle halten kann. Diese kleine Welt wird von der Außenwelt weitgehend abgeschirmt. So lange diese kleine Sonder-Welt intakt bleibt, so lautet eine weitere These, tritt Depressives nicht auf. Während wir in der Familie der Schizophrenen den Kranken als das Opfer einer ihn belastenden Familiendynamik zu sehen gewohnt sind, ist es bei den Depressiven gerade umgekehrt. Das Verhalten des Melancholikers führt zu dem Ergebnis, daß die Familienangehörigen und Freunde mit ihrer unausgesprochenen Zustimmung in den Ausgleichsapparat eingespannt werden. Die Darstellung mußte hier allerdings stark vereinfachen. Es gibt in den Melancholiker-Familien durchaus Spannungen, die insbesondere bei langdauernden Depressionen sichtbarer werden und schließlich das Bild des oberflächlichen Friedens in einem ganz anderen Licht erscheinen lassen.

Typus migraenicus

Die Analogie zwischen dem Typus migraenicus (Peters 1976 a, 1977, 1981 a, 1982 b, 1982 c, 1983 a, 1983 c) und dem Typus melancholicus, wie sie schon in der Namensgebung erkennbar wird, ist beabsichtigt. Endogene Depression und Migräne sind klinisch über den Syndrom-Shift miteinander verbunden (vgl. Spiegelberg 1955). Eine Migräne kann unvermittelt in eine Depression übergehen. Während einer Depression tritt in der Regel eine sonst vorhandene Migräne nicht auf. Das erste Auftreten eines Migräneanfalls kündigt das nahe bevorstehende Ende der Depression an. Darüber hinaus kennen Depressive häufig Kopfschmerzen ebenso wie Migräniker ein plötzliches Absacken der Stimmung kennen. Zwischen den Persönlichkeitstypen melancholicus und migraenicus ist die Ähnlichkeit so groß, daß man sich fragen muß, warum sie überhaupt so verschiedenen Krankheitsbildern zugeordnet werden müssen. Folgende Persönlichkeitseigenschaften werden beschrieben: Ordentlichkeit (Ordentlichkeit der Kleidung und der Haartracht, Herstellen von Ordnung im persönlichen Bereich); Reinlichkeit; freundliche Umgangsformen; Mäßigkeit; Hingabebereitschaft; Fleiß (rastlose Aktivität im Arbeitsbereich); Zuverlässigkeit, Gewissenhaftigkeit und Pünktlichkeit; Bemühen um Unauffälligkeit; Streben nach Tadelsfreiheit; Bescheidenheit; Gefälligkeit gegen andere und Dienstbarkeit; geringe Neigung, sich selbst in den Vordergrund zu stellen; Bemühen, andere nicht zu kränken; Hilfsbereitschaft; Ehrgeiz nur in der Erfüllung übernommener Aufgaben; Neigung zur Übernahme von immer neuen Pflichten; Freundlichkeit der sozialen Persönlichkeit; Aktivität; vorausschauende Besorgnis; aber auch Aggressivität bei einem Bemühen, sie nicht zum Ausdruck kommen zu lassen (kommt dann in Form verbaler „Nadelstiche" heraus). Vielleicht ist es nicht überflüssig zu betonen, daß der Typus migraenicus nicht eine Summe von Einzeleigenschaften, sondern eine Charakterstruktur darstellt. Trotz der damit verbundenen Informationseinbuße ist es aber möglich, den Typus mit Hilfe von Selbstbeurteilungsbögen zu erfassen und gegen andere Persönlichkeitsstrukturen abzusetzen (Stolberg, M. Schäfer).

Typus schizophrenicus abest

Auch fruchtlose Bemühungen um Aufstellung von Persönlichkeitstypen sollte man nicht unerwähnt lassen. Hier ist das bemerkenswerte Scheitern von Bemühungen zu erwähnen, die Schizophrenie mit einem bestimmten Persönlichkeitstypus in Verbindung zu bringen. Das von E. KRETSCHMER (1921) beschriebene schizoide Temperament läßt sich nur auf wenige Schizophrene anwenden, wie auch alle anderen Persönlichkeitstypen, welche einzelne Forscher bei Schizophrenen glaubten gefunden zu haben. Wir haben ebenso wie P. MATUSSEK die Erfahrung gemacht, daß jedes Bild, das man sich von der Persönlichkeitsstruktur Schizophrener macht, alsbald durch Erfahrungen mit anderen Kranken widerlegt wird. Nicht einmal die gegensätzliche Vorstellung, daß Schizophrene keine ausgeprägte Persönlichkeitsstruktur aufweisen, läßt sich durchhalten. Alle denkbaren Persönlichkeitstypen kommen auch bei Schizophrenen vor. Es gibt durchaus Schizophrene mit einem Typus melancholicus oder einem anderen markanten Persönlichkeitstyp.

Der sentimentalische Typus

Von der manisch-depressiven Erkrankung bis zu den nach STÖRRING so genannten Emotionspsychosen ist es scheinbar nur ein kleiner Schritt. WERNICKE, später KLEIST und LEONHARD, aber auch STÖRRING, SUCHENWIRTH und VÖLKEL hatten bei der Beschreibung der Angstpsychose und später allgemein bei der zykloiden Psychose oder Emotionspsychose weder eine bestimmte Persönlichkeitsstruktur noch gar eine Psychodynamik im Sinn. Diese ergab sich erst bei der Weiteruntersuchung der Kranken zwischen den einzelnen Erkrankungsepisoden. Man könnte von einem Typus emotionalis sprechen. Wir haben es vorgezogen, vom sentimentalischen Typus zu sprechen, weil mit diesem Ausdruck die für die Interpretation der psychotischen Inhalte wichtige kulturelle Tradition mit erfaßt wird (PETERS 1984b, 1987). Bei Kranken, welche mit einer der Emotionspsychosen, insbesondere an der Angst-Glücks-Psychose erkranken, erkennt man auch in der gesunden Zeit eine in besonderer Weise betonte Emotionalität. Es handelt sich um Personen, bei denen das Sentiment, das Sentimentalische bzw. die Empfindsamkeit im Auffassen der Realität eine lebensbestimmende Rolle spielt. „Sentimentalisch" bezieht sich hier auf die englische Tradition der „Empfindsamkeit". Nicht auf die Eigenschaften der gegenständlichen Welt kommt es dabei an, sondern auf deren Spiegelung in der Empfindung der Seele. Gefühl wird so zum wichtigsten Maßstab für Persönlichkeit und Handlungen überhaupt. Die Kranken wissen auch in ihren gesunden Tagen, daß sie stark vom Gefühl getragen werden, daß sie aus kleinen Anlässen heraus im positiven wie im negativen Sinne in ekstatische Gefühle geraten können. Sie nehmen nicht nur die Gefühle anderer leicht auf, sondern strahlen auch eine warme Emotionalität ab. Diese Eigenschaften machen sie als Partner und in der Ehe gewöhnlich angenehm und beliebt. Der sonst in der Psychopathologie nicht geläufige sentimentalische Persönlichkeitstyp ist somit gleich weit entfernt von der Rigidität des Typus melancholicus wie von der sensiblen Gestörtheit der Schizophrenen.

Das pseudopsychopathische Affektsyndrom. Ein zweiter epileptischer Persönlichkeitstyp

Ein besonderes Problem ergibt sich, wenn es bei nachgewiesenen Körperkrankheiten zu psychopathologischen Veränderungen kommt, welche so geartet sind, daß sie der Persönlichkeit zugerechnet werden. Wann etwas (noch) als krankhafte Änderung der

Persönlichkeit anzusehen ist, wann (schon) als Beginn einer Psychose oder Demenz, beruht auf Tradition, nicht auf Definitionen. KRAEPELIN kennt z. B. bei der Arteriosklerose fortschreitend a) „Veränderung der gesamten psychischen Persönlichkeit", b) „arteriosklerotische Schwächezustände" und c) „Verblödungen", wo wir heute nur Persönlichkeitsänderungen und Demenz kennen. Dies hängt damit zusammen, daß bestimmte Persönlichkeitsveränderungen vom Betroffenen selbst und von der sozialen Umgebung nicht als Krankheit erlebt, sondern der persönlichen Verantwortung zugerechnet werden, insbesondere wenn sie sich sehr langsam entwickeln. Dies ist als Phänomen an sich geläufig, etwa bei der Zuspitzung angestammter Charaktereigenschaften im Beginn der Hirnarteriosklerose bevor eine Demenz eintritt. Die Aufmerksamkeit der Psychiater hat sich auf dieses Gebiet in den letzten Jahrzehnten nicht eingestellt, vielleicht, weil sich die genannten Veränderungen schlecht in Form von Kriterien erfassen lassen. Die diagnostische Problematik wird noch größer, wenn die Persönlichkeitsveränderungen dem Ausbruch der Körperkrankheit längere Zeit, eventuell um Jahre vorauseilen. Dies kann bei beiden Krankheiten, zu denen wir Persönlichkeitstypen beschrieben haben, bei Epilepsie und beim Pickwick-Syndrom, der Fall sein.

Der zweite epileptische Persönlichkeitstypus, neben dem bekannten enechetischen, war bei Bearbeitung der psychomotorischen Epilepsie aufgefallen, so daß zunächst der Eindruck entstand, er gehöre nur mit diesem zusammen (PETERS 1969). Es zeigte sich dann aber, daß es sich um ein allgemeineres Phänomen handelt, das bei der psychomotorischen Epilepsie lediglich besonders ausgeprägt ist. Wegen der besonders auffälligen Veränderung der Affektivität haben wir für den zweiten epileptischen Persönlichkeitstyp die Bezeichnung „pseudopsychopathisches Affektsyndrom" vorgeschlagen. Diesem Typus fehlt die Verlangsamung des Enechetikers. Das Denktempo ist eher beschleunigt, das Hineingleiten in andere Denkzusammenhänge ist leicht. Allerdings geht dies nicht über assoziative Brücken vor sich, sondern in Sprüngen wie bei der Inkohärenz. Der häufige Eindruck der Unaufmerksamkeit rührt ebenfalls daher. Da für die meisten Nervenärzte die enechetische Verlangsamung zum Bild einer epileptischen Wesensänderung dazugehört, entsteht leicht der Eindruck, daß die Persönlichkeit unverändert sei. Die Affektivität ist in einer Weise verändert, daß der Vergleich der ungedämpften Schwingung aus der Technik sie veranschaulicht. Es kommt rasch und immer wieder zu einem ungebremsten Wechsel der affektiven Gesamthaltung. Die Betroffenen „wirken" in ihrem „Wesen" ungleichmäßig, uneinfühlbar und unberechenbar, was freilich erst auffällt, wenn man sie eine Weile kennt. Es kommt leicht zu (epileptischen) Verstimmungen, die stunden- und tagelang anhalten können. Weitere Eigenschaften sind eine Neigung zu Hypochondrie und eine soziale Adhäsivität. Mit diesem Ausdruck wird die Neigung bezeichnet, sich besonders eng an bestimmte Personen anzuschließen, eventuell gegen deren Wunsch und ohne daß diesen Personen ein größerer Einfluß auf das Leben eingeräumt würde. Es besteht eine deutliche Neigung zum Leichtsinn, insbesondere auch im Umgang mit Alkohol, Drogen und Medikamenten. Unter Alkoholeinfluß nimmt der Leichtsinn erheblich zu, so daß die normalen Hemmschwellen früher überschritten werden, was für die forensisch-psychiatrische Begutachtung von Bedeutung ist (PETERS 1968 b; PETERS, FORD-LÄUFER; PETERS, GROSS). Auch weitere soziale Folgen wie Instabilität der Partnerschaftsbeziehungen und Entwurzelung sind von Bedeutung.

Davon ausgehend konnten beim enechetischen Persönlichkeitstyp des Epileptikers neue Beobachtungen gemacht werden. Es zeigte sich, daß die enechetische Wesensartung keineswegs so stabil ist, wie es den Anschein hat. Sie unterliegt im normalen Lebensablauf langsamen Schwankungen und ist für Wochen und Monate schwächer oder auch stärker ausgeprägt wie zuvor oder danach. Dies ist nicht abhängig von der Zahl der gleichzeitig auftretenden epileptischen Anfälle. Eher sind seelische Einflüsse, angenehme oder unangenehme Erlebnisse oder die Beziehungen zum Partner von Bedeutung. Oft läßt sich dafür aber auch keine Erklärung finden. Darüber hinaus gibt es Zeiten, in denen die enechetische Wesensänderung für längere Zeit ganz verschwunden ist. Dies kann z. B. auch im epileptischen Dämmerzustand oder anderen epileptischen Psychosen der Fall sein und ist somit keineswegs immer ein Zeichen seelischer Gesundheit. Diese Beobachtungen sind am besten zu machen, wenn man die Patienten in Psychotherapie hat. Aber selbst dann ist es zweckmäßig, sich jedes Mal über den Eindruck der Persönlichkeit Notizen zu machen, weil die Veränderungen so langsam vor sich gehen, daß sie sich der spontanen Beobachtung leicht entziehen oder der Veränderungsgrad vom einen zum anderen Behandlungstermin leicht vergessen wird (unveröffentl. Untersuchungsmaterial).

Pickwick-Syndrom

Ein besonderer Persönlichkeitstyp und nach Ausbruch der Krankheit ein besonderer pseudopsychopathischer Typ kamen beim Pickwick-Syndrom zusammen. Die „normale“ Persönlichkeit des Pickwickiers haben wir „psychologischer Pickwickiertyp“ genannt (Peters, Rieger 1976). Es gibt unter den Persönlichkeiten, die von dieser seltenen organischen Krankheit befallen werden, eine große Ähnlichkeit, die aber im Einzelfall nicht auffällt, sondern erst, wenn man Gelegenheit hat, in kurzer Zeit eine größere Reihe solcher Patienten zu untersuchen, was aber für den Nervenarzt normalerweise zu den großen Seltenheiten gehört. Die Pickwickier sind gutmütige und extrem kooperative Menschen von nie versagendem Optimismus. Sie sind körperlich und psychisch sehr aktiv, maßlos im Essen (unter Umständen auch im Fasten), der praktischen Seite des Lebens zugewandt, nicht intellektuell und fest im Leben stehend. Diese Eigenschaften machen sie in praktischen Berufen des Lebens oftmals sehr erfolgreich.

Das Auftreten des Pickwick-Psychosyndroms als Folge der körperlichen Krankheit beendet jedoch nach längerer oder kürzerer Zeit die Erfolgslaufbahn. Man findet dann Gedächtnisstörungen (Vergeßlichkeit, Zerstreutheit), ferner eine besondere Affizierbarkeit der Affekte sowie pathologisches Lachen und Weinen (vgl. Poeck, Pilleri 1963). Ferner findet sich ein pseudowutartiges Verhalten (vgl. Poeck, Pilleri 1961). Die Kranken werden entgegen ihrem früheren Temperament jähzornig und entwickeln schon bei kleinen Anlässen eine früher nie gekannte Wut gegenüber Angehörigen, Arbeitern und zahlungsunwilligen Kunden. Im kognitiven Bereich kommt es außerdem zu einer Weitschweifigkeit, zu einer Verringerung des Differenzierungsgrades der Persönlichkeit, zur Abkühlung und damit zur Lockerung zwischenmenschlicher Beziehungen.

Zum Pickwick-Psychosyndrom gehört auch eine eigene forensische Psychopathologie, die sich aus dem Beieinander des psychologischen Pickwickiertyps und dem Pickwick-Psychosyndrom ergibt. Gewalttätigkeit in der Wut, Scheckfälschungen, Unterschlagungen und betrügerischer Bankrott sind die häufigsten Delikte.

Was heißt und zu welchem Ende beschreibt man Persönlichkeitstypen?

Am Ende stellt sich die Frage, was läßt sich mit einer solchen Beschreibung und Pathologie von Persönlichkeiten anfangen? Die Antwort kann eigentlich nur lauten, daß sie einerseits dazu dient, um sich zurechtzufinden (in der großen Vielzahl der Menschen) und andererseits, um daraus therapeutische Strategien abzuleiten. Zwar steht der Beschreiber selbst immer wieder unter dem Eindruck, daß bestimmte Persönlichkeitstypen etwas von Gott Geschaffenes und nicht eine Erfindung der Menschen sind, aber ihre mehr oder weniger große Vergänglichkeit deutet doch schon in eine andere Richtung. Seit der Antike wurden immer wieder neue Persönlichkeitstypen beschrieben, auch in der Zukunft wird es wahrscheinlich nicht daran fehlen. Sie erfüllen ihren Zweck für bestimmte kürzere oder längere historische Situationen. Es entsteht immer wieder das Bild bzw. Syndrom als eine Beschreibung von aufeinander bezogenen Einzelteilen, die sich verhalten wie die einzelnen Striche eines Portraits. In dieser Weise hatten schon die alten französischen Kliniker, Esquirol und Pinel, psychische Störungen beschrieben und so findet man sie noch in leicht veränderter Form in DSM III (dort wird die Bestimmung der Einzelteile mit Kriterienlisten durchgeführt). Die Gegenwart ist erstaunlich reich an solchen Beschreibungen. Merkwürdigerweise hat DSM III eine größere Zahl von neuen abnormen Persönlichkeitstypen in sein System aufgenommen, obwohl es auch bei den dort genannten, wie zugegeben wird, nicht hinreichend möglich ist, sie mit der Kriterien-Psychopathologie einzufangen und die bei uns gewohnte Denkweise in pathologischen Persönlichkeitstypen der amerikanischen Tradition fremd ist.

Auf therapeutische Fragen einzugehen, ist nicht mehr Aufgabe dieses Referats.

Literatur

Eickenbusch, W., U. H. Peters (1969): Psychiatrische Symptomatik des Pickwick-Syndroms. Verh. Dtsch. Ges. Inn. Med. 75, 752 – 754

Kleist, K. (1913): Die Involutionsparanoia. Allg. Z. Psychiatr. 70, 1 – 134

Kraepelin, E. (1915): Psychiatrie. Ein Lehrbuch für Studierende und Ärzte, 8. Aufl. 2. Bd., 1. Teil. Barth, Leipzig

Kretschmer, E. (1921, 1961): Körperbau und Character. Untersuchungen zum Konstitutionsproblem und zur Lehre von den Temperamenten, 1. – 24. Aufl. Springer, Berlin

Leonhard, K. (1966): Aufteilung der endogenen Psychosen. Akademie-Verlag, Berlin

Matussek, P. in: P. Matussek (1976) (Hrsg.): Psychotherapie schizophrener Psychosen. Hoffmann & Campe, Hamburg

Philipp, M., M. L. Schäfer, U. H. Peters (1983): 3 Jahres-Katamnesen bei psychosomatisch behandelten chronischen Kopfschmerzsyndromen. Z. Psychosom. Med. 29

Peters, U. H. (1967 a): Das exogene paranoid-halluzinatorische Syndrom. Karger, Basel

– (1967 b): Das paranoid-halluzinatorische Syndrom. Ein Beitrag zur Differentialdiagnose gegen Schizophrenie. Fortschr. Med. 85, 3 – 6

– (1968): Das pseudopsychopathische Affektsyndrom der Temporallappenepileptiker. Untersuchungen zum Problem der Wesensänderung bei psychomotorischer Epilepsie. Nervenarzt 40, 75 – 82

– (1968 a): Situation und Persönlichkeit bei exogenen Psychosen. Bibl. Psychiatr. Neurol. 137, 162 – 163

– (1968 b): Kriminalität bei Temporallappenepilepsie. Beitr. z. Gerichtl. Med. 25, 175 – 178

– (1975): Psychopathologie des Epileptikers. Med. Welt 26 (N. F.), 1089 – 1093

– (1977): Psychiatrie des Kopfschmerzes. Der informierte Arzt 5, 42 – 52

– (1978): Die Dynamik der Melancholie. Med. Welt 29 (N. F.), 333 – 338

– (1981): Psychische Störungen bei Epilepsie. In: C. H. Hopf, K. Poeck, H. Schliak (Hrsg.), Neurologie in Praxis und Klinik, Bd. 2, Thieme, Stuttgart

– (1982 a): Das pseudopsychopathische Affektsyndrom (epileptische Pseudopsychopathie). Ein zweites epileptisches Wesen. Neuropsychiatr. Clin. 1, 75 – 79

– (1982 b) Psychiatrische Probleme epileptischer Anfallsleiden. Nervenheilkunde 1, 16 – 21

– (1982 c): Migräne als psychosomatische Krankheit. In: H. Gänshirt, D. Soyka (Hrsg.), Migräne – Ursachen, Therapie. Enke, Stuttgart, 120 – 129

– (1983 a): On Cycloid Psychoses. In: J. Gebhard (Hrsg.), Zpravy c islo 63. Praha

– (1983 b): Die erfolgreiche Therapie des chronischen Kopfschmerzes. Perimed, Erlangen

– (1983 c): The Pseudopsychopathic Personality and the Limbic System. Neurosci. Biobehav. Rev. 7, 409 – 411

– (1984 a): Der Typus melancholicus und die Systematik der endogenen Depression. Therapiewoche 34, 1928 – 1932

– (1984 b): Emotionspsychosen. In: A. M. Freedman, H. I. Kaplan, B. J. Sadock, U. H. Peters (Hrsg.), Psychiatrie in Praxis und Klinik, Band 1: Schizophrenie, affektive Erkrankungen, Verlust und Trauer. Thieme, Stuttgart

– (1984 c): Typus melancholicus. In: A. M. Freedman, H. I. Kaplan, B. J. Sadock, U. H. Peters (Hrsg.), Psychiatrie in Praxis und Klinik, Band 1: Schizophrenie, affektive Erkrankungen, Verlust und Trauer. Thieme, Stuttgart

– (1985 a): Zur Psychodynamik des typus melancholicus. Arbeitstagung der Max-Planck-Gesellschaft zum Thema Depression. Schloß Ringberg, in Vorber.

– (1985 b): Frau, Familie und Depression. Vortrag gehalten in Ludwigshafen. Unveröffentlicht

– : Zur Psychopathologie der Angstpsychosen. In: K. Heinrich (Hrsg.), Angstsyndrome. Erkennung, Ursachen, Erscheinungsformen, Therapie. Schattauer, Stuttgart (im Druck)

Peters, U. H., W. Eickenbusch (1973): Psychiatrie des Pickwick-Syndroms. In: U. J. Jovanovic (Hrsg.), The Nature of Sleep. Die Natur des Schlafes. S. Fischer, Stuttgart

Peters, U. H., I. Ford-Läufer (1968): Untersuchungen zur forensischen Bedeutung der psychomotorischen Epilepsie. Dtsch. Z. ges. gerichtl. Med. 64, 173 – 185

Peters. U. H., A. Glück (1972): Die Problematik der ausklingenden depressiven Phase. Nervenarzt 43, 505 – 511

– – (1973 a): Die Persönlichkeit am Ende der depressiven Phase. Beobachtungen nach Ausklingen endogen-depressiver Phasen. Nervenarzt 44, 14 – 18

– – (1973 b): Die ausklingende endogene Depression und das Problem der chronischen Depression. In: H. Kranz, K. Heinrich (Hrsg.): Chronische endogene Psychosen. Thieme, Stuttgart

Peters, U. H., W. L. Gross (1973): Die Häufigkeit von Epilepsie unter Gefängnisinsassen. Monatsschr. Kriminol. 56, 93 – 100

Peters, U. H., W. Janzarik (Hrsg.) (1972): Pathocharakterologie. Steiner, Wiesbaden

Peters, U. H., K. Pollak (1976): Vom Kopfschmerz kann man sich befreien. Kindler, München

Peters, U. H., H. Rieger (1976): Das Pickwick-Syndrom. Urban & Schwarzenberg, München

Peters, U. H., M. L. Schäfer (1982 c): Psychodynamik der Migräne. Psychother. Med. Psychol. 32, 43 – 46

Peters, U. H., M. L. Schäfer, M. Philipp (1961): Psychosomatische Therapie der Migräne. Z. Psychosom. Med. 27, 593 – 604

Poeck, K., G. Pilleri (1961): Wutverhalten und pathologischer Schlaf bei Tumor der vorderen Mittellinie. Arch. Psychiatr. Nervenkr. 201, 593 – 604

– – (1963): Pathologisches Lachen und Weinen. Schweiz. Arch. Neurol. Psychiatr. 92, 323

Schäfer, M.: Über den Typus migraenicus (im Manuskript vorliegende Monographie).

Schneider, K. (1963): Die Aufdeckung des Daseins durch die cyclothyme Depression. Nervenarzt 21 (1950) 193. Wiederabdruck in: E. Straus, J. Zutt (Hrsg.), Die Wahnwelten (Endogene Psychosen). Akadem. Verlagsgesellsch., Frankfurt, 370 – 372

Spiegelberg, U. (1955): Über Beziehungen endogener Psychosen zu körperlichen Krankheiten. Fortschr. Neurol. Psychiatr. 23, 221 – 248

Stollberg, H. (1987): Migräniker-Schizophrene. Ein typologischer Kontrast? Med. Diss. Köln

Störring, G. E., R. Suchenwirth, H. Völkel (1962): Emotionalität und cycloide Psychosen. Zur Psychopathologie der sogenannten Randpsychosen. Psychiat. Neurol. Med. Psychol. (Leipzig) 14, 85 – 97

Tellenbach, H. (1961): Melancholie. Problemgeschichte, Endogenität, Typologie, Pathogenese, Klinik. Mit einem Exkurs in die manisch-melancholische Region. Springer, Berlin – Heidelberg – New York – Tokyo

Wernicke, C. (1894): Grundriß der Psychiatrie. Thieme, Leipzig

Sachregister